81-158

・もくじ
・キーワード入れたり
・かくにんもんだい

わかりやすい
薬科微生物薬品学

第一薬科大学助教授　　日本薬科大学教授
荒 牧 弘 範　下 川　　修

共 著

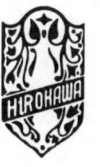

東京 廣川書店 発行

わかりやすい

薬科微生物薬品学

廣川書店

序

　微生物学は，医学系（医歯薬），農学系，理学系，工学系などの多分野に関連する広範な学問である．同じ医学系の中でも，医学・歯学が感染症を主要な対象としているのに対して，薬学は薬品化学（微生物の産生する有用物質や医薬品関連）に力点が置かれてきた．

　ところが最近，薬学領域で臨床薬学の重要性が増し，微生物学の分野でも新興感染症や再興感染症などが社会的問題となるにつれ，感染症の原因である病原微生物に関する知識の修得が従来以上に要求されるようになってきた．このような変化は，微生物を含む生物学全般での分子レベルの情報量が増大することとあいまって，修得すべき知識量が格段に増加していることを意味している．つまり薬科の学生にとって，いかに効率的に重要な知識を修得していくかが大切になってきた．

　本書は，「薬学教育モデルコアカリキュラム」に合わせて，微生物の基本的知識から病原微生物の特性，感染論，微生物の制御（「滅菌と消毒」）や感染症の予防（「生体防御」と「予防接種」），そして感染症の治療としての化学療法（医薬品を中心とした薬品化学，「化学療法薬」と「抗悪性腫瘍薬」を含む）までの，薬科の学生にとって必須の項目を理解しやすいように体系的に構成して，わかりやすく解説している．

　薬科の学生にとっては薬剤師国家試験という難関があり，その対策も重要である．この難関を無理なく乗り越えることができるように，本書を通読することで即戦力として役に立つように工夫している．具体的には，各項目のはじめに重要なポイントを明らかにし，項目がおわるごとに過去の国家試験問題を中心とした確認問題を付すことにより内容の理解を確認できるようにつくられている．

　本書が，薬科の学生に必要な微生物学の知識を提供し，さらに薬剤師国家試験に十分に対応できるものと確信しているが，未だ改良すべき点が多々あるかもしれない．著者らは，本書の発刊にあたり，学生諸君に真に役立つことを切に望んでやまない．

　なお，本書を執筆するにあたり，下記の書籍を参考にいたしました．また，本書の化合物の構造式は，以下の「新しい微生物学」（第3版），「薬科微生物学」（第4版）および「微生物薬品化学」（第2版）より抜粋しました．

1．戸田新細菌学（改訂32版）吉田真一・柳雄介編，南山堂，2002年
2．新しい微生物学（第3版）大野尚仁・笹津備規編，廣川書店，2004年
3．薬科微生物学（第4版）加藤文男・西川朱實編，丸善，2003年
4．微生物学（第7版）中山宏明・光山正雄・中村喜代人・関水和久著，医学書院，1998年
5．現代微生物学入門（改訂4版）南嶋洋一・水口康雄・中山宏明著，南山堂，2002年
6．微生物薬品化学（第2版）渡辺健治編，廣川書店，2003年
7．今日の治療薬2004　解説と便覧　水島裕，南江堂，2004年

目次

第1章 身近な微生物たち
- I. 地球上の物質循環で重要な働きをする微生物 1
- II. 発酵産業に欠かせない有用微生物 1
- III. 医薬品生産に欠かせない有用微生物 2
- IV. 感染症の原因となる有害な病原微生物 2

第2章 微生物学総論
第1節 微生物学とはどのような学問か
- I. 微生物の発見 5
- II. 牛痘接種法の確立 5
- III. 発酵・腐敗の解明 6
- IV. 消毒の実施 6
- V. 病原微生物の発見 7
- VI. 不可視性病原体の発見 7
- VII. 化学療法剤の発展 8
- VIII. 遺伝子工学の時代 8

第2節 微生物とはどのような生物か
- I. 微生物の大きさと形 11
- II. 細胞性生物とウイルス 12
- III. 微生物の分類学 12
- IV. 真核生物と原核生物の構造上の相違点 15
- V. 真正細菌と古細菌 15
- VI. 細菌の分類 16
- VII. 真菌の分類 17
- VIII. ウイルスの分類 17
- IX. 原虫の分類 18

第3節 細菌の基礎知識（1）— 形態・構造・増殖
- I. 形態観察と染色法 22
- II. 細菌の形態 23
- III. 細菌の構造 24
- IV. 細菌の増殖 29
- V. 特徴のある細菌の仲間 33

第4節　細菌の基礎知識（2）－　代謝

- I. 異化作用 36
- II. 同化作用 40
- III. 代謝の調節 40
- IV. 細胞壁の生合成 41

第5節　細菌の基礎知識（3）－　遺伝

- I. DNA の構造 45
- II. RNA 48
- III. DNA の 2 つの機能 48
- IV. 突然変異 53
- V. 遺伝子発現の調節 53
- VI. プラスミド 55
- VII. 細菌における遺伝子の伝達 56
- VIII. 遺伝子工学 57
- IX. 遺伝子組換え実験と法規制 61

第6節　ウイルスの基礎知識

- I. ウイルスの形態 63
- II. ウイルスの構造 63
- III. ウイルスの増殖 65
- IV. ウイルスの培養法と定量法 68

第7節　真菌の基礎知識

- I. 真菌の形態 72
- II. 真菌の構造 73
- III. 真菌の増殖 74
- IV. 真菌の産生する毒素 75
- V. ニューモシスチス・カリニイ 75

第8節　原虫と寄生虫の基礎知識

- I. 原虫とは 77
- II. 寄生虫とは 78

第3章　感染症総論

第1節　感染と発症
- I. 感染と発症 81
- II. 微生物の病原性の強さ 82
- III. 宿主の抵抗性 84
- IV. 感染の種類 84
- V. 新興感染症と再興感染症 86
- VI. 国際感染症と輸入感染症 86
- VII. 感染症の伝播経路 87

第2節　常在細菌叢
- I. 腸内微生物 90
- II. 口腔微生物 91
- III. その他の常在細菌 91

第3節　免疫の基礎知識
- I. 免疫機構とは何か 93
- II. 免疫細胞の働き 94
- III. サイトカイン 96
- IV. 抗原 96
- V. 抗体 97
- VI. 補体 98

第4節　細菌性食中毒
- I. 細菌性食中毒の種類 101
- II. 代表的な原因細菌 102
- III. ウイルス性食中毒 103
- IV. 微生物による食中毒の予防 103

第5節　人に伝播する感染症の種類
- I. 法律での分類 106
- II. 病原体の侵入経路での分類 108
- III. 病原体の種類での分類 109

第6節　滅菌と消毒
- I. 滅菌と消毒の定義 111

II.	滅菌法	111
III.	消毒法	112
IV.	消毒の原理と消毒薬使用時の注意点	112
V.	消毒薬の種類	113
VI.	消毒薬を選ぶ際の注意点	115
VII.	院内感染と消毒薬	116
VIII.	プリオンに対する処置	116

第7節 予防接種

I.	予防接種	119
II.	ワクチンの種類	121
III.	ワクチンの接種法	121
IV.	混合ワクチンと多価ワクチン	122
V.	能動免疫と受動免疫	122

第4章　病原微生物学各論
第1節　細菌感染症

I.	グラム陰性桿菌の好気性菌	125
II.	グラム陰性桿菌の通性嫌気性菌	126
III.	グラム陰性桿菌の嫌気性菌	129
IV.	グラム陰性球菌	129
V.	グラム陰性スピリルム属菌	129
VI.	グラム陽性桿菌の有芽胞菌	130
VII.	グラム陽性桿菌の無芽胞菌	131
VIII.	グラム陽性球菌	131
IX.	コリネバクテリウム	133
X.	抗酸菌	133
XI.	カビのような細菌	134
XII.	細胞壁をもたない細菌	135
XIII.	長いらせん状の細菌	135
XIV.	偏性細胞内寄生性細菌	136

第2節　ウイルス感染症とプリオン病

I.	DNA（1本鎖）ウイルス	140
II.	DNA（2本鎖）ウイルス	140
III.	RNA（1本鎖）でプラス鎖をもつウイルス	142

IV. RNA（1本鎖）でマイナス鎖をもつウイルス............................ 145
　　V. RNA（1本鎖）でアンビセンス型のウイルス............................ 147
　　VI. RNA（2本鎖）ウイルス.. 147
　　VII. 新しいタイプの病原体　プリオン.................................... 148

第3節　真菌感染症
　　I. アスペルギルス症.. 151
　　II. クリプトコッカス症.. 151
　　III. カンジダ症.. 152
　　IV. ムーコル症.. 152
　　V. 皮下真菌症.. 152
　　VI. 皮膚真菌症.. 152
　　VII. 表在性真菌症.. 152
　　VIII. カリニ肺炎... 153
　　IX. 輸入真菌症.. 153

第4節　原虫感染症
　　I. 根足虫類.. 155
　　II. 鞭毛虫類... 155
　　III. 繊毛虫類... 156
　　IV. 胞子虫類... 156

第5章　化学療法剤総論
第1節　化学療法剤の歴史
　　I. 序論.. 159
　　II. 一般細菌感染症に有効な抗菌薬の開発................................ 161
　　III. 抗生物質の開発.. 161
　　IV. 半合成抗菌薬の開発.. 161
　　V. 新しい化学療法の時代へ.. 162

第2節　化学療法剤の作用機序
　　I. 細胞壁合成阻害.. 165
　　II. 細胞膜機能阻害.. 168
　　III. 核酸合成阻害.. 169
　　IV. タンパク質合成阻害.. 169
　　V. 葉酸合成阻害.. 171

第3節　抗菌作用と抗菌活性
　　I.　抗菌作用 174
　　II.　抗菌活性 174

第4節　抗菌スペクトル
.... 178

第5節　化学療法剤の副作用
　　I.　過敏症 181
　　II.　血液障害 182
　　III.　肝障害 183
　　IV.　腎障害 183
　　V.　消化器系障害 183
　　VI.　呼吸器系障害 183
　　VII.　神経障害 184
　　VIII.　菌交代症 184
　　IX.　代謝障害 184
　　X.　出血傾向 184

第6節　薬物間相互作用
.... 186

第7節　抗菌薬の投与法
　　I.　抗菌薬の選択 189
　　II.　投与の手順 190
　　III.　多剤併用療法 190

第8節　薬剤耐性
　　I.　薬剤耐性 193
　　II.　交叉耐性 193
　　III.　多剤耐性 194
　　IV.　薬剤耐性の機序 194
　　V.　注意すべき薬剤耐性菌 196

第6章　化学療法剤各論
第1節　細胞壁合成阻害抗菌薬

I.	ペニシリン系抗菌薬	199
II.	セフェム系抗菌薬	201
III.	ペネム系抗菌薬	206
IV.	カルバペネム系抗菌薬	206
V.	モノバクタム系抗菌薬	207
VI.	β-ラクタマーゼ阻害薬	207

第2節　タンパク質合成阻害抗菌薬

I.	アミノグリコシド系抗菌薬	211
II.	マクロライド系抗菌薬	214
III.	テトラサイクリン系抗菌薬	217
IV.	リンコマイシン系抗菌薬	219
V.	オキサゾリジノン系抗菌薬	219
VI.	クロラムフェニコール系抗菌薬	220
VII.	ホスホマイシン	220

第3節　ペプチド系抗菌薬

.... 224

第4節　合成抗菌薬

I.	サルファ剤 (スルホンアミド類)	227
II.	ピリドンカルボン酸誘導体 (キノロン剤)	228

第5節　抗結核薬

I.	結核治療薬	234
II.	抗ハンセン病薬	236

第6節　抗ウイルス薬

I.	抗インフルエンザ薬	238
II.	抗ヘルペスウイルス薬	239
III.	抗サイトメガロウイルス薬	240
IV.	抗HIV薬	241

第7節　抗真菌薬

I.	キャンデン系	249
II.	アゾール系	250

III.	ポリエン系	251
IV.	アクルアミン系	252
V.	チオカルバメート系	253
VI.	その他	253

第8節　抗寄生虫（抗原虫）薬

I.	抗マラリヤ薬	257
II.	カリニ治療薬	258
III.	抗トリコモナス薬	258
IV.	抗回虫薬	259

第9節　抗悪性腫瘍薬

I.	癌細胞の細胞周期と化学療法	261
II.	アルキル化剤	261
III.	代謝拮抗薬	264
IV.	抗腫瘍性抗生物質	267
V.	植物アルカロイド	269
VI.	プラチナ製剤	270
VII.	分子標的治療薬	271
VIII.	ホルモン類	272
IX.	免疫強化薬	275
X.	抗悪性腫瘍療法補助薬	276

索引

.... 283

第1章　身近な微生物たち

　微生物とは，そもそもどういう生物なのでしょうか．微生物は地球上いたるところに生息しており，動物や植物の体内にも住みついています．その種類と数は，想像もつかないくらい莫大なものでしょう．その一部のものが，われわれの生活と密接に関わり合っています．はじめに，身近な微生物たちが，どのようにわれわれと関わりをもっているのか見てみましょう．

到達目標
◆ 自然界での微生物の役割を説明できる．
◆ 有用微生物と有害微生物を例示して説明できる．

> キーワード
> 単細胞生物，　光合成生物，　物質循環，　発酵食品，　抗生物質，　抗悪性腫瘍薬，
> 感染症，　病原微生物，　有用微生物，　有害微生物

I. 地球上の物質循環で重要な働きをする微生物

　微生物は地球上で一番古くから住んでいる生物です．そして地球上の物質の移り変わりに大きな貢献をしてきました．地球は今から45億年前に形成され，35～38億年前に全生物の共通の祖先である単細胞生物つまり微生物が誕生しました．当初の地球は酸素の無い嫌気状態だったと考えられています．現在の大気には酸素が20%含まれていますが，それではこの酸素はどこから来たのでしょうか．生物が進化する過程で光合成を行う微生物が出現し，二酸化炭素(CO_2)と水(H_2O)から太陽エネルギーを利用して有機化合物（炭水化物）を産生すると同時に大量の酸素を作り出したのです．現在の大型の生物はすべて酸素呼吸を行っていますが，大量の酸素を作り出す微生物が現れなかったとしたら，これらの生物は進化して来なかったでしょう．光合成を行う微生物の登場が，地球環境そしてそれ以後の生物進化に与えた影響の大きさは測りしれません．

　現在でも地球上での物質循環は，植物が食物（有機化合物）の生産者で動物が消費者だとすれば微生物は不必要になったものや有害なものの分解者としての役割を担っています．微生物は私たちの気づかないところで有機化合物を構成する炭素や窒素などの物質循環に大きな役割を果たしているのです．マメ科植物の根に共生する窒素固定菌が大気中の窒素をアンモニアへ変換するのも微生物による物質循環の一つでしょう．

II. 発酵産業に欠かせない有用微生物

　テレビや新聞で世界中のさまざまな地域の人々の伝統的な食習慣を見ていると，その地域独特のパン類や酒類やその他の種々の発酵食品を目にします．いずれも微生物の行う発酵現象を，それとは知らずに利用してきたものです．パンは酵母（真菌）の行う発酵で出てくる二酸化炭素を，

酒造はアルコール発酵を利用したものです．ヨーグルトやチーズなどの発酵乳製品や納豆なども微生物を利用した食品です．日本では特に発酵を利用した食文化が発達しています．清酒，味噌，醤油のような醸造業はその代表的なものです．

III. 医薬品生産に欠かせない有用微生物

　私たちが病院で処方してもらう抗生物質は，カビ（真菌）や放線菌（細菌）といった微生物が産生する抗菌性の物質を利用したものです．微生物の中には自分たちが増えるために他種の微生物を殺滅したり増殖を抑える化学物質を放出するものがいます．このような物質として最初に発見されたものが青カビ（真菌）の産生するペニシリン（p159参照）です．生態学でこのような生物間の相互関係を「抗生」というので，このような物質を抗生物質と呼びます．ペニシリン発見後，放線菌という土壌細菌から種々のタイプの抗生物質が発見され，抗菌薬として使用されています．中には抗悪性腫瘍薬として利用されているものもあります．

　抗菌薬や抗悪性腫瘍薬のような化学療法薬を提供してくれる微生物以外にも，ある特定のアミノ酸（グルタミン酸や必須アミノ酸のリシンなど）やその他の有用物質を大量に産生してくれる微生物がいて，いろいろな産業分野で利用されています．

　さらに最近では，遺伝子組み換え技術によってヒトの微量な成分であるインスリン、成長ホルモン、インターフェロンなどが微生物を使って大量に生産できるようになっています．

IV. 感染症の原因となる有害な病原微生物

　有史以来（大昔から）天然痘やペストなどの感染症の流行の記述が見られます．原因が分からない時代は「神罰説」などが唱えられたこともありましたが，19世紀末に微生物が原因であることが明らかにされました．このように病気の原因になる病原微生物もいます．エイズの原因であるHIV（ヒト免疫不全ウイルス）、インフルエンザウイルス、大腸菌O157などすべて微生物です．前述の3つの例（I, II, III）が微生物の善玉としての側面だとすれば，これは悪玉としての側面です．しかし病原体となる微生物は，膨大な種類と数の微生物ワールドのほんの一部分にすぎません．病原微生物の何が病原性に関係する因子なのかを解明することは重要なことです．

　また、有害微生物としては腐食や食品の腐敗の原因となるものもいます．

　このように見てくると，身近な微生物には私たちに役立つ微生物（有用微生物）と厄介な微生物（有害微生物）があることが分かります．その他に私たちの身体内に常在していて「有用」や「有害」といった範疇に入らないような微生物もいます．それでは，微生物とは一体どういう形をしていて，どういう生活をしているのでしょうか．そして病原微生物はどのように病原性を発揮し，われわれはそれにどのように対処しているのでしょうか．これから本書で微生物の世界を覗いてみましょう．

要　点

- 地球上には膨大な種類と数の微生物が生息している．
- 地球上の物質循環に重要な役割を果たし，地球環境の維持に貢献している．
- われわれが知っている微生物は，膨大な微生物ワールドのほんの一部のものである．そして，身近な微生物には，発酵食品や医薬品の製造などに役立つ有用微生物と、感染症の原因あるいは腐食や腐敗の原因になるような有害微生物がいる．

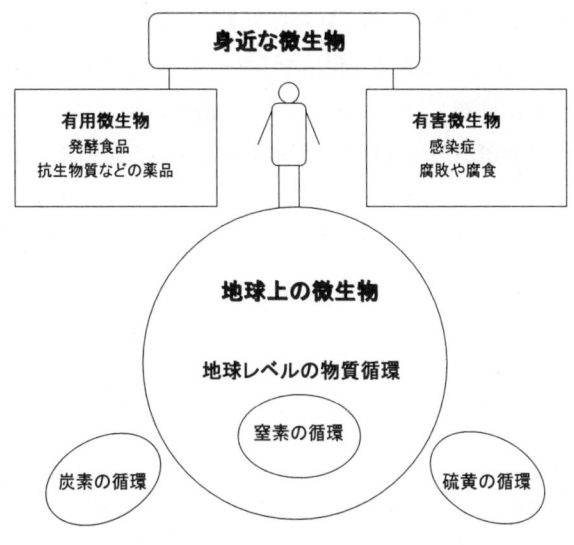

図 1-1．微生物との関わり

確認問題

次の文章が正しいか誤っているかをチェックして下さい．以後の確認問題も同様です．
- ☐ 原始地球に酸素をもたらしたのは，光合成を行う微生物である．
- ☐ 微生物は，単なる分解者であり，地球上の物質循環には関係がない．
- ☐ 微生物は，地球レベルでの炭素や窒素などの循環に重要な働きをしている．
- ☐ ワイン，パン，ヨーグルトなどは，微生物の発酵を利用した食品である．
- ☐ 微生物は，食品の腐敗には関係がない．
- ☐ 抗生物質は，カビだけが産生する化学物質である．

- □ すべての微生物が感染症の病原体である．
- □ 微生物が感染症の原因であることは，紀元前の昔から知られていた．
- □ 有用微生物と有害微生物の他に，われわれが知らない膨大な微生物が存在する．
- □ われわれ人間の身体の内部には，微生物は常在していない．

【この教科書の使い方】

この教科書では、各単元のはじめに、薬学教育モデル・コアカリキュラム（日本薬学会）にある「到達目標」とその単元に出てくる重要な用語を「キーワード」として記載しています．また、終わりには「要点」と「確認問題」をつけています．「確認問題」はすべて本文を読めば解けるものですので、分からない問題があればもう一度本文を読み直してみましょう．

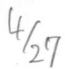

第2章 微生物学総論

第1節 微生物学とはどのような学問か―成立と発展

微生物学 microbiology は，構造と物質代謝などを扱う古典的なものから遺伝子組換え技術の基礎をなす現代的で先端的なものまで，また研究などの基礎的なものから産業などの実用的なものまで，非常に幅広い分野から構成される学問です．ここでは，本書で扱う微生物学の各分野が，歴史的にどうようにして成り立ち今日に至ったかをみることで，現代微生物学の全体像を捉えましょう．

【到達目標】
◆ 微生物学がどのような分野から構成されているのかを説明できる．
◆ レーウェンフック，パスツール，コッホ，ジェンナー，フレミングといった人たちが微生物学の発展で果たした役割を説明できる．
◆ 分子生物学や遺伝子工学の発展において微生物の果たした役割を説明できる．

【キーワード】
微生物の発見，牛痘接種法（種痘法），ワクチン，発酵と腐敗，自然発生説，消毒，病原細菌学，コッホの4原則，ウイルス，化学療法剤，分子生物学，遺伝子工学

I. 微生物の発見（17世紀）― 微生物の観察　代表的人物：レーウェンフック

人々は昔から発酵を利用していろいろな食物を作ってきたのですが，何故そうなるのかを理解していたわけではありません．当時は，目に見えない小さな生物，つまり微生物の存在を知らなかったのです．目に見えない小さな生物を見るには顕微鏡が必要です．**レーウェンフック** Antony van Leeuwenhoek（1632～1723，オランダ）はレンズ磨きを趣味とする商人でしたが，自作の単眼の顕微鏡で汚水や歯垢を観察していたときに微生物を発見したのです（1674年）．その観察の記録をロンドンの王立協会に送ったのですが，そのスケッチに記載されていた日付が1674年9月7日でした．これが微生物の発見の日ということになります．しかし，以後150年間は，微生物がわれわれとどのような関わりがあるのかは分かりませんでした．

II. 牛痘接種法の確立（18世紀）― 予防接種による感染症の予防　代表的人物：ジェンナー

現在では，インフルエンザなどの「伝染病」（伝染性のある感染症のこと）の流行時には予防接種をして病気にかかるのを予防します．この予防接種をはじめて行ったのは，医師の**ジェンナー** Edward Jenner（1749～1823，イギリス）でした．彼は，牛痘（牛の感染症）にかかった農婦の皮膚にできた膿疱の膿を子供に接種して天然痘（痘瘡ともいう）を予防することに成功したの

です．これを牛痘接種法（種痘法ともいう）といいます（1796年）．予防接種に使う製剤をワクチン（vaccine）といいますが，これはラテン語で雌牛のことをワッカ（vacca）ということから名付けられました（命名は後に登場するパスツールによります）．そして予防接種のおかげで，天然痘（痘瘡）という感染症は地上から姿を消し，1980年にWHO（世界保健機関）によって根絶宣言が出されるに至ったのです．

　19世紀後半に，化学者のパスツールLouise Pasteur（1822～1895，フランス）がニワトリコレラ，炭疽，狂犬病などの感染症に対するワクチンをつくることに成功して（1881年）以後，種々のワクチンがつくられてきました．ジェンナーやパスツールがワクチンとして使ったのは弱毒性の生きた病原体（生ワクチン）でしたが，現在ではワクチンの種類は生ワクチンの他に死菌ワクチン，成分ワクチン（コンポーネント・ワクチン），トキソイドなど多様なものがあり，それぞれの感染症に応じて用いられています．

III. 発酵・腐敗の解明（19世紀）— 微生物の作用　代表的人物：パスツール

　パスツールはもともと化学者でしたが，微生物学者やワクチンの開発者としても活躍しました．フランスはワインの生産国として有名ですが，パスツールはワイン業者に依頼されてワインの腐敗（腐ること）の原因を調べるうちに，アルコール発酵や腐敗が微生物によって起こることを解明したのです（1860年）．また，空気中の微生物が無菌状態のスープ（培地）に落下して，そこで増殖（微生物の数が増えること）し腐敗が起こることを，自ら作成した白鳥の首フラスコと呼ばれるガラス器具を使って証明しました（1861年）．これは，微生物における「自然発生説（無生物から生物が生まれるという誤った学説）」を打破するものでもありました．

　その他に，今でも牛乳の殺菌法として使われている低温殺菌法（パスツリゼーション）の考案（1867年）やワクチンの開発による感染症の予防などで活躍して，1888年にパリのパスツール研究所の初代所長になりました．パスツール研究所は今でも世界的に有名な微生物研究所です．

IV. 消毒の実施（19世紀）— 感染経路の遮断による予防　代表的人物：リスター

　外科医リスター Joseph Lister（1827～1919，イギリス）は，パスツールの「腐敗の微生物原因説」に共感し，手術道具，手指，手術野をフェノール（石炭酸）で消毒（殺菌の一種）することにより，手術後に起こる敗血症という感染症の防止に成功しました（1870年）．敗血症という感染症にも微生物が関与することが示唆されたわけです．実はこれより先に，ハンガリーの医師ゼンメルワイスが塩素水での手洗いの励行（消毒）により出産後に起こる産じょく熱を防止できることを示していました（1848年）．これらにより医療現場での消毒の重要性が次第に認識されるようになりました．

　日和見感染症（p84 参照）が増加している現在，院内感染の防止のために再び消毒への関心が高まっています．

V. 病原微生物の発見（19世紀） － 病原細菌学の樹立　代表的人物：コッホ

　19世紀後半，「感染症は微生物が原因であるらしい」という考えが広まる中で，「この感染症の原因はこの微生物です」と実際に示したのが医師のコッホ Robert Koch（1843〜1910，ドイツ）でした．コッホは，ある感染症の原因を特定するための条件（コッホの4原則と呼ばれる）を満足するものとして，家畜の感染症である炭疽の病原体（炭疽菌）を分離しました（1876年）．これが最初の病原微生物の発見です．さらにコッホは，固形培地（最初はゼラチンで，後に寒天で培地を固形化した）を考案して微生物の分離を容易にし，これを使ってヒトの感染症の病原体である結核菌やコレラ菌を分離しています．当時，コッホの門下生であった北里柴三郎は破傷風菌の分離に成功しています（1889年）．このように個々の病原体を分離することにより，その性質を詳しく調べることが可能になったのです．コッホたちは多数の病原微生物を分離しましたが，それらはすべて細菌の仲間でした．コッホは病原細菌学を樹立したのです．

微生物の純粋培養法の確立

コッホの4原則　Koch's postulates：　次の4つの条件をいいます．すべての条件が満たされたときに，ある感染症の原因となる微生物を特定できます．
　① ある感染症の患者全員に同一の微生物が見られること
　② その微生物を分離できること
　③ 分離した微生物で動物を発病させることができること
　④ その発病した動物から①と同一の微生物を分離できること

VI. 不可視性病原体の発見（19世紀） － ウイルス学のはじまり　代表的人物：イワノフスキー

　現代の感染症を見渡すと細菌感染症の他に，インフルエンザやエイズのようなウイルスを病原体とするものが結構多いことに気づきます．このことから分かるように，病原微生物の双璧は細菌とウイルスです．コッホらは次々と病原細菌を発見していきましたが，細菌は当時の光学顕微鏡で見ることが可能でした．ところが，イワノフスキー Dmitry Ivanovsky（1864〜1920，ロシア）は，植物の病気であるタバコモザイク病の病原体（タバコモザイクウイルスという植物ウイルス）が光学顕微鏡では見えないほど小さいことを発見し（1892年），後にバイエリンクによって確認されました（1898年）．実体が見えないわけですから，当時は不可視性病原体と呼ばれました（あるいは、細菌濾過器を通り抜けることから濾過性病原体とも呼ばれました）．その後，ウシ口蹄疫ウイルス（家畜の病原体）や黄熱病ウイルス（ヒトの病原体）などの動物ウイルスが発見され，さらに赤痢菌という細菌に感染する細菌ウイルス（バクテリオファージ，または単にファージともいう）も発見されました．ただし，ウイルスの形状を観察できるようになったのは，ルスカによる電子顕微鏡の発明（1932年）以後のことです．

VII. 化学療法剤の発展（20世紀）－ 細菌感染症の治療　代表的人物：フレミング

　感染症の原因である微生物に直接作用する物質が化学療法剤です．これには，合成化学療法剤と抗生物質があります．ドイツのエールリッヒ Ehrlich と秦佐八郎により創製された梅毒の特効薬サルバルサンが最初の合成化学療法剤です（1910年）．その流れはドマーク Domark によるサルファ剤の発見（1935年）へと続きましたが，フレミング Fleming によるペニシリンの発見（1929年）は，抗生物質という新しい種類の抗細菌薬の発見という点で画期的なものでした．薬剤としての使用はサルファ剤が先行しましたが，それはペニシリンの実用化がフローリー Florey, チェイン Chain, アブラハム Abraham らによるペニシリンの分離精製の成功（1940年）を待たねばならなかったためです．ペニシリンは青カビ *Penicillium notatum*（真菌）が産生する物質でしたが，その後ワックスマン Waksman は土壌細菌である放線菌 *Streptomyces griseus* から結核菌に有効なストレプトマイシンという別種の抗生物質を発見しました（1943年）．抗生物質 antibiotic という名前は，ワックスマンが提唱したものです．その後も多くの抗生物質が発見され，現在では多種多様な抗生物質が感染症の治療に使われています（p159参照）．その中には、抗細菌薬としてではなく抗悪性腫瘍薬として使用されているものもあります（p261参照）．

VIII. 遺伝子工学の時代（20世紀）－ 微生物の遺伝　代表的人物：ワトソンとクリック

　アメリカのエイブリー Avery が，肺炎レンサ球菌の集落（コロニー colony）形状（この場合は R (= rough) 型と S (= smooth) 型の2種類）や病原性を決定するものがデオキシリボ核酸（DNA）であることを発見してから（1944年），遺伝情報を担う物質としてのDNAの研究が脚光を浴びるようになりました．さらに，ワトソン James Watson（1928～，アメリカ）とクリック Francis Crick（1916～2004，イギリス）というアメリカ人とイギリス人の研究者によるDNAの二重らせん構造の発見（1953年）は分子生物学の幕開けとなりました．遺伝子（DNAから出来ている）の働きなどの重要な基礎的研究が大腸菌やバクテリオファージなどの微生物を使った実験で行われ，分子生物学の発展の初期に微生物は大活躍をしたのです．その研究の中から，ある遺伝子を切り出して別の細胞に入れ込み発現させるという技術（遺伝子組換え技術）が作り出されました．これは研究面ばかりでなく実用面でも大きな意味をもち，例えばこの技術を用いることで，ヒトの遺伝子産物を細菌や酵母（真菌）などの微生物に作らせることも可能になりました．2003年にはヒトゲノム（約30億塩基対）の全塩基配列解読が完了し，21世紀はまさにバイオの時代といわれます．そこで使われるバイオテクノロジーは分子生物学の基礎的研究の発展としてあるのです．そこでも微生物は今なお不可欠のツール（道具）なのです．（ちなみに、多くの微生物－特に病原微生物－のゲノムの全塩基配列がすでに決定されています（p124参照））

要　点

- 微生物学は，次のような基礎から実用までの諸分野から成り立っている．
    ① 微生物の形態や構造などの生物学
    ② 病原微生物学
    ③ 感染症の予防と治療
    ④ 有用微生物による有用物質の産生
    ⑤ 遺伝子工学による有用物質の創製
- 微生物学の発展の歴史的には，次のような発見があった．（図 2-1）
    レーウェンフック － 顕微鏡による微生物の発見
    パスツール － アルコール発酵と腐敗の解明，自然発生説の打破
    コッホ － 炭疽菌や結核菌の発見，病原細菌学の樹立
    フレミング － ペニシリン（抗生物質）の発見
    ジェンナー － 牛痘接種法の確立（最初の予防接種）
    ワトソンとクリック － DNA の二重らせん構造の発見

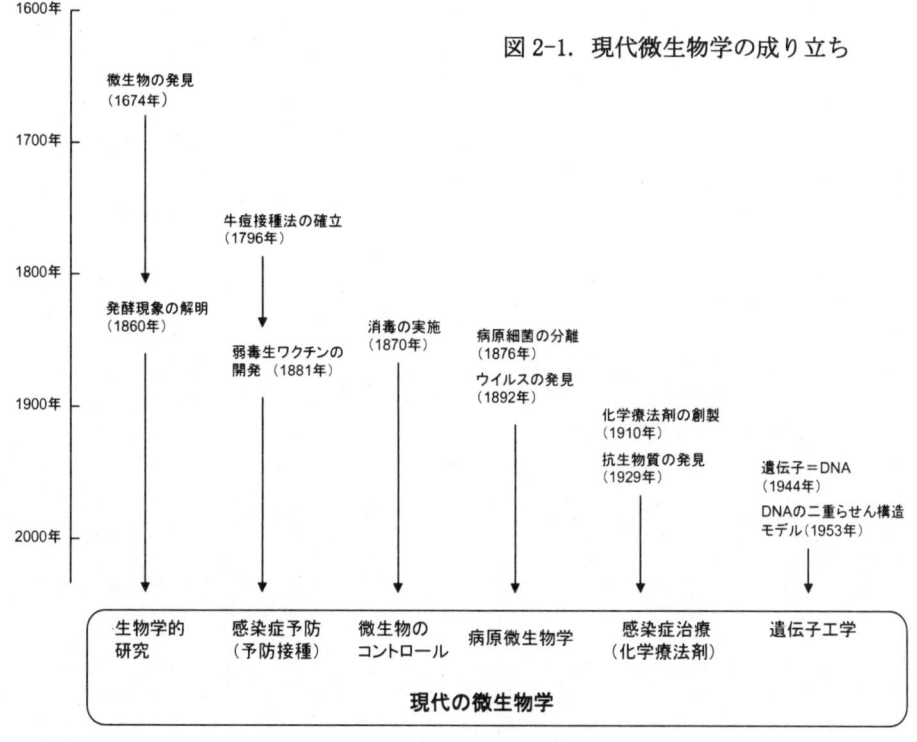

図 2-1．現代微生物学の成り立ち

確認問題

- ☐ レーウェンフックは，顕微鏡を発明したが，微生物は発見しなかった．
- ☐ ジェンナーによる最初の予防接種は，結核に対する予防として行われた．
- ☐ パスツールは，炭疽や狂犬病に対するワクチンを開発した．
- ☐ パスツールは，自ら考案したフラスコを使って自然発生説を証明した．
- ☐ 現代の病院では，感染症対策としての消毒は必要ではない．
- ☐ コッホの4原則では，分離した微生物で動物を発病させる必要はない．
- ☐ コッホは，炭疽菌や結核菌などの病原細菌を発見した．
- ☐ ウイルスは，光学顕微鏡で観察することはできない．
- ☐ ウイルスは，動物ウイルス，植物ウイルス，細菌ウイルスなどに分類される．
- ☐ フレミングは，ペニシリンという抗生物質を発見した．
- ☐ 分子生物学の発展に，細菌やファージなどの微生物が大いに貢献した．

第2節　微生物とはどのような生物か

　微生物とは，単に「肉眼では見えない微小な生物」を意味していて，分類学（p12 参照）上での用語ではありません．微生物は，分類学的にいうと，サイズの大きい方から原虫，真菌，細菌，ウイルスという性質の異なった4群から構成される混成集団の総称です．微生物は地球上のいたるところに生息し，その種類と数は膨大ですが，われわれの生活と関わりをもつのはそのほんの一部分に過ぎません．その中に，アルコール発酵を行ったり抗生物質を産生する有用な微生物がいたり，感染症の原因となる有害な病原微生物がいたりするのです．ここでは，微生物とは一体どのような生物の集団なのか，分類学的な位置づけをふまえて見てみましょう．

到達目標
◆ 細胞性生物とウイルスの違いを説明できる．
◆ 原核生物と真核生物の違いを説明できる．
◆ 細菌の系統分類について説明し，主な細菌を列挙できる．
◆ ウイルス，真菌，原虫の分類法を説明できる．

キーワード

細胞，　細胞性生物，　非細胞性生物（ウイルス），　核，　リボソーム RNA，　系統分類，
真核生物，　原核生物，　真正細菌，　古細菌，　グラム陽性菌，　グラム陰性菌

I. 微生物の大きさと形

　微生物には，原虫，真菌，細菌，ウイルスの4群があります．それぞれの大体の大きさは，原虫が数 10 µm，真菌が 10 µm 前後（カビのように糸状のものは 10 µm よりずっと長い），細菌が数 µm（スピロヘータのように細長く全長が 10～20 µm のものもいる），ウイルスは 300 nm 以下です．1µm は 1mm の千分の一，1nm は 1µm の千分の一の長さですから，これではとても微生物を肉眼で見ることはできません．ミクロの世界とは µm の大きさの世界，ナノの世界とは nm の大きさの世界のことです．原虫，真菌，細菌は光学顕微鏡（約 1000～1500 倍に拡大）で見ることができますが，ウイルスは電子顕微鏡（数 10000 倍に拡大）でなければ観察できません．

　微生物の重さはどれくらいあるのでしょうか．平均的な大きさの細菌が約 10^{12} 個で大体 1 g になると言われています．すると，1 mg 中に 10^9 個（10 億個）の細菌が含まれることになります．計算では 1 個の細菌細胞の重さは，10^{-12} g ということになります．

　形については，詳しくは後述（第3節 p22，第6節 p63，第7節 p72，第8節 p77 参照）しますが，基本的に 4 群とも単細胞生物です．原虫は鞭毛や繊毛をもった複雑な構造のものがあります．真菌は丸い酵母型のものと糸状の菌糸型のものがあります．細菌は球形，棒形，らせん形，ウイルスは球状，レンガ状，ひも状などの形状をしています．

II. 細胞性生物とウイルス

　細胞性生物とは，細胞膜に包まれた細胞質の中に核（細菌の場合は露出した染色体 DNA）や細胞内小器官などがある細胞構造をもった生物のことです．動物や植物そして微生物の中では原虫，真菌，細菌は細胞構造をもっています．ところが，ウイルスだけは，そのような構造をもちません．ウイルスは非細胞性生物なのです．そのため人工培地の中では発育・増殖ができず，子孫を増やすためには生きた細胞の中に侵入して増殖に必要な道具を借りなくてはならないのです．さらに最初に発見されたタバコモザイクウイルスは結晶化できたことからは，「ウイルスは生物ではない」といわれた時期もありました．しかし，ウイルスは自分自身の遺伝情報をもっており，それに基づいて子孫を作り出します．ウイルスは変わった生物なのです．通常，生物の分類は細胞性生物について行いますので，分類ではウイルスを別格に扱うわけです（図 2-2）．

　また，細胞性生物は，無機物の二酸化炭素と水から太陽のエネルギーを使って有機物の炭水化物（ブドウ糖など）を作り出す独立栄養生物（光合成生物）と，光合成をせず独立栄養生物が産生した有機物を利用して生育する従属栄養生物がいます．植物は独立栄養生物で，動物は従属栄養生物です．病原性のある原虫，真菌，細菌はすべて従属栄養生物です．

```
細胞性生物 ┬ 細菌：　原核生物
           ├ 真菌：　真核生物で酵母型や菌糸型で増える
           └ 原虫：　真核生物で原生動物ともいい，比較的複雑な細胞構造をもって
                    いて運動器官を使って移動するものもいる
非細胞性生物 ─ ウイルス：　生きた細胞の中でだけ発育・増殖する
```

図 2-2. 細胞性生物と非細胞性生物（ウイルス）

III. 微生物の分類学－分類・命名・同定

III-1. 分類：　細胞性生物には，動物，植物，微生物があります．ウイルスは非細胞性生物ですので，ここではウイルスを除いた 3 群の分類学上の違いを見てみましょう（図 2-3）．

　細胞性生物を分類する方法（分類学）は、リンネ Linne(1707-1778)に始まり、変遷しながら系統進化に基づく系統分類学に至っています．

1)**タキソノミー（taxonomy）：**　タキソンの分類階級

　タキソンとは，似たものを集めるという意味です．形状や生化学的性質などの類似した集合を種とし，次に類似した種の集合を属とし，次に類似した属の集合を科とし，さらに目，綱，門とピラミッド状に積み上げていって体系づける分類法をいいます．種とか属とかが，タキソンです．細菌学では種・属・科・目・綱・フィラム（Phylum）・ドメイン（Domain）という階級で分類し

ます．

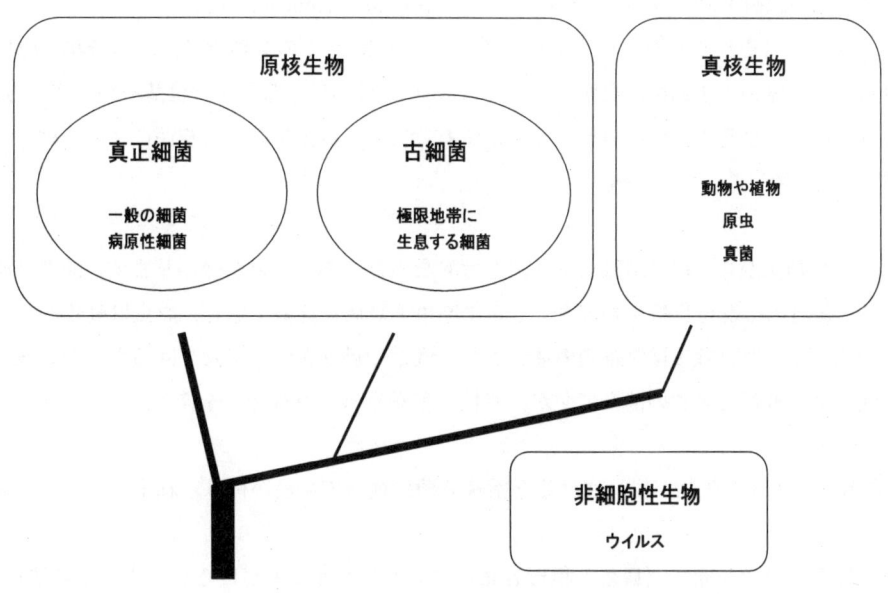

図 2-3. 生物の分類

　同じ種の中にもそれぞれ個性をもったものがいます．家族でもみんな個性を持っているのと同じです．この各個を**株**（ストレイン，strain）と呼びます．ただし，株はタキソン（分類の単位）ではありません．例えば，ある種の細菌の中に突然変異で異なる形質のものが現れた場合などは変異株が出現したといいます．これは（菌）株です．*Escherichia coli* K12 と記載されていたら，*Escherichia*（属名）*coli*（種形容語）が種名で，K12 が株の名称です．

2)**核膜の有無による分類**（スタニエ Stanier, 1961）：　真核生物・原核生物
　電子顕微鏡で細胞を観察したとき，核という構造体の有無で分類する方法をいいます．染色体 DNA が核膜に包まれた核という構造が見られる**真核生物**（eukaryote，ユーカリオート）と染色体 DNA が核膜に包まれておらず細胞質に露出した状態の**原核生物**（prokaryote，プロカリオート）に分けられます．真核生物には，動物，植物，微生物の原虫と真菌などが属し，原核生物とは細菌（スピロヘータ，リケッチア，クラミジアを含む）のことです．真核生物と原核生物の細胞構造の相違点は重要なので，この節で後述（p15 参照）します．

3)**系統進化に基づく系統分類**（ウーズ Woose, 1990）：　真核生物・真正細菌・古細菌
　最近は遺伝子レベルでの分類が行われるようになっています．そこではリボソーム RNA 遺伝子

（真核生物では 18S rRNA，原核生物では 16S rRNA）の塩基配列を比較して，その相同性で進化とからめて分類していく方法がとられています．この分類法では，生物は**真核生物**（Eucarya，ユーカリア），**真正細菌**（Bacteria，バクテリア），**古細菌**（Archeae，アーケア）の3つのグループに分かれます（それぞれのグループをドメインと呼ぶ）．この分類では，2)の分類の原核生物が，さらに真正細菌と古細菌に分かれたことになります．rRNA 遺伝子の塩基配列を使う方法は，このように属およびその上位の分類には非常に有効です．真正細菌と古細菌については，この節で後述（p16 参照）します．

　これらの分類法から，細菌が原虫や真菌とは異なる群であることが分かります．前者は原核生物であり，後者の2群は真核生物です．さらに原虫と真菌を比較すると，原虫は動物的であり真菌は植物的です．原虫は複雑な細胞構造をもち，鞭毛や繊毛を使って動き回るものがいます．真菌の形状は丸い酵母と糸状の菌糸ですが，有性生殖を行って有性胞子を作るものもいます．

III-2. 命名：　未知の生物が発見されると系統分類に従って名前が付けられます．これを**命名**といいます．

　通常，種名はラテン語で（**属名**と**種形容語**）の組み合わせで名づけられます（二名法）．ちなみに，大腸菌とは和名の一般名で，正式には種名 *Escherichia coli* で呼び，一般名をもたない微生物はもっぱら種名で呼ばれます．

表 2-1. 微生物の命名法の例

微生物（和名）	学名	属名	種形容語
細菌（大腸菌）	*Escherichia coli* エシェリキア・コリ	エシェリキア	コリ
真菌	*Candida albicans* カンジダ・アルビカンス	カンジダ	アルビカンス
原虫	*Entamoeba histolytica* エンタメーバ・ヒストリカ	エンタメーバ	ヒストリカ

　種名のラテン語表記では，属名の頭文字だけは大文字で種形容語は小文字で表します．通常はイタリック体（斜字体）にします（表 2-1）．これらは，*E. coli*, *C. albicans*, *E. historica* のように属名を一文字で略記することもあります．

　ウイルスの場合は，感染症の病名にウイルスを付けて呼ぶことが多く，例えば，hepatitis B virus（B 型肝炎ウイルス），influenza virus（インフルエンザ・ウイルス）というように表記

します．

III-3. 同定：　病巣などの自然界からある微生物を分離しますと，その微生物の形態や生化学的性状や遺伝子レベルの相同性などを調べて分類上でどこに位置するかを決定する作業を行います．通常，全染色体 DNA を使った DNA-DNA ハイブリダイゼーションで 70%以上の相対類似度を示せば，同一種とみなされます．これを同定といいます．**分類，命名，同定**が分類学の三本柱です．

IV. 真核生物と原核生物の構造上の相違点

両者には核以外にも細胞構造に多くの相違点があります．その相違点を表 2-2 にまとめています．

両者の相違点は，抗細菌薬の格好の標的になるという点で非常に重要です．なぜなら，相違点には薬剤の選択毒性が働きやすいからです（p159 参照）．真核生物であるヒトと原核生物である細菌では，**細胞壁やタンパク質合成装置（リボソーム）**が大いに異なっています．これに対して，原虫や真菌はヒトと同じ真核生物ですので，両者間の相違点は非常に少ないことになります．これが，世の中に抗細菌薬（抗生物質など）はたくさん存在するのに対して，抗原虫薬や抗真菌薬が少ないことの理由なのです．

表 2-2. 原核生物と真核生物の比較

微生物	原核生物 細菌	真核生物 真菌	真核生物 原虫	動物	植物
遺伝情報					
核膜	無	有	有	有	有
有糸分裂	無	有	有	有	有
染色体数	1*	多数	多数	多数	多数
細胞内小器官					
ミトコンドリア	無	有	有	有	有
葉緑体	無	無	無	無	有
タンパク質合成					
リボソーム	70S (50S + 30S)	80S (60S + 40S、ただしミトコンドリアに70Sリボソームがある)	80S	80S	80S
細胞壁の有無	有	有	無	無	有
主要成分	ペプチドグリカン	マンナン グルカン，キチン	―	―	セルロース
膜ステロール	無	有	有	有	有

* 最近，ビブリオ属の細菌で染色体が2つあるものが報告されている．

V. 真正細菌と古細菌

ここで，原核生物の**真正細菌**と**古細菌**について説明しておきましょう．いずれも染色体 DNA が核膜に包まれておらず細胞質に露出しています．この点でいずれも原核生物なのですが，リボソ

ームRNA遺伝子を比較すると，明らかに異なる2つの集団すなわち真正細菌と古細菌に分かれます．さらに，両者の菌体成分にもかなり違いが見られることが分かっています．古細菌は真核生物に近い性質ももっているようです．古細菌の仲間（メタン菌，好熱菌，好塩菌など）は，温泉や塩湖などの極限環境に生息する細菌で，それ自体は興味あるものですが，病原性を示すものは見つかっていませんので本書では扱いません．本書に登場する病原細菌や有用細菌などは，すべて真正細菌です．

本書に関係のある細菌（真正細菌），真菌，ウイルス，原虫の仲間を，もう少し詳しく分類すると次のようになります．

VI. 細菌の分類

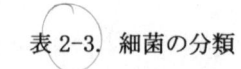

表 2-3. 細菌の分類

1) 通常の細菌
グラム陰性菌   　桿菌　　好気性菌…　緑膿菌，ブルセラ，レジオネラ   　　　　　通性嫌気性菌…　大腸菌，赤痢菌，サルモネラ，チフス菌，ペスト菌，   　　　　　　　　　　　　　コレラ菌，腸炎ビブリオ，インフルエンザ菌   　　　　　嫌気性菌…　バクテロイデス，ポルフィロモナス   　球菌　　好気性菌…　淋菌，髄膜炎菌   　らせん菌　微好気性菌…　カンピロバクター，ヘリコバクター
グラム陽性菌   　桿菌　　有芽胞菌…　炭疽菌，破傷風菌，ガス壊疽菌，ボツリヌス菌   　　　　　無芽胞菌…　ジフテリア菌   　　　　　抗酸菌…………　結核菌，非定型抗酸菌，らい菌   　球菌………………　ブドウ球菌，レンサ球菌
2) 形態・構造・増殖様式に特徴のある細菌
カビ様の菌糸状の細菌：　放線菌（アクチノマイセスなど）　グラム陽性菌   　長いらせん状の細菌：　スピロヘータ　グラム陰性菌   　細胞壁を欠失した細菌：　マイコプラズマ　―   　偏性細胞内寄生性細菌：　リケッチアとクラミジア　グラム陰性菌

細菌の分類は，バージーズ・マニュアル（Bergey's Manual of Systematic Bacteriology）に詳しく記載されています．細菌の形態や性状により細かく系統的に分類されているが，近年，属や種の決定に分子生物学的方法すなわち16SrRNA遺伝子の塩基配列に基づく分類法が威力を発揮しており，最新版（第3版，2001年）では，その成果をふまえた改定がなされています．マイ

コプラズマ，リケッチア，クラミジア，スピロヘータ，放線菌も細菌の仲間です．
　通常，表 2-3 のようにグラム染色性（p23 参照）によりグラム陽性菌とグラム陰性菌に 2 分して，それぞれを細胞形態などで細分していく方法で分類されています．さらに細胞形態に特徴のあるマイコプラズマ，リケッチア，クラミジア，スピロヘータ，放線菌が別個にあげられます．

VII. 真菌の分類

　真菌は真核生物で，形態には丸い**酵母型**と細長い糸状の**菌糸型**があります（菌糸型だけで増殖するものが，いわゆる「カビ」です）．分類学上は，ツボカビ類，接合菌類，子嚢菌類，担子菌類の 4 つに分けられますが，ツボカビ類には病原性がなく病原真菌学では残りの 3 類が対象となります．この 3 類は有性生殖を行い，有性胞子を形成します．この胞子の形態で 3 つに分類します．また，病原真菌には有性生殖が未知のものが結構多くあり，これらは不完全菌類と呼ばれます．不完全菌類に属するものは，有性生殖が発見されれば有性胞子の形態によって上記の 3 類のいずれかに分類されることになります．（図 2-4）

　最近は，リボゾーム RNA（18S rRNA）遺伝子の塩基配列の比較から分類が進んでいます．

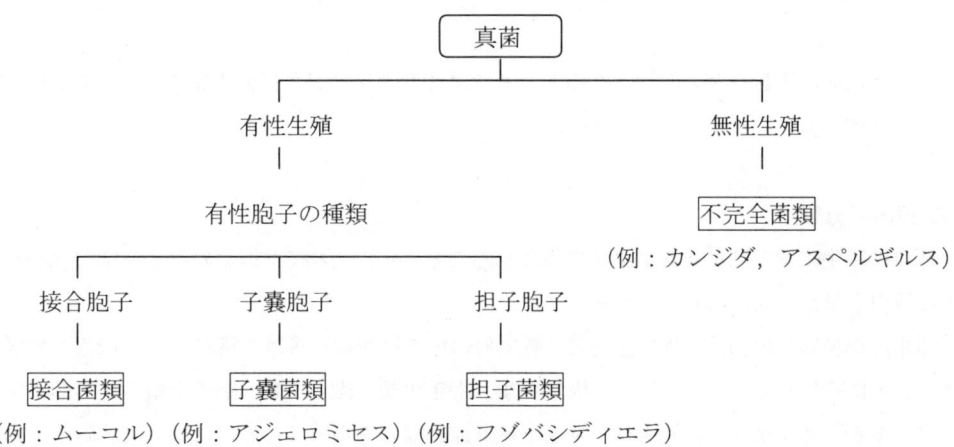

図 2-4．真菌の分類

VIII. ウイルスの分類

　ウイルスは**偏性細胞内寄生性**であり，生きた細胞内でのみ増殖して人工培地では増殖できません．また，増殖するために侵入する相手の細胞種（宿主）が決まっており，動物細胞に侵入するものを**動物ウイルス**，植物細胞に侵入するものを**植物ウイルス**，細菌細胞に侵入するものを**細菌ウイルスまたはバクテリオファージ**（単にファージともいう）などに分類します．さらに動物ウイルスでは組織親和性がみられ，ウイルスにより感染する臓器組織が異なります．

他の細胞性生物が核酸としてDNAとRNAの両方をもつのに対して，ウイルスはDNAかRNAのいずれかをもち，両方をもつものはいません．そこで，ウイルスは核酸の種類で**DNAウイルス**と**RNAウイルス**に2分されます．さらに核酸の本数（1本鎖か2本鎖か）や，RNAウイルスではプラス鎖かマイナス鎖かなどで細分されます．その他に，エンベロープ（ウイルス粒子を包んでいる脂質でできた膜）の有無などで細分されています．（図2-5）

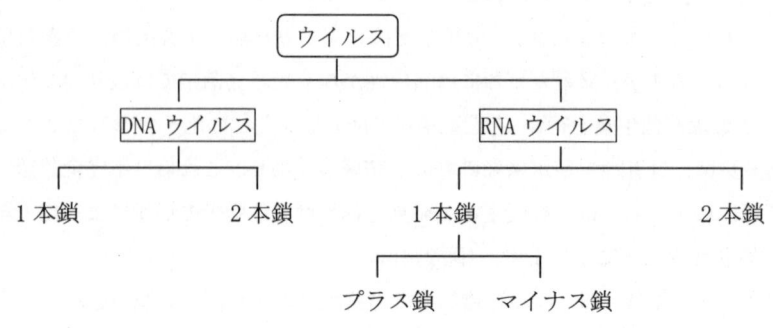

図2-5．ウイルスの分類

なお，核酸の本数やRNAのプラス鎖とマイナス鎖などについては，本書のp63，第6節「ウイルスの基礎知識」を参照してください．

IX．原虫の分類

原虫は微生物学ではなく寄生虫学で扱われることが多い生物です．この寄生虫学で扱われるものに原虫と蠕虫（ぜんちゅう）があります．

原虫は単細胞の動物性の真核生物で，微生物の中ではかなり複雑な構造をしているものがいます．ヒトに病気を起こすものには，**根足虫類，鞭毛虫類．繊毛虫類，胞子虫類**の4種類があります（図2-6）．根足虫類，鞭毛虫類．繊毛虫類は運動器官をもっているのに対して，胞子虫類は運動器官をもっていません．

根足虫類： いわゆるアメーバで，偽足を突き出すことで運動します．（例）赤痢アメーバ
鞭毛虫類： 運動器官として，鞭毛をもっています．（例）トリコモナス，ランブル鞭毛虫，トリパノゾーマ，リーシュマニア
繊毛虫類： 運動器官として，細胞周囲に繊毛をもっています．（例）大腸バランチジウム
胞子虫類： 特別な運動器官はありません．（例）マラリア原虫，トキソプラズマ，クリプトスポリジウム，サイクロスポーラ

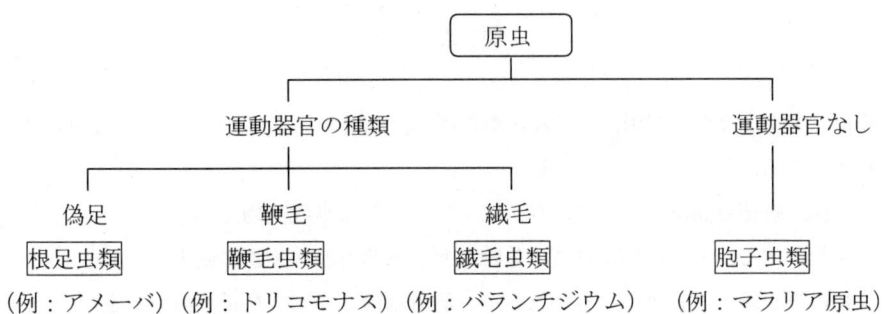

図 2-6. 原虫の分類

蠕虫の分類

　蠕虫は、原虫と違って多細胞生物です．回虫やサナダムシなどのいわゆる寄生虫の仲間です．蠕虫には、線虫類（ヒト回虫、アニサキス、フィラリアなど）、条虫類（サナダムシの仲間、エキノコックスなど）、吸虫類（日本住血吸虫など）が含まれます．

要 点

- 微生物は，原虫，真菌，細菌，ウイルスから成る，肉眼で見ることのできない微小な生物集団の総称である．
- 原虫，真菌，細菌は細胞性生物であり，ウイルスは非細胞性生物である．
- 細胞性生物の中で，原虫と真菌は真核生物であり細菌は原核生物に属する．
- 原核生物は真正細菌と古細菌に分かれるが，病原細菌はすべて真正細菌である．
- 細菌は，グラム陽性菌とグラム陰性菌に大別できる．
- 真菌は，完全菌類（接合菌類，子嚢菌類，担子菌類）および不完全菌類に分類される．
- ウイルスには，DNA ウイルスと RNA ウイルスの 2 種類がある．
- 病原性原虫は，根足虫類，鞭毛虫類，繊毛虫類，胞子虫類に分類される．
- 蠕虫（いわゆる寄生虫）は、線虫類、条虫類、吸虫類に分類される．

確認問題

問題の末尾の（　）内にある番号，例えば 86-53 は，第 86 回薬剤師国家試験問題の問 53 を意味します．以下，同様です．

- ☐ 一般に細菌の湿重量 1 ミリグラム中には，1 億個から 10 億個の菌が含まれる．(86-53)
- ☐ 細菌は μm（マイクロメートル），ウイルスは nm（ナノメートル）の単位の大きさである．
- ☐ ウイルスは，細胞構造がないので，微生物には入れない．
- ☐ 微生物を大きい順に並べると，原虫，真菌，細菌，ウイルスである．
- ☐ 真菌は，真核生物である．(89-51)
- ☐ 真菌には，細胞膜ステロールがない．
- ☐ 真菌と原虫は，真核生物である．(88-50)
- ☐ 細菌には，核膜に包まれた核という構造がある．
- ☐ 細菌には，ミトコンドリアや葉緑体などの細胞内小器官がある．
- ☐ 細菌の細胞には，細胞壁があるが，ヒトの細胞には細胞壁はない．
- ☐ 真核生物と原核生物のリボソームの構造は同じである．
- ☐ ヒトと病原微生物の細胞構造の違いは化学療法剤のよい標的になり得る．
- ☐ 生物の分類に，リボソーム RNA 遺伝子の塩基配列が使われることはない．
- ☐ 最近は，系統進化に基づいた系統分類が広く用いられるようになっている．
- ☐ 細菌は，グラム染色で陽性菌（ブドウ球菌など）と陰性菌（大腸菌など）の 2 つに大別される．
- ☐ 原虫には，偽足，鞭毛，繊毛などの運動器官を使って動き回るものがいる．

- ☐ ウイルスには，DNA ウイルスと RNA ウイルスの 2 種類がある．
- ☐ ウイルスは，核酸として DNA と RNA の両方をもっている．
- ☐ 次の病原菌のうち，グラム陰性菌はどれか？（82-68）
  黄色ブドウ球菌，　コレラ菌，　チフス菌，　ボツリヌス菌，　赤痢菌

第3節　細菌の基礎知識（1）－形態・構造・増殖

　細菌はどのような形態をしていて，細胞の内部構造はどのようになっているのか，われわれヒトの細胞との相違点はどこにあるのか，増殖はどうなっているのかなど，細菌の形態や構造および増殖について基本的なことを見てみましょう．

到達目標
◆ 細菌の形態と構造を説明できる．
◆ グラム陽性菌とグラム陰性菌の構造上の違いを説明できる．
◆ 細菌の増殖様式を説明できる．また，増殖に影響を及ぼす環境因子について説明できる．
◆ 好気性菌と嫌気性菌の違いを説明できる．
◆ マイコプラズマ，リケッチア，クラミジア，スピロヘータ，放線菌の特性を説明できる．

キーワード
グラム染色，　細菌の3つの基本形態，　細胞壁，　ペプチドグリカン，　リポ多糖（LPS），莢膜，　線毛，　鞭毛，　芽胞，　二分裂増殖，　好気性菌，　通性嫌気性菌，　嫌気性菌

I. 形態観察と染色法

　細菌は数μmの大きさで，その形態は光学顕微鏡（1000～1500倍）を使って観察することができます．ただし，屈折率が小さくてそのままでは見づらいので，通常は適当な色素で菌体を染色して観察します．また，位相差顕微鏡を使えば，染色することなく生きたままの細菌を普通の顕微鏡よりずっとコントラストの強い像として観察できます．

　染色法には次の2つの方法があります．
　ネガティブ染色法は，菌体を染めずに背景を染めて菌体を見る方法で，例えば**墨汁法**があります．スピロヘータのような特徴のある形態の細菌やクリプトコッカス・ネオフォルマンスといった真菌の観察に使われています．
　ポジティブ染色法は，菌体を染める方法で，例えば**単染色**や**グラム染色**などがあります．細菌の特別な構造を観察する方法として，**莢膜染色法**や**芽胞染色法**があります．特定の細菌に対して用いられる染色法として，ジフテリア菌の細胞質にある顆粒を染める**異染小体染色法**や結核菌を染める**抗酸菌染色法**などがあります．

　染色法の中で，グラム染色は細菌の同定の際に必ず行う大切な染色法です．この染色性により，細菌は**グラム陽性菌**と**グラム陰性菌**に2分されます．

グラム染色法：これはデンマークのグラム（Gram）によって考案された細菌の染色法（1884年）ですが，現在はグラムの原法よりもハッカーの変法がよく使われています．

グラム染色法（ハッカーの変法）
①スライドグラスに菌液を塗抹したあと，乾燥，火炎固定する
②クリスタル紫とルゴール液（ヨウ素＋ヨウ化カリウム）で染色する
③アルコールで脱色する
④サフラニン液で染色する（後染色または対比染色という）
⑤水洗したあと，乾燥する
⑥顕微鏡で観察する（対物レンズは油浸レンズを使って1000〜1500倍の倍率で観察する）

この染色法により，黄色ブドウ球菌，レンサ球菌，枯草菌などのグラム陽性菌は青紫色に，大腸菌，緑膿菌，コレラ菌などのグラム陰性菌は赤色に染まります．なお，新鮮な培養菌を使わないと染色性がわるくなり，陽性菌を陰性菌と間違えることがあるので注意が必要です．

II. 細菌の形態 － 3つの基本形

細菌に見られる3つの基本形態は，**球形（球菌），棒形（桿菌），らせん形（らせん菌）**です．そしてさらに，それぞれに特徴のある形態が見られます（図2-7）．

1) **球菌**には，菌体が細胞分裂後に分離せず2個の球菌（a）が結合したままの双球菌（b），双球菌が2つ重なったかたちの四連球菌（c），四連球菌が2つ重なったかたちの八連球菌，ブドウの房状にかたまったブドウ球菌（d），数珠状に連なったレンサ球菌（e）などがあります．

2) **桿菌**（f）は棒状をしていますが，球菌に近いような短桿菌と呼ばれるものもいます．球菌ほどの多様性はありませんが，連鎖したレンサ桿菌（g）があります．

3) **らせん菌**は，長くなった菌体がねじれた形をしています（h）．そのねじれの回数によって，1回ねじれたビブリオ，数回ねじれたスピリルム，ねじれ回数が多く菌体も非常に長いスピロヘータ（i）などがあります．

実際にはこの他に，コリネバクテリウム属のジフテリア菌のように基本的には桿菌なのですが枝分かれした松葉状や柵状といった多形態を示すものや，放線菌のように細長く伸びた菌糸状で一見カビのように見えるものもいます．

球菌	桿菌	らせん菌
a: 単球菌, b: 双球菌 c: 四連球菌, d: ブドウ球菌, e: レンサ球菌	f: 桿菌（短桿菌, 両端が丸い桿菌, 両端が竹の節のような桿菌, 紡錘形の桿菌） g: 連鎖した桿菌	h: スピリルム i: スピロヘータ（トレポネーマ属, ボレリア属, レプトスピラ属）

図 2-7. 細菌の基本的な形態

III. 細菌の構造 ─ 基本構造と特別の構造

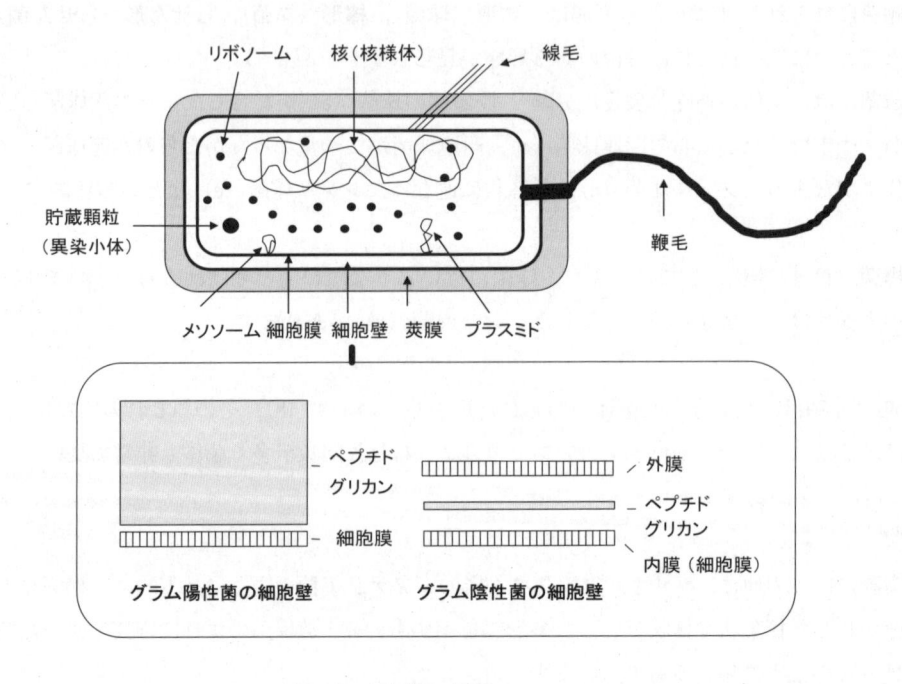

図 2-8. 細菌の構造

細菌の構造を**基本構造**と**特別な構造**に分けて見てみましょう（図2-8）．基本構造とは，すべての細菌がもっているものです．細胞膜に囲まれた細胞質があり，細胞膜の外側にさらに細胞壁という堅い殻があります．細胞質には，染色体DNAが露出して浮遊し，多数の粒子状のリボソームが見られます．ミトコンドリアや色素体などの細胞内小器官はありません．特別な構造として，莢膜，鞭毛，線毛，芽胞が見られることがありますが，これらは全ての細菌がもっているわけではありません．次に，それぞれの成分や機能などを詳しく見てみましょう．

III-1. 基本構造の成分と機能
1）**細胞壁** cell wall
　菌体の最外層にあり，菌体が細胞質の内圧（グラム陽性菌で約20気圧，陰性菌で5〜10気圧）で破裂しないように保護するとともに細菌の形を決めています．重要な成分は，糖（*N*-アセチルムラミン酸 MurNAc と *N*-アセチルグルコサミン GlcNAc）と数種類のアミノ酸（通常のL-アミノ酸の他にD-アミノ酸を含む）から成る**ペプチドグリカン** peptidoglycan です．また大腸菌と黄色ブドウ球菌ではペプチドに含まれるアミノ酸と結合様式が少し異なります（図2-9）．リゾチームという酵素でペプチドグリカンを分解すると，桿菌でも球形になり（この球形になった細胞を，グラム陽性菌ではプロトプラスト，グラム陰性菌ではスフェロプラストと呼びます），さらに低張液の中では菌体が破裂することからペプチドグリカンが菌体の保護と形の決定に大事な役割を果たしていることが分かります．

　細胞壁で重要な点は，**グラム陽性菌**と**グラム陰性菌**の間の構造の違いです．グラム染色での染色性の違いは，この構造上の違いによると考えられています（図2-9）．

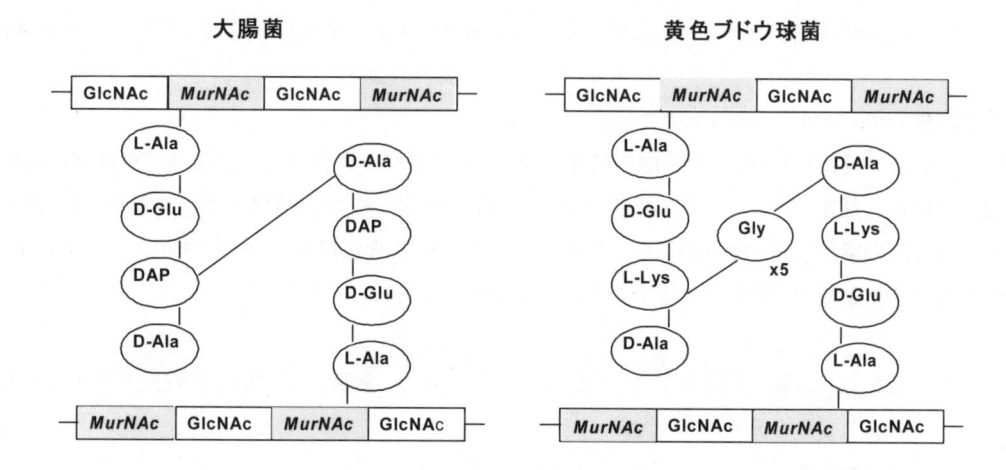

L-Ala: L-アラニン、D-Glu: D-グルタミン酸、DAP: ジアミノピメリン酸、D-Ala: D-アラニン、L-Lys: L-リシン
Gly: グリシン、(Gly) x 5: Gly – Gly – Gly – Gly – Gly

図2-9．ペプチドグリカンの構造

グラム陽性菌の細胞壁

　グラム陽性菌の細胞壁は，グラム陰性菌のものと比べると単純です．細胞膜の外側に何層にも重なったペプチドグリカンの厚い層が細胞壁です．この中に，グラム陽性菌に特有の**タイコ酸**というリン酸化されたリビトールやグリセロールの重合体（ポリマー）が結合しています．他に，脂肪酸を有する**リポタイコ酸**がペプチドグリカン層を貫通して細胞膜の脂質と結合しています．

　また，化膿レンサ球菌のMタンパク質，黄色ブドウ球菌のプロテインAといった特有のタンパク質が局在することもあります．結核菌などの抗酸菌は，**ミコール酸**という高級脂肪酸を含有しています．

グラム陰性菌の細胞壁

　グラム陰性菌を電子顕微鏡で観察すると細胞表層が3層に見えます．菌体に近い内側の層は細胞膜（後述）であって，さらに最外層に膜様構造をもっています．その中間層（ペリプラスムと呼ぶ）に薄い層があって合計3層に見えることになります．最外層の膜を**外膜**といい，中間の薄い層がペプチドグリカン，最内層の膜が細胞膜（**内膜**ともいいます）です．このように外膜をもつというのが，グラム陰性菌の最大の特徴なのです．

　外膜は，リン脂質と**リポ多糖**（リポポリサッカライド，lipopolysaccharide, LPS）から成る脂質二重層です．LPSの構造を図2-10に示していますが，**O抗原**と呼ばれる多糖体部分と**リピドA**と呼ばれる脂質部分が**コア**と呼ばれる糖鎖で連結された構造をしています．外膜では，この脂質部分でリン脂質と脂質二重層を形成し，O抗原部分を細胞外へ突き出した格好をしています．O抗原は，その名前のとおり，抗原性を有し，細菌を血清型serovarで分類するときに使われます．LPSは種々の生理活性を有しており，生体内で菌体が破壊されLPSが遊離されると発熱や血圧降下などを引き起こすことがあります．そのため，LPSは**内毒素**と呼ばれています．また，外膜には**ポーリン porin**というタンパク質がつくる孔があり，アミノ酸や糖の透過に関与しています．

2) 細胞膜 cytoplasmic membrane

　リン脂質の疎水性の部分（脂肪酸の炭化水素の部分）が向かい合うことによって形成された**脂質二重層**に，種々のタンパク質が埋まりこんだ構造をしています（**流動モザイクモデル**）．細胞質の内と外の境界です．細胞膜には，次のような2つの主要な機能がありますが，この他にも，細胞膜のリン脂質や細胞壁ペプチドグリカンの合成などを行います．

①外部環境からの物質（栄養素など）の選択的取り込みと，細胞質で合成した物質（例えば外毒素タンパク質など）の菌体外への分泌
②酸化的リン酸化によるエネルギー産生の場所

　真核生物では，酸化的リン酸化の行われる場所はミトコンドリアという細胞内小器官ですが，細菌にはミトコンドリアはなく，酸化的リン酸化は細胞膜で行われます．細胞膜にシトクロムなどから成る電子伝達系が局在しているのです．

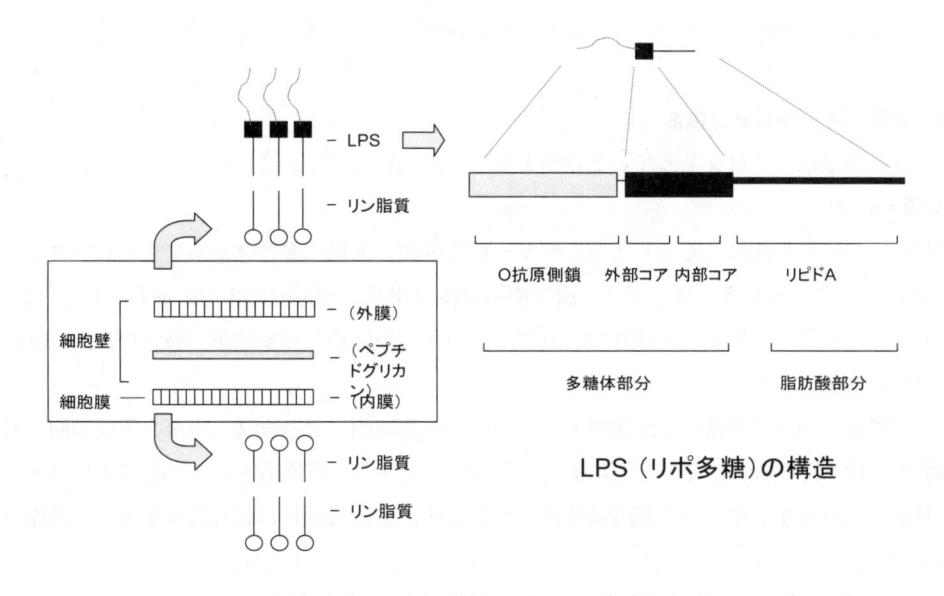

図 2-10. グラム陰性菌の細胞壁とリポ多糖の構造

3) **細胞質** cytoplasm

外部環境から摂取した栄養素の分解（異化作用）や菌体成分の合成（同化作用）などの**物質代謝**を行う場所です．多数の酵素（タンパク質）や可溶性の細胞成分が混在し，細胞ゾルと呼ばれています．真核生物の細胞質と比べると構造に乏しく，電子顕微鏡での観察では，おもに**核様体** nucleoid と多数のリボソーム ribosome が見られます．

①**核様体** nucleoid： 染色体 DNA で，多数の遺伝子が連なった遺伝情報の保管庫です．細菌の染色体 DNA は真核生物のように核膜に包まれておらず，細胞質に露出して浮遊した状態です．通常は細胞内に1個ですが，活発に増殖しているときには，細胞分裂前に2個の核様体が見られることもあります．なお，コレラ菌や腸炎ビブリオ（ともにビブリオ属の細菌）には2つの染色体があることが最近明らかにされました．

②**リボソーム** ribosome： 細胞質に多数存在する粒子です．沈降係数が 70S の粒子ですが，実は大小2つ（30S と 50S）の亜粒子（サブユニット）から構成されます．2つの亜粒子ともに，リボソーム RNA (rRNA) とタンパク質の複合体です．核様体にある遺伝子から写し取られたメッセンジャー RNA（mRNA，塩基暗号で書かれたタンパク質の設計図）に結合して，その塩基暗号に従ってアミノ酸を結合してタンパク質を作り上げる「工場」です．タンパク質を合成する時は，70S 粒子として働きます．タンパク質合成がさかんなときは，1つの mRNA に複数個のリボソームが結合したポリソームという構造が見られることもあります．

③その他： プラスミド plasmid という小さな環状二本鎖 DNA（p55 参照）やポリリン酸，ポリ－β－ヒドロキシ酪酸，グリコーゲンなどの貯蔵顆粒が存在することもあります．

III-2. 特別な構造の成分と機能

次にあげる構造は，それをもっている細菌ともっていない細菌がいます．

1) 莢膜 capsule

莢膜は細胞壁の外側につくられる厚いゼリー状の膜で，大抵は多糖体からできていますが，炭疽菌のように D-グルタミン酸（アミノ酸）の重合体（ポリマー）でできているものもあります．菌体を外部の衝撃から保護する機能があります．例えば，肺炎レンサ球菌，肺炎桿菌，炭疽菌などに見られます．

また莢膜をもつ病原細菌は，生体内で好中球などの食細胞による食菌（細菌を免疫細胞が自分の細胞内に取り込み殺滅すること）に抵抗性を示すことから，病原因子の1つと考えられています．食菌に抵抗性を示すことを抗食菌作用といいます．また莢膜には抗原性があり，K 抗原と呼ばれます．

なお，莢膜と同様に細胞壁の外側にあるが莢膜ほど境界が明確でないものを粘液層 slime layer といいます．

2) 線毛 pilus（複数形 pili），または fimbria（複数形 fimbriae）

細胞膜から細胞壁を貫通して細胞外部に突き出た直線状の細く短い線維（直径 8〜9 nm，長さ 0.5〜8 μm）です．ピリンというタンパク質が重合してできています．機能の異なる次の2種類があります．

①性線毛： 大腸菌や赤痢菌などに見られ，細菌の接合（p56 参照）に関与します．これを使って，相手の細菌に付着して引き寄せます．性線毛には，F因子に関するF線毛，R因子に関するR線毛などと呼ばれるものがあります．

②付着線毛： 病原性大腸菌や淋菌などの病原細菌の菌体表面に多数見られ，生体内で粘膜上皮細胞に付着して定着するときに関与します．したがって，付着線毛は抗原性を有する病原因子の1つです．

3) 鞭毛 flagellum（複数形 flagella）

線毛と同様に細胞膜から細胞壁を貫通して細胞外部に突き出た線維ですが，柔軟なコイル状で線毛より太く長い（直径 12〜30 nm，長さ 3〜12 μm）という特徴があります．フラジェリンというタンパク質が重合してらせんを形成しています．なお，鞭毛の数と付着場所により，単毛菌，双毛菌，束毛菌，周毛菌などがいます．抗原性があり，H 抗原と呼ばれます．

鞭毛は、基部、フック、鞭毛線維の3つの部分から構成される運動器官です．鞭毛をもつ細菌

は、これをスクリューのように回転させて動き回ります．誘引物質には接近し忌避物質からは逃避する，いわゆる走化性には鞭毛が働きます．大腸菌やコレラ菌などのグラム陰性菌に見られます．非運動性のリケッチアやクラミジアには鞭毛はありません．

病原性にも関与するといわれ，例えばコレラ菌では定着するときに必要であると考えられています．

4) 芽胞 spore

芽胞は休眠型あるいは耐久型細胞であり，通常の細菌の形態とは全く異なりサイズも小さいです．表層は細胞壁よりも厚い殻でできており，内部は脱水状態になっていると考えられています．また，ジピコリン酸という芽胞に特有な成分を含み，Ca^{2+}（カルシウムイオン）の含量が高いのも特徴です．

芽胞形成菌は，生育環境が悪化したときに増殖を停止して細胞内部に芽胞をつくります．芽胞のことを内生胞子ともいうのは，そのためです．芽胞は，外部環境が良くなると，ふたたび発芽して栄養型細胞になり2分裂増殖を再開します（図2-11）．

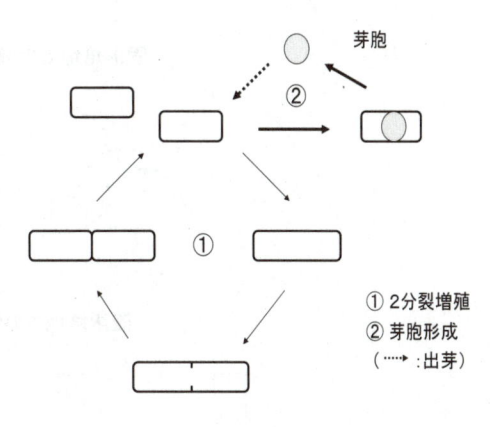

図2-11．栄養型細胞と芽胞形成

芽胞形成菌には，バシラス Bacillus 属（枯草菌や炭疽菌など）やクロストリジウム Clostridium 属（破傷風菌など）のグラム陽性菌がいます．

増殖中の細菌（栄養型細胞といいます）は熱や乾燥に弱いのですが，芽胞は熱や乾燥に非常に強く，さらに消毒薬にも強い抵抗性を示します．栄養型細胞は70℃以上の温度で数分間加熱すると死滅しますが，芽胞の状態では沸とう水の中でも平気です．これは，煮沸消毒では芽胞は殺せないことを示しており，芽胞形成菌で汚染された器具の消毒に特に注意が必要なのは，このためです．

IV．細菌の増殖

IV-1．培地： 細菌が発育・増殖するために必要な基本的な栄養素は，グルコース（ブドウ糖）などの炭素源，アンモニウム塩などの窒素源，それとリン (P)，硫黄 (S)，鉄 (Fe) などを含む無機塩類です．こういった栄養素を水に溶かした溶液を人工培地（または単に培地）といいます．培地組成が明らかなものを合成培地，いろいろな栄養素を豊富に含有するものを複合培地といいます．合成培地の中で，増殖に必要な最小限の栄養素だけを含むものを最小栄養培地といいます．すべての細菌が最小栄養培地で増殖するとは限らず，大抵は他に特別の栄養素（発育因子）を要

求します．このため，培地に酵母エキス（ビタミン類が豊富に含まれる）や血液などを添加したりします．

　病原細菌の中には，栄養要求性の非常に高いものがいます．いまだに梅毒の病原体である梅毒トレポネーマやハンセン病の病原体であるらい菌は，人工培地での培養ができません．培地には，**液体培地**と，これを1.5%の寒天で固まらせた**固形培地**があって，用途によって使い分けます．細菌を分離するときには，固形培地が使われます．固形培地と液体培地での細菌の増殖の様子を図2-12に示します．なお培地は全て滅菌し無菌の状態のものを使います．

固形培地での増殖（コロニーが大きくなる）

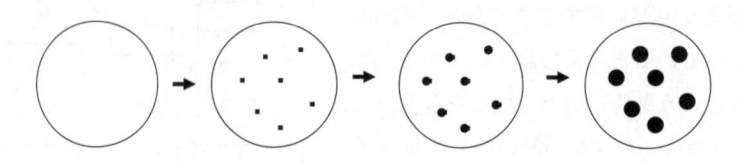

液体培地での増殖（培地が濁ってくる）

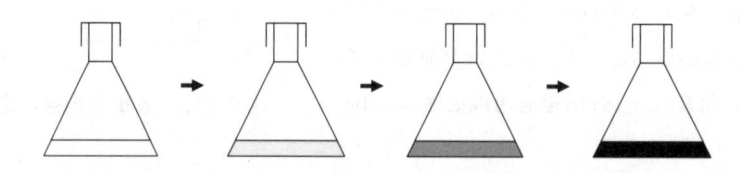

図2-12．固形培地と液体培地での細菌の増殖

IV-2. 培養法： 　細菌を培地に入れて（接種して）増やすことを**培養**といいますが，細菌の種類によって培養の仕方が異なります．特に問題になるのはその細菌が酸素を好きか嫌いかという点です．酸素が好きな細菌を好気性菌，嫌いな細菌を嫌気性菌といいます（p32参照）．

> **酸素が好きな細菌の場合：** 　液体培養では，培地の入ったフラスコを激しく振とうさせて培養します．固形培地では，大気中で培養することになります．
> **酸素が嫌いな細菌の場合：** 　液体培地では，振とうさせずに静かに放置して培養します（静置培養）．もっと酸素の少ない状態で培養するには嫌気ジャーや嫌気ボックスといった特別の装置の中で行ないます．固形培地では嫌気ジャーや嫌気ボックスを使います．

　培養には温度も重要です．培養はインキュベーター（ふ卵器）という温度設定のできる箱の中で行います．病原細菌は，通常はヒトの体温に近い37℃前後で培養します．また細菌の中には，

二酸化炭素（CO_2）存在下で培養すると増殖が促進されるものもいます．

IV-3. 増殖様式 — 2分裂増殖

　細菌を培地に接種して培養すると，発育したあと細胞分裂を起こし個体数が増えていきます．これを**増殖**といいます．細菌の増殖は2分裂で起こり，1個の細菌は分裂して2個に，2個は4個に，4個は8個にというように指数的に増えていきます．つまり，2^n倍（nは分裂回数）で増えていきます．大腸菌は，培養条件が最適の場合には，20分間で1回分裂します．これは，1時間で3回分裂するということです．1日は24時間ですから，1日で3 x 24 = 72回分裂することになります．1個の細菌を接種しただけでも，1日後には2^{72}個になるという計算です．これは天文学的な莫大な数です．こんなに，細菌が増えたら大変なことになります．しかし，実際にはこうはなりません．細菌の増殖は，ある時点で停止して，そのあと死滅し始めます．

　細菌を液体培地に接種して培養すると，**適応期**（または**遅滞期**），**対数増殖期**，**静止期**，**衰退期**という4段階から成る増殖曲線を描きます．図2-13には，横軸に培養時間を，縦軸に増殖を培地の濁度（細菌が増殖すると培地が濁ってきますので，濁りの程度を分光光度計で測定して増殖をみる）と生菌数（培地中で実際に生きている細菌の数）を示しています．

細菌の増殖の4段階

① **適応期（遅滞期）**：細菌を培地に接種した直後は，新しい環境に適応するまで増殖しない．

② **対数増殖期**：環境に適応して，2分裂でさかんに増殖する．指数関数的に増殖するので縦軸を対数目盛でグラフを描くと直線になる．

③ **静止期**：栄養物の枯渇や増殖に伴う有害物質の蓄積により増殖が停止する．

④ **衰退期**：静止期が続くと細菌はやがて死滅していく．図2-13のように濁度（点線）で増殖をみていると分からないが，生菌数（実線）を見ると死滅していることが分かる．細菌が死滅しても，菌体が破壊されない限り濁度は変わらない．

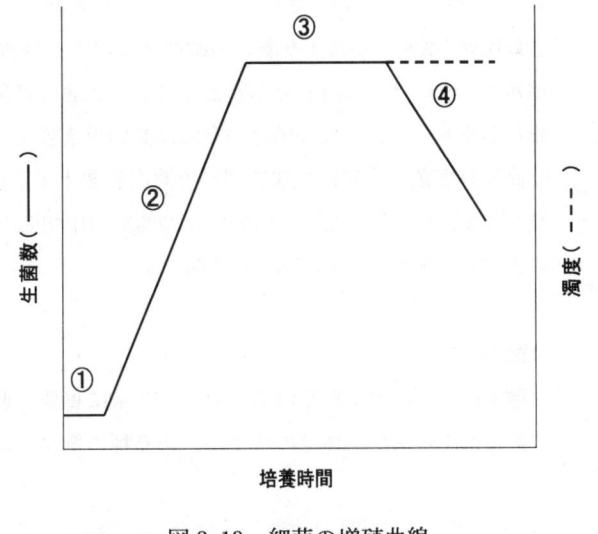

図2-13．細菌の増殖曲線

IV-4. 増殖に及ぼす環境因子

　細菌の増殖は，種々の環境因子によって影響されます．重要な環境因子として，温度，pH（水

素イオン濃度），塩濃度，酸素などがあります．なお，細菌細胞は70～80％の水分を含み，その生存には水が不可欠です．普通，栄養型細菌（芽胞ではない状態）は乾燥に弱いものです．

1) 温度

　細菌には，それぞれ増殖可能な温度範囲と増殖に最適な温度（至適温度）があります．病原細菌の大部分は，15～45℃の温度範囲で増殖でき，至適温度が37℃前後の**中温菌**です．

　しかしながら，極地帯のような厳寒の場所で0℃でも増殖する**低温菌**（好冷菌）から温泉のような80℃を越えるような高温で増殖する**高温菌**（好熱菌）までさまざまな細菌がいます．

2) pH（水素イオン濃度）

　大部分の病原細菌は中性から弱アルカリ性（pH7.0～7.4）を好むものが多いのですが，なかには酸性を好む乳酸菌やアルカリ性を好むコレラ菌のようなものもいます．

3) 塩濃度

　普通は，外部の塩濃度が高すぎると浸透圧の関係で増殖が阻害されます．しかし，病原細菌の中にも通常より高い塩濃度に耐えたり，かえって高い塩濃度を好むものもいます．

①**耐塩性**（高塩濃度に耐える性質）：　ブドウ球菌は7.5％という高濃度のNaCl（塩化ナトリウム）の存在下で増殖できます．これは，このような高塩濃度に耐えられるということで，高濃度のNaClがないと増殖できないということではありません．
②**好塩性**（増殖に通常より高い塩濃度を要求する性質）：　食中毒の原因となる腸炎ビブリオは，増殖に3～3.5％のNaClを必要とします．普通の細菌を培養するには0.5～1％のNaClを培地に添加しますので、3～3.5％というのは高い塩濃度です．
③**高度好塩菌**（増殖に極端に高い塩濃度を要求する性質）：　好塩菌の中には，塩湖のような極端な高塩濃度（例えばNaCl濃度が20％）の中でしか増殖できない高度好塩菌と呼ばれるものがいます．古細菌（p14参照）の仲間です．

4) 酸素

　酸素は，細菌の生存や増殖に対して非常に重要な影響を与えます．動物や植物は，呼吸のために酸素は不可欠な気体なのですが，ある種の細菌には酸素は有害な気体となります．

細菌は，酸素との関わりで，好気性菌，通性嫌気性菌，嫌気性菌の3つに分けることができます．
①**好気性菌** aerobe：　百日咳菌や結核菌などが属します．

　増殖に，酸素を必要とする細菌です．酸素を使って呼吸（p36参照）を行い，エネルギーを獲得しているのです．ところが，酸素を使うと，必ず細胞毒性を示す活性酸素が発生します．酸素の存在下で生存するには，この危険な活性酸素を消去してしまう機構を備えていなくてはならな

いのです．そこでは，例えばカタラーゼ、ペルオキシダーゼ、スーパーオキシド・ディスムターゼ（SOD）といった酵素（タンパク質）が働きます．動物や植物，それに好気性細菌は，このような活性酸素を消去するやり方を身につけているのです．

また，カンピロバクター属やヘリコバクター属の細菌のように，大気の酸素濃度（20%）より低濃度の酸素（約 5%）でよく増殖するものがいます．これを微好気性菌（microaerophile）と呼びます．

②通性嫌気性菌 facultative anaerobe： 大腸菌や赤痢菌といった腸内細菌が属します．

酸素の有無に無関係に増殖する細菌です．酸素があれば呼吸（p39 参照）をおこない，酸素が無ければ発酵（p38 参照）を行ってエネルギーを獲得します．酸素の有無に関わらず，両方の条件で増殖できるのですから融通性の高い細菌といえます．

通性嫌気性菌に属するものには，乳酸桿菌やレンサ球菌のように呼吸能力が無く，酸素の有無に関係なく発酵でのみエネルギーを獲得している細菌もいます．これらの細菌は，活性酸素の対する防御手段をもっているので酸素存在下でも生きられるのです．

③嫌気性細菌 anaerobe： 破傷風菌やボツリヌス菌などが属します．

偏性嫌気性菌ともいいます．酸素があると，増殖が阻害されたり死滅したりする細菌です．活性酸素を消去する機構を備えていません．エネルギーは発酵によって獲得します．自然界から嫌気性菌を分離する場合は，無酸素状態で培養しなければならないので非常に困難なことがあります．

5）二酸化炭素

ブルセラ菌、軟性下疳菌、淋菌、髄膜炎菌、ジフテリア菌、カンピロバクターなどは 5～10% の二酸化炭素の存在で増殖が促進されます．

V. 特徴のある細菌の仲間

V-1. マイコプラズマ

細胞壁を完全に欠失している細菌です．細胞膜に他の細菌には見られないステロールを含有しており，これにより細胞膜を強化していると考えられています．ステロールは通常，真核生物の細胞膜に存在し，細菌の細胞膜には存在しません．また，寒天平板上に「玉子焼き状」と形容される中央に芯のある特徴的なコロニー（集落）を形成します．

病原性のあるものはヒトに肺炎や尿路感染を起こします．その場合の治療には，細胞壁をもたないのでペニシリンなどの細胞壁合成阻害作用の抗細菌薬は無効です．

V-2. リケッチア

生きた細胞の中だけで増殖できる偏性細胞内寄生菌 obligate intracellular parasite であり，人工培地では培養できません．

細胞壁の構造などはグラム陰性菌に類似しており，グラム陰性菌が細胞内寄生性を獲得したあとに，人工培地で増殖する機能が退化したと考えられています．運動性はありません．

病原性を示すものはすべて，感染にシラミやダニなどの節足動物の媒介を必要とします．例えば，発疹チフスリケッチアはシラミによって，ツツガムシ病リケッチアはダニによって媒介されます．

V-3. クラミジア

偏性細胞内寄生菌で，生きた細胞の中でのみ増殖します．微生物の中で，ウイルス，リケッチア，クラミジアは人工培地で増殖できず，生きた細胞内でのみ増殖可能な偏性細胞内寄生菌です．

クラミジアは大型のウイルスと考えられたこともありましたが，細胞構造をもち，核酸としてDNA と RNA の両方をもち，2分裂で増殖し，代謝酵素をもっているなど明らかにウイルスとは異なる生物です．細胞内寄生性はエネルギー獲得系の欠如が原因と考えられています．運動性はありません．

病原性を示すものの感染は接触感染や飛沫感染であり，節足動物による媒介を必要としません．

V-4. スピロヘータ

グラム陰性菌ですが，長いらせん状（20μm くらいの長さがある）の形態が特徴です．最外層はグラム陰性菌の外膜とは構造的に異なる外鞘から成り，その内側にペリプラズム鞭毛または軸糸と呼ばれるものが巻きついています．これにより回転や屈曲などの複雑な運動ができると考えられています．

ヒトに病原性を示すものには，トレポネーマ，ボレリア，レプトスピラの3属があります．それぞれの形態に特徴があって，例えばレプトスピラは3属の中では最も細く，らせんの回転数も密な形態をしています．

V-5. 放線菌

グラム陽性菌ですが，形態は菌糸状で一見真核生物のカビ（真菌）のように見えます．しかし，細胞構造は原核生物であり，明らかにカビ（真菌）とは異なります．多くは土壌に生息しています（土壌細菌）が，口腔内に常在しているものもいます．放線菌の仲間には病原性を示すものもいますが，抗生物質を産生する有用な細菌でもあります．

要　点

- 細菌は，グラム染色性の違いでグラム陽性菌とグラム陰性菌に大別できる．
- 細菌の形態から，球菌，桿菌，らせん菌に分けられる．
- 細菌の細胞壁の主要な成分は，ペプチドグリカンである．
- グラム染色性の違いは，細胞壁の構造の違いによる．
- 細菌の染色体DNAは核膜に包まれておらず，原核生物と呼ばれる．
- 細菌の中には，莢膜，線毛，鞭毛，芽胞などの特別の構造をもつものがいる．
- 細菌の増殖は，2分裂増殖である．
- 細菌の増殖には，温度，pH（水素イオン濃度），塩濃度，酸素などの環境因子が影響を与える．
- 細菌には，好気性菌，通性嫌気性菌，嫌気性菌がある．
- マイコプラズマ，リケッチア，クラミジア，スピロヘータ，放線菌も細菌の仲間である．

確認問題

- ☐ 大腸菌は，グラム陽性細菌である．(89-51)
- ☐ グラム陽性菌は青紫色に，グラム陰性菌は赤色に染色される．
- ☐ 大腸菌のペプチドグリカンには，*N*-アセチルムラミン酸と*N*-アセチルグルコサミンが結合した構造が含まれている．(89-51)
- ☐ 黄色ブドウ球菌のペプチドグリカンには，D-アミノ酸残基が含まれている．(89-51)
- ☐ 細菌の染色体DNAは，脂質二重層の膜で囲われた核様体とよばれる構造により，細胞質とは隔てられて存在している．(88-50)
- ☐ *Bacillus*属や*Clostridium*属細菌は，乾燥や高温に抵抗性の芽胞を形成する．(84-52)
- ☐ 結核菌は，抗酸菌の1種で，ミコール酸という特殊な高級脂肪酸を含有する．(84-52)
- ☐ マイコプラズマは，細菌に属し，細胞壁をもっている．(84-52)
- ☐ マイコプラズマは，細胞壁をもたないが，ペニシリンにより増殖が抑制される．(87-52)
- ☐ 肺炎マイコプラズマ（*Mycoplasma pneumoniae*）は，リポ多糖を含む細胞壁をもっている．(85-49)
- ☐ 梅毒トレポネーマ（*Treponema pallidum*）は，血液平板培地で培養できる．(85-49)
- ☐ リケッチアの感染はすべて，シラミなどの節足動物の媒介が必要である．
- ☐ クラミジア（*Chlamydia*）は，細胞寄生性細菌であり，無細胞系では増殖できない．(84-52)
- ☐ クラミジアは，細胞壁をもつが，リボソームをもたない．(87-52)
- ☐ 放線菌は，球菌の仲間である．

第4節　細菌の基礎知識（2）－　代謝

　生物には，光合成によって無機物である二酸化炭素（CO_2）と水（H_2O）から太陽エネルギーを使って有機物を産生し独立して生育する独立栄養生物と，独立栄養生物が産生した有機物を栄養素として利用して発育する従属栄養生物がいます．本書で扱う細菌は，従属栄養型の細菌ばかりですから，ここでは従属栄養型の細菌が栄養素をどのように利用しているのかを見てみましょう．

到達目標
- ◆ 細菌の主要な代謝様式とエネルギー獲得様式を説明できる．
- ◆ 細菌の示す多様な発酵様式を，例を挙げて説明できる．
- ◆ 細胞壁ペプチドグリカンの生合成を説明できる．

キーワード
物質代謝，　異化作用，　同化作用，　解糖系（エムデン・マイヤーホフ経路），　発酵，　呼吸，　TCA回路，　電子伝達系，　ATP（アデノシン5'－三リン酸），　細胞壁の生合成

　細菌は，菌体全体から外部の炭水化物（糖類）や窒素化合物などの栄養素を取り込みます．炭水化物は分解される過程でエネルギーを供給し，また自らの成分を合成するときの素材を提供します．窒素化合物の窒素はアミノ酸の合成などに使われることになります．このような，栄養素の分解（**異化作用** catabolism）と菌体成分の合成（**同化作用** anabolism）を合わせて**物質代謝**（または単に**代謝** metabolism）といいます．

　また，代謝における反応は酵素（タンパク質）によって行われますが，この酵素の量や活性を調節することによってそれぞれの反応が制御され，全体として巧妙な代謝ネットワークがつくられています．次に，代表的な代謝系を見てみましょう．

I. 異化作用 － 糖の分解によるエネルギー獲得と合成素材の補給
I-1. グルコース（ブドウ糖）からピルビン酸までの分解経路
1) **解糖系** glycolysis（図2-14参照）

　エムデン・マイヤーホフ Embden-Meyerhof **経路**（EM経路）またはエムデン・マイヤーホフ・パルナス Embden-Meyerhof-Parnas **経路**（EMP経路）ともいいます．

　グルコース（ブドウ糖）は，細胞性生物にとって非常に利用しやすい炭素源でありエネルギー源です．それは細菌にとっても同様です．解糖系は細胞性生物に共通する重要なグルコースの代謝経路なのです．

　グルコース（六炭糖）は，10ステップを経て三炭糖のピルビン酸に分解され，そのあと酸素のない条件では，乳酸が生成されます．酸素のある条件では，ピルビン酸からアセチルCoAとなっ

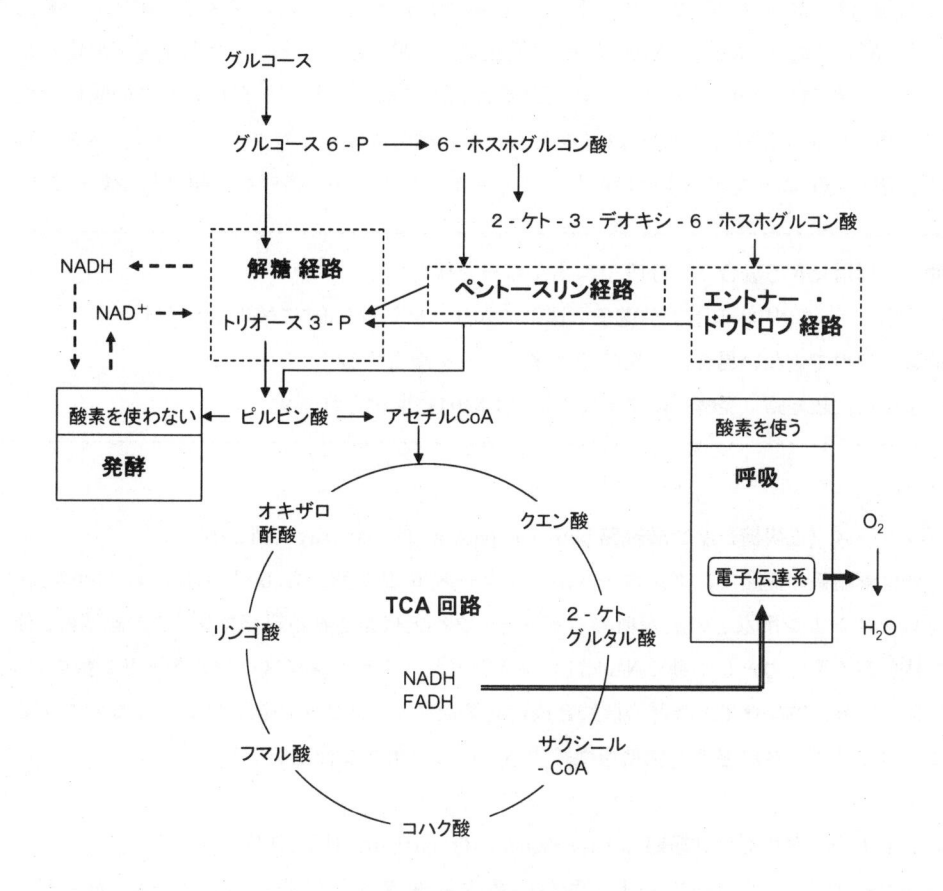

図 2-14. 細菌の代表的な代謝経路

て TCA（トリカルボン酸）回路に入ります．これから先は，この節の「呼吸」(p39 参照）のところで説明します．

　ピルビン酸までの分解過程で，2 分子の ATP（アデノシン 5'-三リン酸）という高エネルギーリン酸化合物が得られます．この ATP こそが生物のおこなう生化学反応におけるエネルギーなのです．エネルギー獲得とは，この ATP を産生することをいいます．

解糖系でのエネルギー獲得様式を基質レベルのリン酸化と呼びます　⇒　グルコース 1 分子当り
　　　　　　　　　　　　　　　　　　　　　　　　　　　　　　　　　2 分子の ATP 産生

　解糖系は酸素を必要としませんが，実はグルコースは酸化されているのです．グルコースから水素を奪うという形の酸化反応です．生物は，酸素を使うにしろ使わないにしろ，グルコースを酸化することによってエネルギーを獲得するのです．

具体的には，グルコースの水素が NAD$^+$（ニコチンアミドアデニンジヌクレオチドの酸化型）という補酵素に渡り，NAD$^+$は NADH（NADの還元型）に還元されるといった酸化還元反応がおこります．解糖系では，NAD$^+$はリサイクルされる仕組みになっており，グルコースの酸化で生じたNADHは再び NAD$^+$に酸化されなければなりません．細菌には，このようにグルコースを分解するたびに蓄積するNADHをどのように酸化してリサイクルするかで多様な代謝経路があります．

酸素を利用できる場合：　呼吸でエネルギーを獲得する
呼吸によってNADHの電子が電子伝達系に入り，自らはNAD$^+$に酸化されます．
酸素を利用できない場合：　発酵でエネルギーを獲得する
多様な代謝経路（発酵）によってNADHはNAD$^+$に酸化されます．

---

2) ペントース（五炭糖）リン酸経路 pentose phosphate pathway（図2-14）

　これは解糖系の側路で，グルコースがグルコース 6-リン酸から 6-ホスホグルコン酸を経て，リブロース 5-リン酸などの五炭糖のネットワークへと代謝される経路です．この経路は，種々の生合成反応の還元力として働くNADPH（ニコチンアミドアデニンジヌクレオチドリン酸の還元型）を供給したり，DNAやRNAなどの核酸合成に必要なヌクレオチドの糖の部分，すなわちデオキシリボースやリボースなどの五炭糖を供給するといった重要な役割があります．

3) エントナー・ドウドロフ経路 Entner-Doudoroff pathway（図2-14）

　グルコースが，グルコース 6-リン酸から 2-ケト-3-デオキシ-6-ホスホグルコン酸を経て，ピルビン酸とグリセルアルデヒド 3-リン酸に開裂する経路として，ザイモノナス属 *Zymononas* の細菌で最初に発見された代謝経路です．さらに病原性のある緑膿菌などのシュードモナス属 *Pseudomonas* の細菌におけるグルコースの分解経路として見出されています．

I-2. ピルビン酸から先の分解経路

　これは，1) 酸素のない場合（嫌気条件）と 2) 酸素のある場合（好気条件）で大きく異なっています．

1) 酸素のない場合（あるいは呼吸系がない場合）：　発酵 fermentation（図2-14）

　嫌気性菌や通性嫌気性菌は，酸素がない条件では解糖系での**基質レベルのリン酸化**によってエネルギーを獲得します．解糖系での酸化はNAD$^+$→NADHという還元反応とリンクして起こるので，グルコースがピルビン酸に分解されるたびにNADHが蓄積してきます．これを再びNADH→NAD$^+$としてNAD$^+$をリサイクルしなくてはなりません．そこで，解糖系で生成したピルビン酸を還元してNADHをNAD$^+$に酸化する仕組みになっています．NADHの酸化とリンクしてピルビン酸を還元する経路がいくつもあり，これが細菌において多様な発酵様式が存在する理由になっています．

そして発酵の多様性は，細菌におけるグルコース代謝の大きな特徴になっています．細菌の発酵様式には次のようなものがあります．

①ホモ乳酸発酵： レンサ球菌（ストレプトコッカス *Streptococcus* 属）に見られます．
　ピルビン酸が乳酸に還元され，そのとき NADH が NAD^+ に酸化されます．
②ヘテロ乳酸発酵： 乳酸桿菌（ラクトバシラス *Lactobacillus* 属）に見られます．
　ピルビン酸から乳酸のほかにエタノールや二酸化炭素（CO_2）が生成されます．
③混合有機酸発酵： 大腸菌などの腸内細菌科の細菌に見られます．
　ピルビン酸から乳酸，酢酸，コハク酸などの有機酸およびエタノールが生成されます．
④ブタンジオール発酵： 肺炎桿菌（クレブシエラ *Krebsiella* 属）に見られます．
　ピルビン酸からブタンジオールとエタノールが生成されます．
⑤酪酸発酵： クロストリジウム *Clostridium* 属に見られます．
　ピルビン酸から酪酸が生成されます．

2) **酸素のある場合： 呼吸 respiration － TCA 回路と電子伝達系**（図 2-14）
　好気性菌や通性嫌気性菌では，酸素がある条件で，ピルビン酸はアセチル CoA（アセチルコエンザイム A）を経て TCA 回路（トリカルボン酸回路，クエン酸回路，クレブス Krebs 回路などとも呼ばれる）に入ります．アセチル CoA はオキザロ酢酸と結合してクエン酸（トリカルボン酸）になり，図 2-14 に示すように種々のカルボン酸の中間体を経てオキザロ酢酸にもどり回路を形成することになります．
　この回路で NADH と FADH（フラビンアデニンジヌクレオチドの還元型）が生成され，これらが NAD^+ と FAD^+ に酸化される際に，電子が細胞膜にある電子伝達系に渡されます．解糖系で生ずる NADH も同様です．電子伝達系はヘムタンパク質であるシトクロムから構成され，電子が流れるときに**酸化的リン酸化**が起こり，ATP が産生されます．呼吸では，グルコース 1 分子当り 38 分子の ATP がつくられます．解糖系でグルコース 1 分子当り 2 分子の ATP が産生されるのと比較すると，呼吸がいかに効率よく大量のエネルギーを獲得する系であるかが理解できます．
　なお、細菌の呼吸に嫌気性呼吸（anaerobic respiration）というものがあります．上記の呼吸は酸素が終末電子受容体となりますが，細菌の中には酸素ではなく硝酸（NO_3^-）や硫酸（SO_4^{2-}）を終末電子受容体とするものがいるのです．硝酸還元や硫酸還元を行うもので、これを嫌気性呼吸と呼びます．
　また，TCA 回路でクエン酸 → イソクエン酸と流れたあと一旦回路を離れ，グリオキシル酸を経て，再び回路に戻り，リンゴ酸 → オキザロ酢酸へと流れる代謝経路があります．これは**グリオキシル酸回路**と呼ばれ，シュードモナス *Pseudomonas* 属のように酢酸を唯一の炭素源として利用できる細菌に見られます．

> 呼吸によるエネルギー獲得様式を酸化的リン酸化と呼びます ⇒ グルコース1分子当り
> 　　　　　　　　　　　　　　　　　　　　　　　　　　　　38分子のATPの産生

II. 同化作用 － 菌体成分の合成

　これまで，解糖系とTCA回路を分解経路として見てきましたが，これらの経路は菌体成分を合成する経路としても使われています．このように分解と合成の両方に使われる経路はアンフィボリック amphibolic 経路（または両性代謝経路）と呼ばれます．主経路から分岐して生体高分子の素材となるアミノ酸, 糖, 脂肪酸などがつくられます．これらの生合成に必要なエネルギーは，異化作用で獲得したATPが使われます．

II-1. アミノ酸の合成：　TCA回路の中間体であるα-ケトグルタル酸にアミノ基が転移されてアミノ酸の一種であるグルタミン酸ができ，さらに，グルタミン酸から他のケト酸へのアミノ基転移反応で別のアミノ酸がつくられます．これらのアミノ酸がタンパク質の生合成に使われることになります．

II-2. 単糖類の合成：　先に糖（グルコース）の分解経路として解糖系を見てきましたが，解糖系を逆行することで糖の合成（糖新生）も起こります．グルコースやガラクトースなどの単糖類が重合して多糖体が生合成されます．また，核酸合成に必要な五炭糖リボースは，解糖系の側路であるペントースリン酸経路でつくられます．

II-3. 脂肪酸の合成：　脂質生合成に必要な脂肪酸は，2分子のアセチルCoAが結合を繰り返して長い炭化水素の部分がつくられます．これから細胞膜のリン脂質などが生合成されます．

III. 代謝の調節

　細菌は，外部環境の急激な変化に素早く対応することが要求されます．大抵の場合，外部環境の変化に伴い代謝系が大きく変化することが見られます．例えば，栄養素の炭素源が変化すれば，その変化に応じて分解に必要な酵素を誘導し，不要な酵素の合成は停止します．タンパク質合成に必要なアミノ酸も，細胞内に十分量あればつくらないし，不足すれば不足したアミノ酸を合成する酵素の産生を促進して合成量を増やすようになっています．すべてが経済的に無駄のないように制御されているのです．

　このような代謝系の制御は，代謝に関与する酵素の調節によって行われます．酵素の調節には，例えば，次の2通りの方法があります．

III-1. フィードバック阻害：　酵素活性の変化による調節

　ある合成系の最終産物が細胞内に過剰になったとき，その最終産物が合成系の初期段階の反応

を触媒する酵素に結合して，酵素の構造を変化させ，活性を阻害して合成を抑制するものです．このような阻害の仕方をフィードバック阻害 feedback inhibition といいます．そして，このように基質以外のものが結合することで立体構造が変化して活性が阻害される（あるいは活性化される）酵素をアロステリック酵素と呼びます．

III-2. 転写レベルでの調節：　酵素量の変化による調節

　酵素（タンパク質）は，染色体 DNA 上の遺伝子が mRNA に写し取られ（**転写**），その mRNA に書かれた暗号通りにリボソームで**翻訳**されて合成されます．酵素の合成量は，転写される mRNA の量に依存することが分かっていますので，転写を調節することで酵素量を調節できることになります．これが転写レベルでの調節です．転写が完全に抑えられたときを考えてください．そのときは mRNA がつくられず，酵素もつくられないことになります．代謝の各反応は酵素が触媒していますので，その酵素がなくなれば反応は停止することになります．逆に，転写を亢進させれば，mRNA の量が増加して酵素量は増加します．結果として，代謝は促進されることになります．

　誘導物質による分解酵素の産生促進や最終物質による合成酵素の産生抑制などが，転写レベルでの調節のよい例になります．転写レベルの調節については，次節の「細菌の遺伝」（p45 参照）で説明します．

IV. 細胞壁の生合成

　タンパク質や核酸などの生体高分子の生合成については生化学の分野で詳しく学ぶと思うので，ここでは細菌に特有な細胞壁の生合成について説明します．

　グラム陽性菌にしろグラム陰性菌にしろ，細胞壁に強度を与えているものは**ペプチドグリカン**（またはムレインとも呼ばれます）で，このペプチドグリカンの生合成が阻害されたり破壊されたりすると細菌は細胞内の圧力によって破裂して死滅することから，細菌にとって非常に重要な成分であることが分かります．これは，後述するペニシリン（p159 参照）などの β-ラクタム系抗生物質の作用点であり，ペプチドグリカンの生合成経路を知ることはその作用機序を理解するうえで大切です．

　ペプチドグリカンは，N-アセチルグルコサミン（GlcNAc）と N-アセチルムラミン酸（MurNAc）が交互に鎖状に長く結合した多糖体の「糸」を何本も横に並べて，それぞれの「糸」同士を，ペプチド（数個のアミノ酸がペプチド結合したもの）でつなぎ合わせて織り上げた「織物」のようになっています．

　グラム陽性菌とグラム陰性菌の細胞壁の厚さはかなり違います．グラム陰性菌のペプチドグリカン層が薄いのは菌体を包み込む「織物」の枚数が少ないためで，これに対してグラム陽性菌のペプチドグリカン層が厚いのはこの「織物」が何層も重なっているからです．

　細胞壁ペプチドグリカンの生合成は複雑なのですが，次のページに示すように，細胞質で行われる第 1 段階，細胞膜で行われる第 2 段階，細胞膜の外側で行われる第 3 段階（最終段階）の 3

つの段階に分けて考えると分かりやすいと思います.

第1段階（細胞質で行われる）： UDP-MurNAc-ペンタペプチドの合成

　グルコースからつくられたGlcNAcがUDP（ウリジン5'-二リン酸）と結合してUDP-GlcNAcができます.
　　　　　↓
UDP-GlcNAcがUDP-MurNAcに変換されます.
　　　　　↓
MurNAcの部分に5つのアミノ酸がつながったペプチド（ペンタペプチド, pentapeptide）が結合して, UDP-MurNAC-ペンタペプチド ができます.

> ペンタペプチドは菌種によって異なっている場合がありますが, 大腸菌ではMurNAcにL-アラニン（L-Ala）, D-グルタミン酸（D-Glu）, m-ジアミノピメリン酸（m-DAP）, 2個のD-アラニン（D-Ala）の5個のアミノ酸が順次結合してできています.

第2段階（細胞膜で行われる）： GlcNAc-MurNAc-ペンタペプチド （ユニット）の合成

　MurNAc-ペンタペプチドがUDPから離れて, 細胞膜にあるC_{55}-リピドという担体に移されます. そのあとGlcNAcがMurNAc-ペンタペプチドのMurNAcとグリコシド結合して, GlcNAc-MurNAc-ペンタペプチドというユニットがつくられます.

第3段階 - 最終段階（細胞膜の外側で行われる）： ユニットのペプチドグリカン末端への付加と架橋反応

　GlcNAc-MurNAc-ペンタペプチドのユニットが, 細胞膜の外側に移され, 細胞膜に局在するトランスグリコシダーゼという酵素によって生合成中のペプチドグリカンの末端部にβ-1,4グリコシド結合で付加されます（糖転移反応）. このようにして, GlcNAcとMurNAcが交互に連なった多糖体の「糸」が長くなっていきます.

　最後に,「糸」のMurNAcに結合しているペンタペプチド同士がペプチド結合で結合して網目状の構造が出来上がることになります. これを**架橋反応** cross linkingと呼び, 細胞膜に局在するトランスペプチダーゼという酵素の働きによります.

　大腸菌の場合, 架橋反応ではペンタペプチドのm-DAPが近傍にある別のペンタペプチドの末端から1つ内側のD-Alaと結合して, 一番外側のD-Alaは切り離されることになります.

　後述（p166参照）しますが, ペニシリン系やセフェム系の抗生物質は架橋反応を阻害して細胞壁合成を阻害します. また糖転移反応や架橋反応をおこなう酵素群は細胞膜に局在していて, ペ

ニシリンと結合することからペニシリン結合タンパク質 penicillin binding protein(PBP)と呼ばれます．

　黄色ブドウ球菌の架橋反応は，大腸菌の場合とは異なります．MurNAc に結合するペンタペプチドは，L-Ala-D-Glu-L-Lys-D-Ala-D-Ala で，大腸菌では m-DAP であったところが L-Lys (L-リジン) に変わっています．さらに，この L-Lys がペンタグリシン (Gly)$_5$ (アミノ酸のグリシンが 5 個つながったペプチド) を介して近傍のペンタペプチドの 1 つ内側の D-Ala と架橋します．そのあと，一番外側の D-Ala が切り離されることは大腸菌の場合と同じです．

要 点

- 物質代謝は，異化作用（分解）と同化作用（合成）から成り立っている．
- グルコース分解系の主要な経路は解糖系（エムデン・マイヤーホフ経路）である．
- 細菌は，酸素を利用できるものは呼吸で，酸素を利用できないものは発酵でエネルギーを獲得する．
- エネルギーはATPとして貯蔵される．
- 代謝の制御には，フィードバック阻害による調節と転写レベルでの調節がある．
- 細胞壁合成は3段階から成り，第3段階（最終段階）は多糖体間のペプチド結合による架橋反応である．
- 架橋反応を行う酵素は細胞膜に局在し，ペニシリン結合タンパク質（PBP）と呼ばれる．

確認問題

- ☐ 大腸菌は，空気中の二酸化炭素を炭素源として，グルコースを合成する能力を有している．（89-51）
- ☐ 細菌によるATP合成には，酸素が必須である．（88-50）
- ☐ 酸素のない状態での代謝は，発酵と呼ばれ，代謝産物として有機酸が蓄積する．
- ☐ 呼吸では，酸化的リン酸化によりエネルギーが得られる．
- ☐ 細菌の呼吸鎖の終末電子受容体として、酸素以外の物質が使われることがある．（90-51）
- ☐ 解糖系やTCA回路は，異化作用でのみ使われる代謝経路である．
- ☐ 黄色ブドウ球菌はブドウ糖を合成できるので、二酸化炭素を供給すれば、有機物を含まない培地中でも増殖できる．（90-51）
- ☐ エントナー・ドウドロフ経路では，NADPHや核酸合成に必要なリボースがつくられる．
- ☐ 分解と合成の両方に使われる代謝経路を，アンフィボリック amphibolic 経路という．
- ☐ 細菌は，好気性菌，通性嫌気性菌，嫌気性菌に分けられる．
- ☐ 好気性菌や通性嫌気性菌は，カタラーゼなどの酸素毒性を消去する酵素をもっているものが多い．
- ☐ ペプチドグリカン合成の最終段階は，架橋反応である．

第5節　細菌の基礎知識（3）－ 遺伝

　DNAには，2つの大きな機能があります．1つは，子孫に伝える遺伝情報の保管庫としての機能であり，もう1つは，個々の細胞が生存するための情報の基になる設計図としての機能です．この2つの機能を遂行するのに，DNAの二重らせん構造は最適のものです．ここでは，DNAの構造と機能および細菌に特有な遺伝現象などを見てみましょう．

到達目標
- DNAとRNAの構造について説明できる．
- DNA鎖とRNA鎖の類似点と相違点を説明できる．
- 遺伝子発現におけるセントラルドグマについて説明できる．
- 細菌の遺伝子の構造について説明できる．
- 転写と翻訳の基本的なメカニズムについて説明できる．
- DNA複製の過程について説明できる．
- 遺伝子の変異（突然変異）について説明できる．
- DNA修復について説明できる．
- 細菌の遺伝子伝達機構（接合，形質転換，形質導入）について説明できる．

キーワード
DNA（デオキシリボ核酸），　二重らせん構造，　RNA（リボ核酸），　メッセンジャーRNA（mRNA），セントラルドグマ，　遺伝子，　複製，　転写，　翻訳，　リボソーム，　突然変異，DNA修復，　プラスミド，　接合，　形質転換，　形質導入，　遺伝子工学，　ベクター，制限酵素

I. DNAの構造
I-1. 二重らせん構造
　DNAは**デオキシリボ核酸** deoxyribonucleic acidのことであり，平行した2本のポリヌクレオチド鎖が螺旋階段のようにねじれた二重らせん構造をしています（ワトソンとクリックによって1953年に提唱された構造，図2-15）．

　ポリヌクレオチド鎖とは，リン酸化されたデオキシリボース（五炭糖リボースの2'の位置の酸素がない）に4種類の塩基，**アデニン**（A），**グアニン**（G），**チミン**（T），**シトシン**（C）の内のいずれかが結合したヌクレオチドを単位（ユニット）として，これが種々の順番でつながった直鎖状の重合体（ポリマー）です．各ポリヌクレオチドは，隣り合うリン酸化されたデオキシリボース同士がホスホジエステル結合でつながっています．

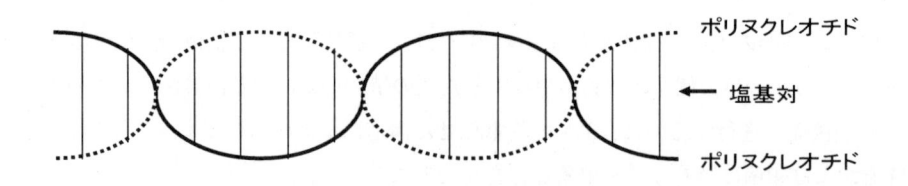

図 2-15. DNA の二重らせん構造

　二重らせんの内部に，それぞれのポリヌクレオリド鎖から塩基が突き出し，プリン塩基（A または G）とピリミジン塩基（T または C）が対合して水素結合することによりらせん構造を安定化しています．塩基の対合の相手は決まっており（A は T，G は C と対合する），この厳密な規則性が複製の信頼性と遺伝子を鋳型とした mRNA への正確な転写を保証しています（図 2-16）．

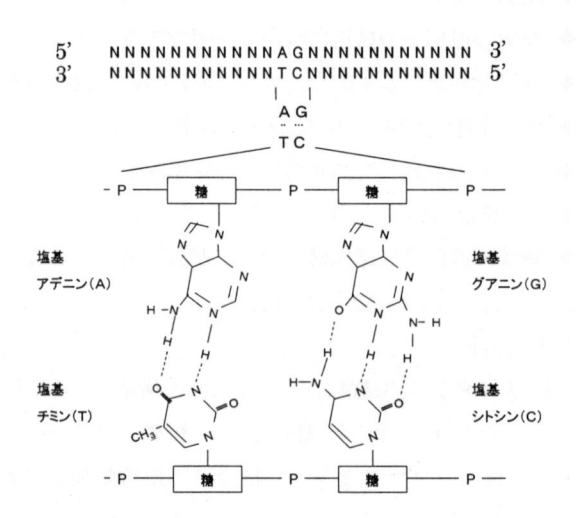

図 2-16. DNA における塩基の対合

　DNA 構造のもう 1 つの特徴は，2 本鎖のそれぞれに方向性があることです．ポリヌクレオチド鎖は，隣り合うヌクレオチド間でそれぞれのデオキシリボースの 5' のリン酸基と 3' の水酸基がホスホジエステル結合によりつながっていますが，両末端部の 5' と 3' だけはフリーの状態です．これを，それぞれ 5'（ファイブプライム）末端と 3'（スリープライム）末端といいます．DNA の 2 本鎖は 5' → 3' の鎖同士が逆方向に向かい合うようになっています（図 2-16，なお図中の N は A，G，T，C のいずれの塩基でもよいことを示しています）．

　大腸菌の染色体 DNA は，460 万個の塩基対（4600 kbp キロベースペア，4.6 Mbp メガベースペア、bp = base pair）から成る 2 本鎖環状構造をしていますが，真核生物にみられるような DNA とヒストンタンパク質が会合したクロマチン構造はとっていません．なお，染色体 DNA にある遺

伝子の塩基配列がタンパク質の設計図といった重要な遺伝情報になります．すでに大腸菌を含む多数の細菌の染色体 DNA（細菌ゲノム）の全塩基配列が決定されていて，大腸菌には染色体 DNA 上に約 4000 の遺伝子があることが分かっています．

I-2. 遺伝子 gene

　生物の個々のタンパク質の「設計図」は，その生物の染色体 DNA 上の個々の遺伝子に書き込まれています．「設計図」には，タンパク質のアミノ酸配列の暗号が塩基配列で書かれています．これがタンパク質合成工場であるリボソームで翻訳されて，特定のアミノ酸配列のタンパク質がつくられます．このアミノ酸配列（一次配列）の化学的特性によって，タンパク質は特有の立体構造をとり，特定の機能をもつことになります．

　まず，遺伝子の構造を見てみましょう（図 2-19）．遺伝子は，タンパク質のアミノ酸配列の情報となる**構造遺伝子**と，その転写の制御に関与する**調節領域**から構成されています．

1) 構造遺伝子：　開始コドン ATG（mRNA では AUG，アミノ酸のメチオニンに対応）から始まり，TAA, TGA, TAG（mRNA ではそれぞれ，UAA, UGA, UAG）などの**終止コドン**で終わります．3 個のコドンが 1 つのアミノ酸に対応するため，構造遺伝子の塩基数は 3 の倍数になります．mRNA がつくられる（転写される）ときは，構造遺伝子よりも両端が少し長いものとして写し取られます．mRNA には，構造遺伝子の前方（上流）にリボソームに結合するために必要な特別な塩基配列（SD 配列）などが含まれているからです．

2) 調節領域：　転写開始点の上流には，mRNA をつくる（転写する）ときに働く RNA ポリメラーゼという酵素が結合する**プロモーター領域**と，転写調節因子（タンパク質）が結合することによって遺伝子の発現が調節される**オペレーター**と呼ばれる領域があります．この転写調節因子によって mRNA の産生量を調節してタンパク質の産生量を調節することができます．

　1 つのタンパク質の設計図となる遺伝子を，**シストロン**と呼びます．細菌では，関連した一群の遺伝子がかたまって（クラスターとして）局在していて，全体が 1 つの調節領域に支配されている場合があります．この場合は 1 本の mRNA に複数のシストロンが含まれることになり，ポリシストロニック mRNA と呼びます．1 つの調節領域に支配される複数の遺伝子群を**オペロン** operon と呼びます．

　真核生物にはオペロンはなく，一つの遺伝子が一つの mRNA として転写されます（モノシストロニック mRNA）．さらに細菌と真核生物の遺伝子構造には大きな違いがあります．真核生物の遺伝子内にはタンパク質の設計図にはならない領域（イントロン intron）があり，転写されたあとでイントロン部分は切り取られ，複数のエクソン exon と呼ばれる領域がつなぎ合わされて mRNA が完成する仕組み（スプライシング）がありますが，細菌の遺伝子にはイントロンはありません．そのため，細菌では転写された RNA がそのまま mRNA になります．

II. RNA

リボ核酸 (ribonucleic acid) のことです．DNA と同様に，塩基，糖，リン酸から成るポリヌクレオチドですが，4種類の塩基は，アデニン (A)，グアニン (G)，ウラシル (U)，シトシン (C) です．DNA ではチミン (T) であった塩基が，RNA では**ウラシル** (U) になっています．さらに，糖はデオキシリボースではなく，リボースです．通常は1本鎖ですが，分子内の一部の塩基が対合して2本鎖になっていることがあります．RNA には，**メッセンジャー（伝令）RNA** (mRNA)，**トランスファー（転移）RNA** (tRNA)，**リボソーム RNA** (rRNA) の3種類があります．

III. DNA の2つの機能

DNA には，**複製**と**タンパク質合成**の2つの機能があります．

生物の遺伝情報は染色体にありますが，複製とは元の染色体と全く同じ染色体をもう1つ合成することをいいます．これにより，細胞分裂でできる2個の細胞に，それぞれ同一の染色体を分配できることになります．

細胞のすべてのタンパク質は，染色体 DNA 上の遺伝子を設計図としてつくられます．遺伝情報は基本的に遺伝子からメッセンジャーRNA (mRNA) を経てタンパク質へ一方向に流れます．このように「遺伝情報は，**DNA → RNA → タンパク質**，に流れる」という教義を**セントラルドグマ**と呼びます（図 2-17）．ただし，エイズの原因である HIV のようなレトロウイルスは逆転写酵素という酵素をもっていて，RNA → DNA という逆方向の情報の流れがあることが知られています．

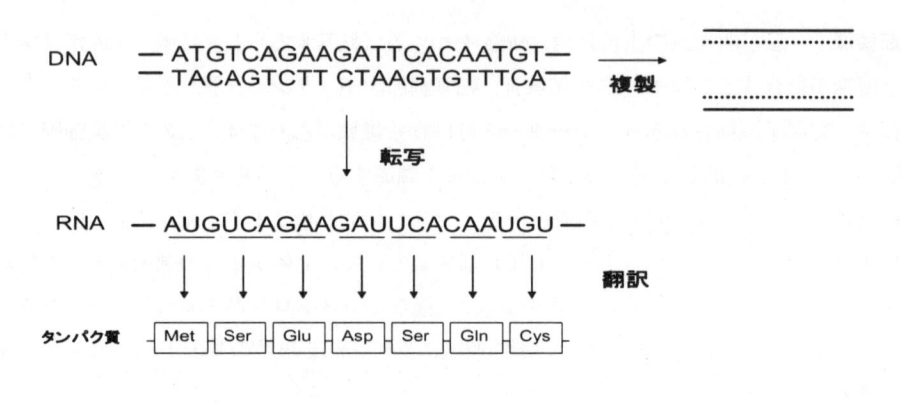

```
DNA  — ATGTCAGAAGATTCACAATGT—       ┈┈┈┈┈┈
       — TACAGTCTT CTAAGTGTTTCA—  複製
                                         ┈┈┈┈┈┈
            ↓ 転写

RNA  — AUGUCAGAAGAUUCACAAUGU —
         ↓  ↓  ↓  ↓  ↓  ↓  ↓    翻訳
タンパク質 [Met][Ser][Glu][Asp][Ser][Gln][Cys]
```

図 2-17．遺伝子の機能

次に，この2つの機能をもう少し詳しく見てみましょう．

III-1. 複製 replication （機能1）

大腸菌を例にとって説明しましょう．大腸菌の場合は，環状染色体上の oriC (origin of chromosomal DNA replication) と呼ばれる**複製開始点**に複製のためのタンパク質複合体が結合し，2本鎖をほぐし，それぞれの1本鎖を鋳型にして DNA ポリメラーゼという酵素がポリヌクレ

オチドの相補鎖を合成していきます．複製開始点から両方向に合成は進行していきます．

　DNAポリメラーゼによる合成は5'→3'の方向に進むので一方の鎖はほぐれていく分岐点に向かって連続的に合成されますが，もう一方の鎖は逆方向に（分岐点から離れていく方向に）合成が進むことになり，どうしても不連続になります（図2-18）．連続的に合成される鎖を**リーディング鎖**，不連続に合成される鎖を**ラギング鎖**といいます．不連続に合成されるDNA断片を**岡崎フラグメント**と呼び，これらのDNA断片が**DNAリガーゼ**という酵素で連結されることにより連続したポリヌクレオチド鎖がつくられることになります．

　複製は，鋳型となるポリヌクレオチド鎖のアデニン（A）にはチミン（T），チミン（T）にはアデニン（A），グアニン（G）にはシトシン（C），シトシン（C）にはグアニン（G）というように規則正しく対合して鋳型と相補的な塩基の順序で合成されていきます．このようにして合成されたポリヌクレオチド鎖を**相補鎖**といいます．このようにして両方の鎖でそれぞれの相補鎖が合成され，結局もとの2本鎖DNAと全く同一のものが2つできるという仕組みです．このように，鋳型になった鎖はそのまま新しく合成される2本鎖に使われることになります．このような複製様式を，**半保存的複製** semiconservative replication と呼びます．

　最後は複製開始点の反対側で複製が終了し，連鎖状の同じ2つの環状DNAは，トポイソメラーゼという酵素で2つに分離されます．複製は細胞分裂と連動していて，細胞分裂後の2つの細胞に1つずつ分配されます．なお細菌の染色体DNAは細胞膜に固定されていると考えられています．

　複製は信頼性の高いものですが，低頻度ながら間違った塩基が取り込まれ，異なった塩基配列になることがあります．また，紫外線（UV）やDNAに結合するような化学物質によって，DNAが傷害を受けることもあります．このようなDNA傷害は，生物にとって一大事ですので，細菌を含めた細胞性生物にはDNAに生じた傷害を取り除き，修復する機能が備わっています．これを，**DNA修復機構**と呼びます．細菌には，光回復，除去修復，組換え修復などの機構が知られています．

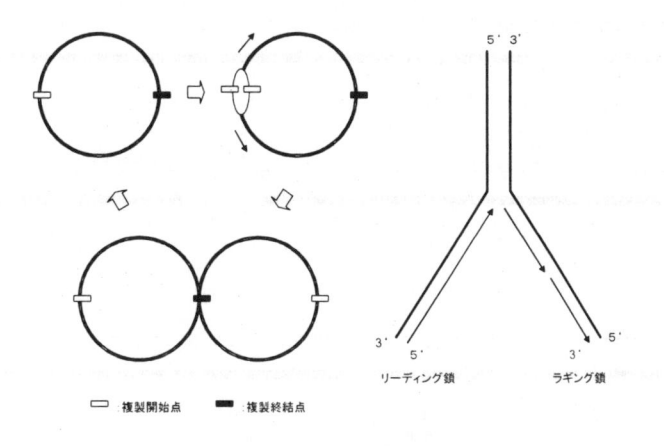

図2-18．DNAの半保存的複製

III-2. タンパク質 protein の合成（機能 2）

20 数種類のアミノ酸がペプチド結合により連なった重合体です．アミノ酸の配列が mRNA のコドンの配列に対応します．機能としては，酵素として働くものの他に，細胞の構造や遺伝子発現の調節に働くものなど多彩です．

1) 転写 transcription － DNA から mRNA へ　　イントロンなし

遺伝子を mRNA に写し取ることを**転写**といいます．DNA は 2 本鎖ですが，そのうちの 1 本を**鋳型**にして，遺伝子の領域が相補的にメッセンジャーRNA（mRNA）に転写されます．ここで注意してほしいのは，RNA の塩基はアデニン（A），グアニン（G），ウラシル（U），シトシン（C）であり，DNA の塩基の T（チミン）が U（ウラシル）に変わっていることです．そこで，mRNA が合成されるときは，DNA の A→U，　G→C，　T→A，　C→G のように相補的に読み取られていきます．

転写に働く酵素は，**RNA ポリメラーゼ**（α，β，β´ という 3 つのタンパク質から成る**コア酵素**に**シグマ因子** σ factor というタンパク質が会合して**ホロ酵素**となる）で，構造遺伝子の上流にあるプロモーター領域に結合して，2 本鎖をほどき，転写を開始します．転写が始まると，シグマ因子はホロ酵素から離れ，コア酵素が転写を続けることになります．終結シグナルに出会うと，RNA ポリメラーゼ（コア酵素）と完成した mRNA は DNA から離れ，転写は終わります．RNA ポリメラーゼ（コア酵素）は，再びシグマ因子と再び結合してホロ酵素となり，次の転写を行ないます．（図 2-19）

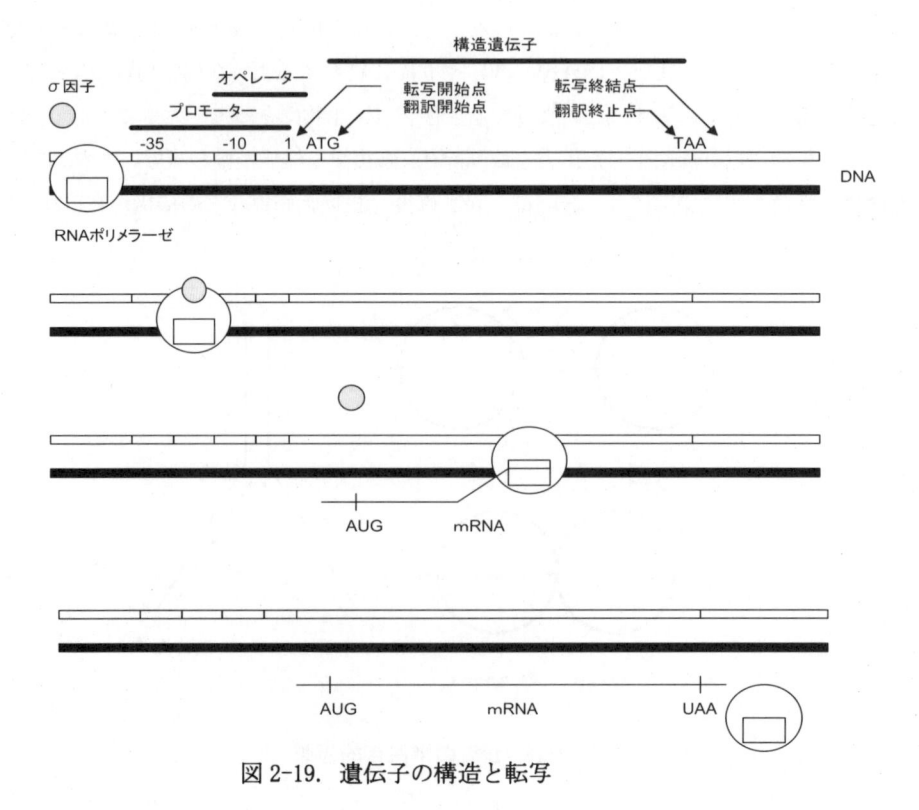

図 2-19．遺伝子の構造と転写

2) **翻訳** translation － mRNA からタンパク質へ

　mRNA の A，G，U，C の 4 種類の塩基から成る配列が，タンパク質のアミノ酸配列に転換されることを**翻訳**といいます．

　翻訳は，細胞質にある**リボソーム**で行なわれます．リボソームは，リボソーム RNA（rRNA）とタンパク質の複合体です．細菌のリボソームは，沈降係数が 70S で，30S と 50S の大小 2 個の亜粒子から構成されています．（真核生物のリボソームは，80S で 40S と 60S の亜粒子から構成されています．）　mRNA があると，離れていた個々の亜粒子は mRNA を挟み込むように合体して開始複合体を形成して翻訳を始める体勢になります（図 2-20）．

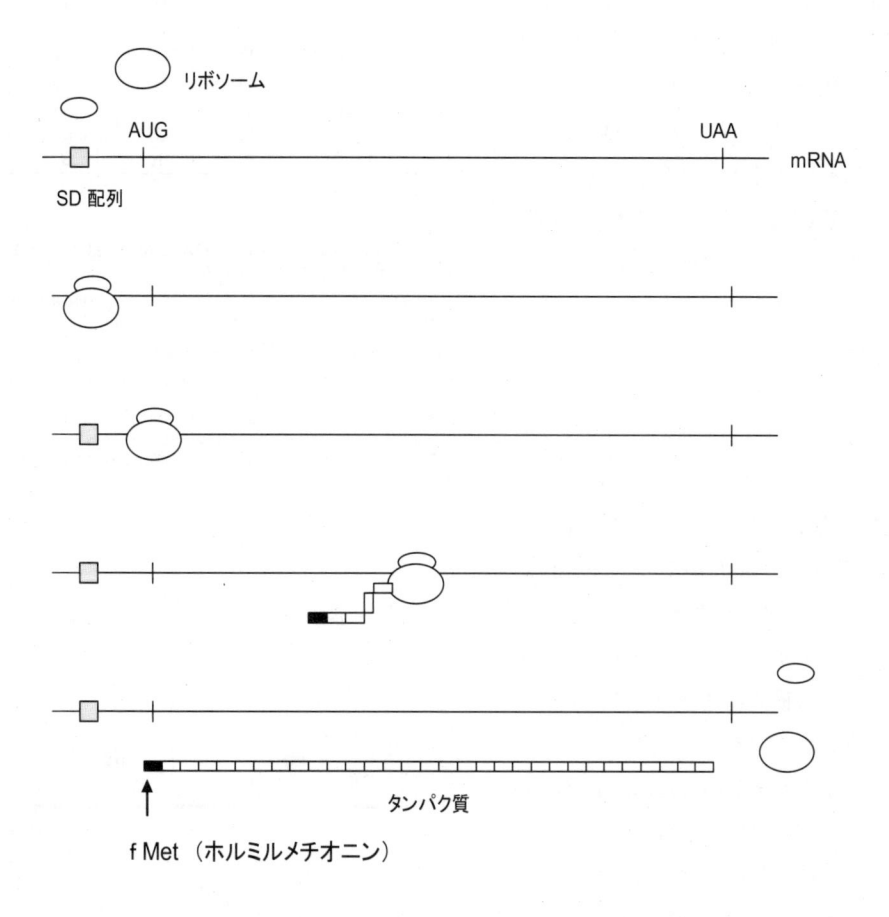

図 2-20．　翻訳の全体像

翻訳では，mRNA の 3 つの塩基（このトリプレットをコドンと呼ぶ）が 1 個のアミノ酸と対応するように転換していきます．翻訳の開始コドン（AUG）をリボソームが認識すると，あとは機械的に終止コドンに出会うまで次々とアミノ酸を付加していきます．

図 2-21 に示すように，リボソームの P サイトに mRNA の AUG が位置することで翻訳が開始します．AUG には，tRNA に率いられたホルミルメチオニンが入ります（アミノ酸と結合した tRNA をアミノアシル tRNA といいます．また tRNA にあるコドンに対応するトリプレットをアンチコドンと呼びます．）mRNA の AUG に隣接する 3 塩基は，リボソームの P サイトの隣にある A サイトに位置していて，ここに 2 番目のアミノ酸が tRNA に率いられて入ります．P サイトのホルミルメチオニンは，tRNA と離れ，A サイトのアミノ酸とペプチド結合で結合します．結果として P サイトが空きます．すると，A サイトのペプチジル tRNA が P サイトへ移動（転座，トランスローケーション）して，A サイトには mRNA の次の 3 塩基が入ります．これを機械的に繰り返してタンパク質が合成されていきます．

コドンとアミノ酸の対応は，表 2-4 のようになっています．複数のコドンが 1 つのアミノ酸に対応しています（縮重）．この対応は，既知の全生物を通して基本的には同じです．AUG（たまに GUG が使われることもあります）は，開始コドン（スタートコドン）と呼ばれ，翻訳の開始に使われます．AUG は，開始コドンではホ

表 2-4. コドンとアミノ酸の対応

1番目の塩基	2番目の塩基				3番目の塩基
	U	C	A	G	
U	Phe	Ser	Tyr	Cys	U
	Phe	Ser	Tyr	Cys	C
	Leu	Ser	終止	終止	A
	Leu	Ser	終止	Trp	G
C	Leu	Pro	His	Arg	U
	Leu	Pro	His	Arg	C
	Leu	Pro	Gln	Arg	A
	Leu	Pro	Gln	Arg	G
A	Ile	Thr	Asn	Ser	U
	Ile	Thr	Asn	Ser	C
	Ile	Thr	Lys	Arg	A
	開始 Met *	Thr	Lys	Arg	G
G	Val	Ala	Asp	Gly	U
	Val	Ala	Asp	Gly	C
	Val	Ala	Glu	Gly	A
	Val	Ala	Glu	Gly	G

1. *AUG (Met) は開始コドン（スタートコドン）。開始コドンとしてはホルミルメチオニン（f-Met）に，翻訳途中ではメチオニンに対応する。
2. UAA (Ocher オーカー)、UAG (Amber アンバー)、UGA (Opal オパール) は指定するアミノ酸がなく終止コドンとなる。翻訳はここで終了する。
3. アミノ酸の略号－3文字表記法と1文字表記法
  Phe (F): フェニルアラニン，Leu (L): ロイシン，Ile (I): イソロイシン，Met (M): メチオニン，Val (V): バリン，Ser (S): セリン，Pro (P): プロリン，Thr (T): スレオニンまたはトレオニン，Ala (A): アラニン，Tyr (Y): チロシン，His (H): ヒスチジン，Gln (Q): グルタミン，Asn (N): アスパラギン，Lys (K): リジン，Asp (D): アスパラギン酸，Glu (E): グルタミン酸，Cys (C): システイン，Trp (W): トリプトファン，Arg (R): アルギニン，Gly (G): グリシン

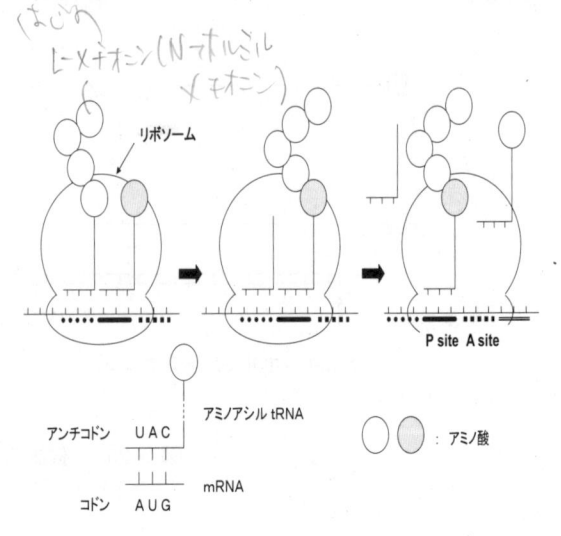

図 2-21. リボソームでのタンパク質合成

ルミル化されたメチオニンに対応して，翻訳の途中にあるときは，メチオニンに対応します．

また，アミノ酸に対応しないコドンが3個あります（UAA, UAG, UGA）．これらのコドンは，終止コドン（ストップコドン）と呼ばれ，対応するアミノ酸がないわけですから，翻訳はそこで終結します．

IV. 突然変異

生物のある形質が異なる形質に変化することを**突然変異**（または単に**変異** mutation）といいます．微生物の場合も，莢膜や鞭毛が消失したり，アミノ酸を合成できなくなったり，炭素源としてある種の糖類を利用できなくなったもの（変異株）が低頻度ながら自然に出現します．この変異の頻度は，紫外線照射や発がん物質のような変異誘発剤の添加などによって上昇します．もとの性質の株を野生株 wild type といい，形質の変化した株を変異株 mutant と呼びます．

変異は，関係する遺伝子の塩基配列が変化することにより，アミノ酸の組成や配列が変化して異常なタンパク質がつくられることによって起こります．変異が起こる主な機序には，次のようなものがあります．

---

①**塩基置換**：　塩基が変化することでコドンが変化し，対応するアミノ酸が変化することで起こります．これをミスセンス変異といいます．また，塩基の変化でストップコドンに変化した場合は，そこで翻訳が停止して通常より短いタンパク質ができることになります．これをナンセンス変異といいます．

②**塩基の付加または欠失**：　余分な塩基が挿入されたり，逆に塩基が取り除かれると，3塩基ずつ順番にアミノ酸に置き換えるときの読み枠がずれるため，塩基が変化した位置以降のアミノ酸の配列が異なってきます．このように，読み枠がずれてアミノ酸配列が変化することをフレームシフト変異といいます．

V. 遺伝子発現の調節

遺伝子には，恒常的に発現されているものと，誘導あるいは抑制されて発現量が大きく変動するものがあります．

例えば，グルコースの分解系である解糖系に働く酵素は恒常的に発現されている（構成的発現）のに対して，乳糖分解やアミノ酸合成に関する酵素の遺伝子には，必要なときに**誘導** induction され，不必要なときには発現されないように**抑制** repression されているものがあります．この制御は，構造遺伝子の上流にある調節領域（オペレーター）に，転写調節因子（タンパク質）が結合することによって行なわれています．

調節機構の例を図2-22に示します．いずれも大腸菌で見られる調節機構です．

1)調節タンパク質が結合することで転写が抑制される場合を，負の調節と呼びます．このときの調節タンパク質はリプレッサーと呼ばれます．ラクトース（乳糖，グルコースとガラクトースか

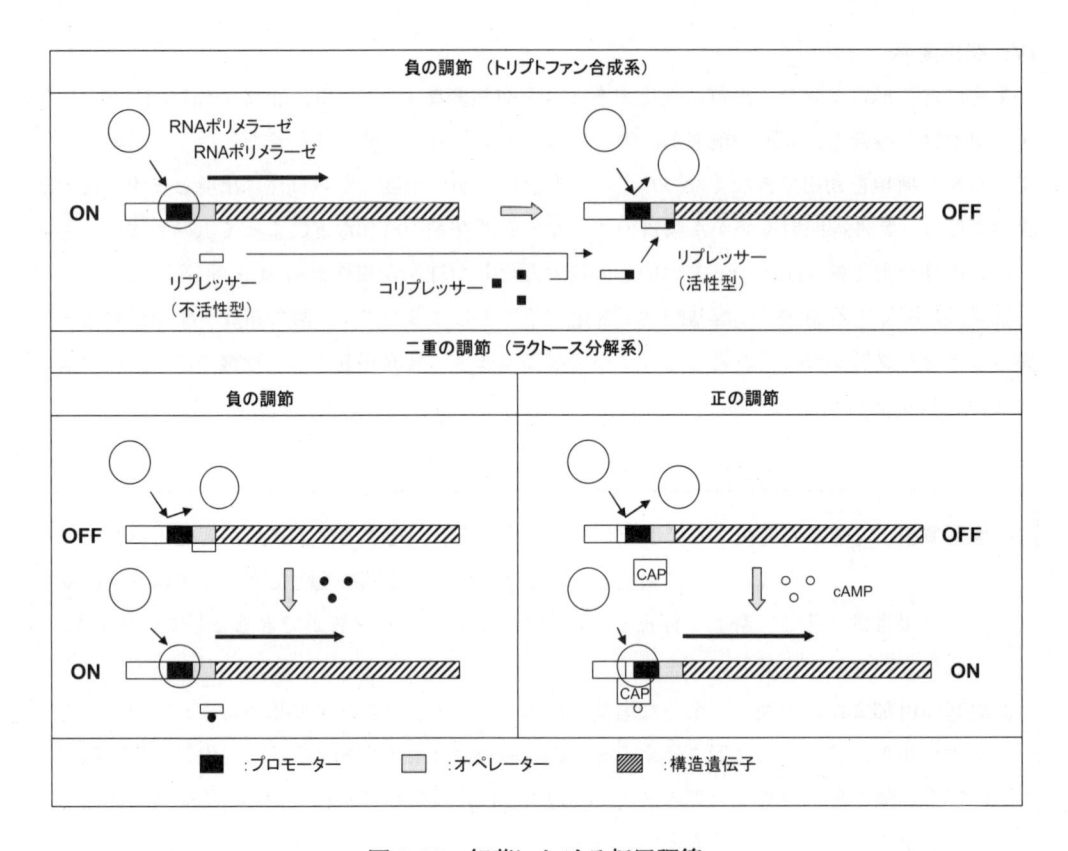

図2-22．細菌における転写調節

ら成る二糖類）分解系では，通常は**リプレッサー**がオペレーターに結合して転写を阻止しています．転写はOFFの状態です．ラクトースがあるとリプレッサーと結合することにより，リプレッサーをオペレーターから引き離すことで転写阻害を解除します．ラクトースがあると転写がONになるわけです．ラクトースのような物質を**インデューサー**（誘導物質）と呼びます．

　合成系の遺伝子の場合は，不活性型のリプレッサー（通常はオペレーターから離れている）が最終産物と結合することで活性型に変化してオペレーターに結合します．最終産物がないときは合成遺伝子の転写はON状態であり，最終産物が蓄積すると転写がOFFになるわけです．非常に経済的な代謝制御の機構です．この場合の最終産物のような物質を**コリプレッサー**と呼びます．

2) 逆に調節タンパク質が調節領域に結合することで転写が促進されることを，正の調節と呼びます．アラビノース代謝酵素の転写では，アラビノースがアクティベーターとなって転写を促進します．

3) 正の調節のもう一つの例を説明します．1)でラクトース分解系の負の調節を見ました．実はこの系には，もう一つ不思議な現象があります．培地中にグルコースとラクトースがあると，ラクトースがあっても栄養素として使いやすいグルコースを先に消費するのです．グルコースが消費されて始めて，ラクトースを利用し始めるのです．これを**グルコース効果**といいます．

　CAP (catabolite gene activator protein) というタンパク質は細胞質の**サイクリック AMP** (cAMP) と結合して，ラクトース分解系遺伝子のプロモーター領域の特異的な構造に結合することでプロモーター活性を上昇させ，転写を促進します．これは，正の調節です．グルコースがあるときは cAMP が少なく，グルコースがないときは cAMP が多くなるために，グルコース効果が起こるのです．つまり，グルコースがあるときは CAP による正の調節が働かないのです．

　このように，ラクトース分解系は負の調節と正の調節の二重の調節機構に支配されていることになります．

VI. プラスミド

　細菌の細胞質に存在する染色体 DNA 以外の自律増殖可能な環状 DNA を，**プラスミド** plasmid といいます．大きさは，5〜400 Kb とさまざまで，細菌 1 個当り小型のもので数十個，大型のもので 1〜2 個存在します．

　プラスミドには，細菌から細菌へ自ら移動する能力のある伝達性プラスミドと，非伝達性のものがあります．代表的な伝達性プラスミドには，F プラスミド（F 因子ともいう）と R プラスミド（R 因子ともいう）があります．

VI-1. F プラスミド

　大腸菌 K12 株で，細菌に**稔性** (fertility) を与える因子として発見されました．この因子をもつ株を F^+ 株（雄性），もたない株を F^- 株（雌性）と呼びます．F^+ 株から F^- 株へ F プラスミドが移行すると，F^- 株は F^+ 株になります（本書, p56, 細菌における遺伝子の伝達, 接合を参照）．稔性を付与するという意味から，F 因子と名付けられました．

　F プラスミドが染色体 DNA に組み込まれた菌株を**高頻度組換え Hfr** high frequency of recombination 株といい，高頻度の遺伝子の組換えという現象を起こします．Hfr 株の F プラスミドが染色体 DNA から切り出されて，細胞質に戻る場合もあります．このときに，染色体 DNA の一部（遺伝子）をもった状態で切り出されることがあります．このような F プラスミドを F'（F プライム）と呼びます．

VI-2. R プラスミド

薬剤耐性プラスミドで，種々の抗細菌剤に対する耐性菌（特に多剤耐性菌）の出現の原因になります．**薬剤耐性因子**，**R因子**などと呼ばれることもあります．プラスミドの中に薬剤耐性遺伝子をもっているのです．複数の薬剤耐性遺伝子をもっていて，Rプラスミドの伝達で一度に多剤耐性化することがあります．Rは抵抗性（resistance）のRです．最初は，赤痢菌に薬剤耐性を伝達する因子として日本で発見されました．RプラスミドはFプラスミドと違って，染色体DNAに組み込まれることはあまりありません．

なお，Rプラスミドの薬剤耐性を利用して，遺伝子工学（後述）に使われるベクターが作成されました．

VII. 細菌における遺伝子の伝達 ― 接合，形質転換，形質導入

細菌は種内ばかりでなく，種間でもお互いに遺伝子を交換し合って，形質の多様化を図ります．次のような3つの伝達機構が知られています．

VII-1. 接合 conjugation（図2-23）

FプラスミドまたはRプラスミドをもった菌株で起こる伝達様式です．大腸菌のFプラスミドをもつ株（F⁺株）はプラスミドをもたない株（F⁻株）を性線毛でとらえ，引き寄せ，融合して細胞質にあるFプラスミドをF⁻株に伝達します．これを**接合**といいます．プラスミドの移行はF⁺株の細胞質内で複製（ローリングサークル型の複製）しながら起こるため，接合の結果，F⁺株が2個生じることになります．

Hfr株の場合は，接合により染色体DNAもF⁻株の中へ移行することになります．このような場合は，高頻度で組換え体が出現することになります．

Rプラスミドも同様の仕方で，R⁺株からR⁻株へ伝達されます．

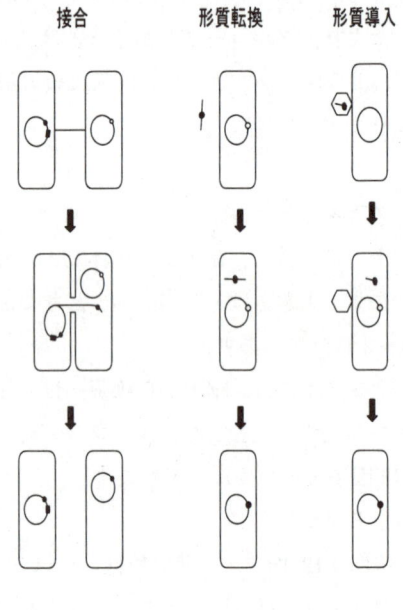

図 2-23. 細菌における遺伝子の伝達

この場合は，薬剤耐性株が増加することになりますので臨床上深刻な問題になります．

VII-2. 形質転換 transformation（図2-23）

肺炎レンサ球菌で発見（グリフィス Griffith, 1928年）され，後にDNAが遺伝子であることの証明（エイブリー Avery, 1944年）にも使われた現象が，**形質転換**です．形質転換とは，染色体DNAの断片が受容菌の中に取り込まれ，そこで染色体DNAと組み換えを起こし，新たな形質をもった組み換え体が出現することをいいます．

その他に，プラスミドを受容菌に取り込ませて組換え体（トランスフォーマント transformant）を得ることも形質転換といいます．これは遺伝子工学で外来遺伝子をベクター（遺伝子の運び屋となるプラスミド）につないで受容菌に取り込ませる操作として頻用されています．

ただし，形質転換は全ての細菌で自然に起こる現象ではなく，肺炎レンサ球菌の他には，インフルエンザ菌，髄膜炎菌，枯草菌などで見られるにすぎません．遺伝子工学では，大腸菌が使われますが，大腸菌は自然に形質転換を起こしませんので，形質転換を起こすように大腸菌を低温でカルシウム処理しなければなりません．このように形質転換を起こす状態の細菌を，**コンピテント セル** competent cell と呼びます．

VII-3.　形質導入 transduction　（図 2-23）

ファージを介して細菌の遺伝子が伝達される機構を**形質導入**といいます．形質導入には，次の2種類があります．（p67 参照）

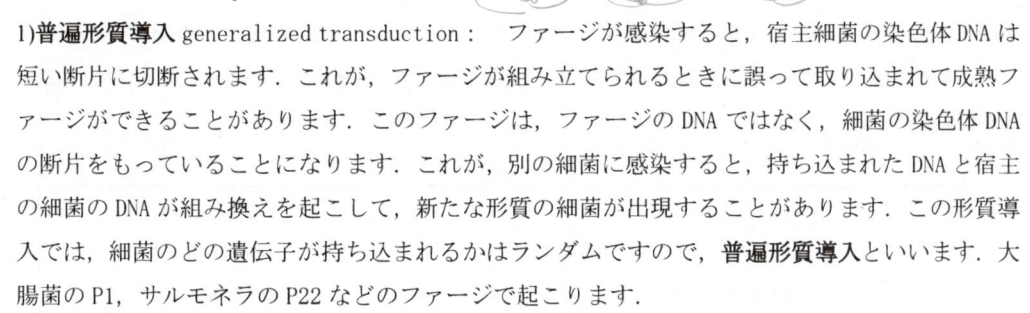

1)普遍形質導入 generalized transduction：　ファージが感染すると，宿主細菌の染色体DNAは短い断片に切断されます．これが，ファージが組み立てられるときに誤って取り込まれて成熟ファージができることがあります．このファージは，ファージのDNAではなく，細菌の染色体DNAの断片をもっていることになります．これが，別の細菌に感染すると，持ち込まれたDNAと宿主の細菌のDNAが組み換えを起こして，新たな形質の細菌が出現することがあります．この形質導入では，細菌のどの遺伝子が持ち込まれるかはランダムですので，**普遍形質導入**といいます．大腸菌のP1，サルモネラのP22などのファージで起こります．

2)特殊形質導入 specialized transduction：　これは，溶原化を起こす時に，宿主細菌の染色体DNAの特定の位置に入り込むテンペレートファージである大腸菌のλやφ80などの場合に起こる形質導入です．この場合は，ファージが誘発された時に（細菌染色体DNAの）隣接する遺伝子をもって切り出されることがあります．これが組み立ての際にファージに取り込まれると，細菌の特定の遺伝子をもった成熟ファージができることになります．このような成熟ファージによる形質導入を**特殊形質導入**といいます．

VIII. 遺伝子工学

細菌やファージを使ってDNAの構造や機能を分子生物学的に研究する中で，遺伝子を取り出して構造や機能を研究する方法が進歩しました．そのような方法を使って遺伝子を操作する技術を遺伝子工学と呼びます．現在では，この技術を使ってヒトを含む真核生物の遺伝子の研究がさかんに行われています．さらに，ここで開発された技術は基礎的研究ばかりでなく，産業（ヒトの遺伝子産物の微生物による生産など）や医療（遺伝子診断や遺伝子治療など）にも広く使われるようになっています．その技術の根幹をなすものは他種の生物の遺伝子を組み換える技術，つまり遺伝子組換え技術といわれるものです．さらに，2003年にはヒトゲノムの全塩基配列の解読が

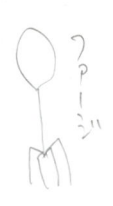

完了し，21世紀はこれを基にした医薬品の創製や病気の治療法における大きな飛躍などが期待されています．今や，遺伝子工学は生物を扱う分野では不可避のテクノロジーになっています．

ここでは，遺伝子工学に使う道具や方法について説明します．

VIII-1. 使用する道具

1)制限酵素 restriction enzyme

DNAの特定の塩基配列を認識して切断する酵素を**制限酵素**（リストリクション・エンドヌクレアーゼ）といいます．制限酵素は，細菌において非自己のDNAを分解し自己のDNAを保護するシステムに関与する酵素として発見されましたが，今や遺伝子工学に不可欠な道具（ツール）となっています．制限酵素の特徴は，基質となるDNAの切断部位の塩基配列の特異性にあります．例えば，EcoRI と SmaI という制限酵素は次のような6塩基配列を認識して切断します（図2-24）．

認識配列は通常2回回転対称をしており，塩基数は6塩基の他に4塩基などがあります．切断のされ方も，切断面が EcoRI のように突出末端（または付着末端）になるものと SmaI のように平滑末端になるものの2種類があります（図2-24）．現在では EcoRI の他に，HindIII や BamHI など100種類以上の制限酵素が知られており，その認識配列の特異性を利用して用途に応じて使われています．

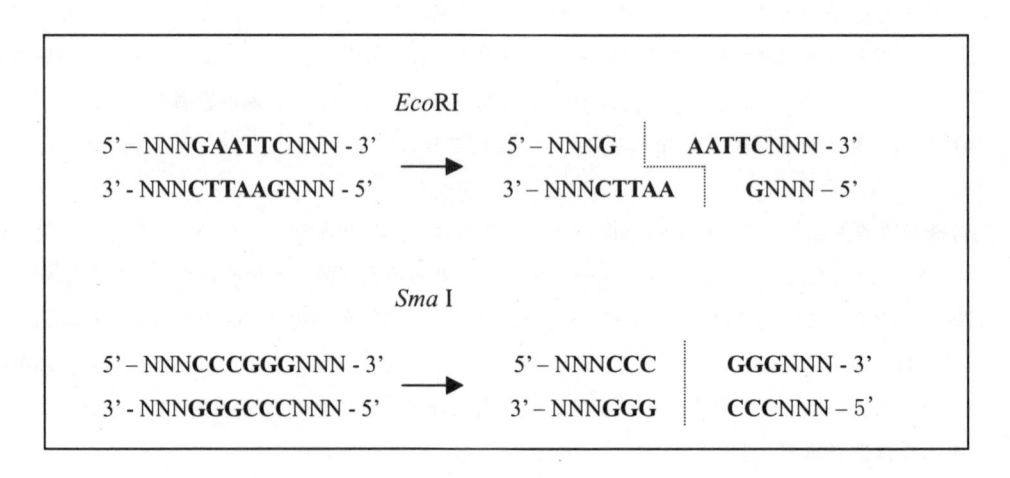

```
                        EcoRI

  5' – NNNGAATTCNNN - 3'          5' – NNNG       AATTCNNN - 3'
  3' – NNNCTTAAGNNN - 5'    →     3' – NNNCTTAA       GNNN - 5'


                        Sma I

  5' – NNNCCCGGGNNN - 3'          5' – NNNCCC     GGGNNN - 3'
  3' – NNNGGGCCCNNN - 5'    →     3' – NNNGGG     CCCNNN - 5'
```

図2-24. 制限酵素によるDNA切断－認識部位と切断面

なお，制限酵素の記号はその酵素を産生する細菌の種名に由来し，例えば EcoRI は大腸菌 *Escherichia coli* RY13株，SmaI は *Serratia marcescens* Sb株，HindIII は *Haemophilus influenzae* Rd株が産生する制限酵素ということです．

2)ベクター vector

細胞に外来DNAを入れ込むときに使う運び屋を**ベクター**といいます．もち込まれた遺伝子によって細胞の形質が変化する場合を形質転換といい，そのような細胞を形質転換体（トランスフォ

ーマント) と呼びます.

ベクターには，次のような条件が要求されます．
① 宿主の細胞内で自律増殖できること
② 外来 DNA を挿入する部位があること
③ ベクターが細胞内に入っていることを確認できる手段があること（薬剤耐性マーカーがある）

ベクターはもともと薬剤耐性プラスミド (R 因子) が基本で，その自律増殖性と薬剤耐性を利用して形質転換体を選択できます．これに制限酵素の切断部位を導入することで上記の3条件を満たしたベクターが構築されています．大腸菌を宿主とするものとして pBR322 や pUC19（同じ系列で pUC18 というものもある）などがあります．これらはプラスミド系ベクターです．

プラスミド系ベクターの欠点は，外来 DNA のサイズが大きいと形質転換率が低下することで，その場合はλファージなどを改造した**ファージ系ベクター**が使われます．また，宿主がヒトなどの動物培養細胞の場合は，細菌用ベクターは使えないので**動物ウイルス系ベクター**が使われます．最近は細菌と培養細胞のいずれにも使える**シャトルベクター**も開発されています．

3) DNA リガーゼ

DNA 断片同士をつなぎ合わせるときに使用する酵素です．T4 というファージの酵素が通常使われます．制限酵素で切り出した DNA 断片と，同じ制限酵素で切断したベクターを結合して組み換え DNA を作製するときに使います．突出末端同士, 平滑末端同士, いずれも場合も結合できます．

4) 受容菌（または宿主細胞）

ある種の薬剤耐性マーカーをもったベクターを用いる場合は，その薬剤に感受性のある細菌（大腸菌や枯草菌）あるいは酵母などを受容菌として使います．あるベクターにはこの受容菌というように，宿主－ベクター系を考えて実験を行います．

VIII-2. 代表的な技術と方法

1) 遺伝子組み換え技術

制限酵素とベクターを使って，染色体 DNA にある遺伝子を釣り上げる（クローニングという）方法を考えてみましょう．まず染色体 DNA とベクターを同じ制限酵素（例えば EcoRI）で切断して，その後混和して，DNA リガーゼという酵素を働かせて DNA 断片とベクターを結合させ組換え DNA を作製します．ランダムな結合なのでベクターと DNA 断片とが結合せず，元のベクターに戻るものもありますが，中には DNA 断片と結合したベクターも存在するはずです．結合させたものを大腸菌などの受容菌に導入して（形質転換），ベクターの入った大腸菌を，薬剤耐性を目安に

して分離します．得られた形質転換体の中から目的の遺伝子が挿入されたものを選択します．選択した細菌を大量培養してベクターを精製して，同じ制限酵素（この場合は *Eco*RI）で切断すれば目的の遺伝子を含む DNA 断片を大量に手に入れることができます（図 2-25）．現在では，効率よくクローニングの目的が達成できるように様々な工夫がなされたベクターや受容菌（宿主細胞）が市販されています．

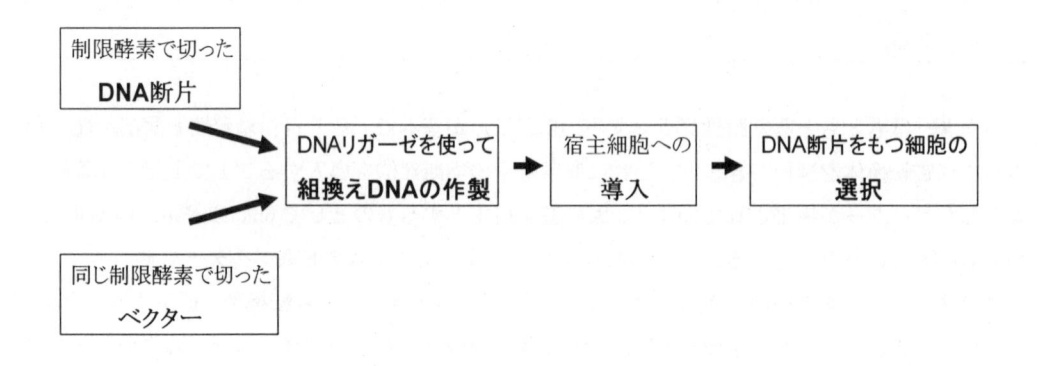

図 2-25. 遺伝子クローニングの概要

2) 塩基配列決定法（DNA シークエンス）

クローニングした DNA 断片の解析は，塩基配列の決定で行われます．マキサムとギルバートによって考案された**マキサム・ギルバート法**（化学分解法）とサンガーによって開発された**ジデオキシ法**がありますが，現在よく使われるのはジデオキシ法です．以前は分析する DNA 断片を放射性化合物で標識するといった手間のかかる作業でしたが，現在は蛍光化合物で標識したヌクレオチドを使って自動的に塩基配列を決定する **DNA シークエンサー**という装置が開発されており，比較的楽な作業になっています．

3) PCR polymerase chain reaction （ポリメラーゼ連鎖反応法）

これは DNA の研究法を根底から変えた画期的な**遺伝子増幅法**です．特定の遺伝子の塩基配列が分かっている場合（ある程度の情報がある場合も工夫することで可能なこともある），PCR を使って，その遺伝子を増幅（目的の遺伝子の数を増やす）して大量に手に入れることができます．増幅したい DNA 領域の両端の別々の鎖（それぞれ 20 塩基ばかりの長さ）に相補的なオリゴヌクレオチドをプライマーとして使用します．まず 2 本鎖 DNA を熱変性して 1 本鎖にしたあと温度を下げてプライマーを結合させ（アニーリングという），適温で DNA ポリメラーゼ（DNA を合成する酵素）を使って相補鎖を合成させます．すると 2 つの DNA 鎖（ともに 2 本鎖）ができます．そのあとで再び熱変性して 1 本鎖にします（合計 4 本の 1 本鎖ができます）．温度を下げて，それぞれにプライマーを結合させて再度 DNA ポリメラーゼで相補鎖の合成を行います．この「加熱する（熱

変性)」，「温度を下げる(アニーリング)」，「適温でDNAポリメラーゼを働かせる(相補鎖の合成)」を繰り返します．「ポリメラーゼ・チェイン・リアクション (PCR)」とは「ポリメラーゼ連鎖反応」のことです．

　実際には例えば，(94℃，1分間) (55℃，1分間) (72℃，2分間) を25～30回（サイクル）くらい繰り返します．このような操作で目的の遺伝子が数万倍以上に増幅されます．現在では，この操作を自動的に行う装置があって，簡単に特定の遺伝子を増幅できます．操作に高温で処理する過程があるため，耐熱菌のDNAポリメラーゼ（*Taq*ポリメラーゼなど）を用いる点が重要なポイントです．実に画期的な遺伝子増幅法です．このPCRの発明者はアメリカ人のマリス (Mullis) で，1993年にノーベル化学賞を受賞しています．

　PCRはDNAの基礎的研究に使われるばかりでなく，実用面でも広く使われています．例えば，あるサンプル中の微生物の検出において，以前は菌数が少なく検出不可能であったものもPCRを使えば微生物の微量なDNAを増幅することで検出が可能になっています．このような微生物の迅速で簡便な同定の他にも，薬物代謝酵素（CYP）の**一塩基多型** single nucleotide polymorphism (SNP) の解析などに広く使われています．

IX. 遺伝子組換え実験と法規制

　遺伝子工学で他種の遺伝子を組み込んだ遺伝子改変生物を作成する場合には，バイオハザード（生物災害）を防止する必要があります．人工的に作り出した生物が誤って自然界に侵入して，われわれに対して危害を及ぼしたり，自然の生態系を撹乱したりするような事態を招いてはいけないからです．日本も2003年に国際的な「バイオセーフティーに関するカルタヘナ議定書」に締結して，2004年2月から遺伝子組換え実験に対する法律による規制が始まっています．

要 点

- DNA は二重らせん構造である．
- RNA には，メッセンジャーRNA（mRNA），トランスファーRNA（tRNA），リボソームRNA（rRNA）の3種類がある．
- 遺伝情報の流れは，DNA → RNA → タンパク質であり，これをセントラルドグマという．
- 複製を行なう酵素は，DNA ポリメラーゼである．
- 転写は，RNA ポリメラーゼによって遺伝子の情報が mRNA に写し取られる．
- 翻訳は，リボソームで mRNA の塩基の暗号（コドン）がアミノ酸の配列に読み替えられる．
- 突然変異は，塩基置換（ミスセンス変異，ナンセンス変異）と塩基の付加または欠失（フレームシフト変異）によって起こる．
- 細菌は，染色体 DNA の他にプラスミドという小さな環状 DNA をもっていることがある．代表的なプラスミドは，F プラスミド（F 因子）と薬剤耐性に関与する R プラスミド（R 因子）である．
- 細菌の遺伝子伝達様式には，接合，形質転換，形質導入がある．
- 遺伝子工学の道具にベクターや制限酵素があり，方法には塩基配列決定法や PCR（ポリメラーゼ連鎖反応法）などがある．

確認問題

☐ 細菌は，プラスミド（plasmid）中に薬剤耐性遺伝子をもつことがある．(83-46)
☐ DNA が遺伝を担う物質であることは，肺炎レンサ球菌の形質転換で示された．
☐ DNA の塩基は，アデニン，グアニン，ウラシル，シトシンの4種類である．
☐ 構造遺伝子の最初の3塩基（開始コドン）は，ATG である．
☐ 細菌の遺伝子には，真核生物でみられるようなイントロンがある．
☐ セントラルドグマ（DNA → RNA → タンパク質という遺伝情報の流れ）には，例外はない．
☐ DNA を鋳型として mRNA を合成することを，翻訳という．
☐ リボソームで mRNA からタンパク質を合成することを，転写という．
☐ 転写の制御には，正の調節と負の調節がある．
☐ 突然変異の起こる機序として，塩基置換や塩基の付加または欠失がある．
☐ 細菌での遺伝子の伝達には，接合，形質転換，形質導入の3種類がある．
☐ プラスミドは，染色体以外の自律増殖する環状 DNA である．
☐ F プラスミドと R プラスミドは，ともに伝達性プラスミドである．
☐ F プラスミドは，薬剤耐性因子ともいわれ，多剤耐性菌の出現をもたらす．
☐ 遺伝子組換え実験には，何ら危険性はないので法的規制はない．

第6節　ウイルスの基礎知識

　ウイルス virus は，細菌，真菌，原虫などの細胞性生物と異なり細胞構造をもちません．サイズも微生物の中で最も小さく電子顕微鏡でしか観察できません．さらに核酸も DNA か RNA のいずれかしかもちません．このような変わった微生物であるウイルスの構造と増殖様式を見てみましょう．

到達目標
- ◆ ウイルスの構造と増殖様式を説明できる．
- ◆ 動物ウイルスと細菌ウイルス（ファージ）の培養法と定量法を説明できる．

キーワード

DNA ウイルス，　RNA ウイルス，　動物ウイルス，　植物ウイルス，　細菌ウイルス（ファージ），レトロウイルス，　エクリプス期，　細胞変性効果（CPE），　プラーク形成単位（pfu）

I. ウイルスの形態

　動物ウイルスや植物ウイルスを電子顕微鏡で観察すると，球状，レンガ状，円筒状，弾丸状あるいはアンテナ様の突起物のある球状などの形態が見えます．

円筒状：　タバコモザイクウイルス（植物ウイルス，最初に発見されたウイルス）
球状：　ポリオウイルスやインフルエンザウイルス（いずれも動物ウイルス）
弾丸状：　狂犬病ウイルス（動物ウイルス）
アンテナ様の突起をもつ：　アデノウイルス（動物ウイルス）

II. ウイルスの構造

　動物ウイルスについてみてみましょう．ウイルス virus は細胞性生物にみられる細胞構造がなく，核酸がタンパク質でできた殻（**カプシド** capsid）に包まれただけの単純な構造をしています．核酸は DNA か RNA のいずれかしかもちません．核酸として DNA をもつものを DNA ウイルス，RNA をもつものを RNA ウイルスといいます．また，カプシドとは，カプソメア capsomer というタンパク質の規則正しい集合体です．
　この核酸とカプシドから成る構造を**ヌクレオカプシド** nucleocapsid といい，ウイルスの構造の基本です．このヌクレオカプシドの外側をさらにエンベロープ envelope という脂質二重膜が覆っているものもあります．ヌクレオカプシドの形状（**立体対称とらせん対称**）とエンベロープ

の有無から，ウイルスは構造的には4つのタイプに分けることができます（図2-26）．

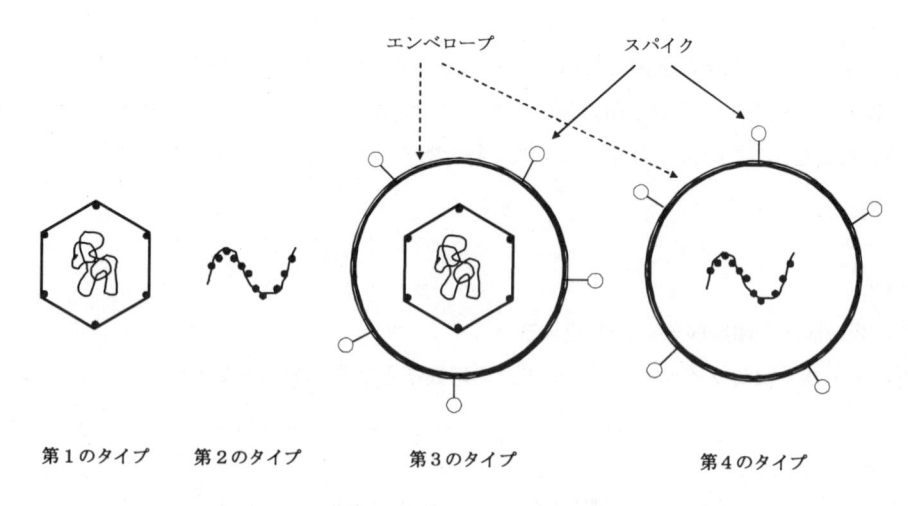

図2-26．ウイルスの構造

第1のタイプ：　ヌクレオカプシドが立方対称を成すもので，核酸が正二十面体のカプシドに囲まれています．
　（例）アデノウイルス科，カリシウイルス科（ノーウォークウイルスやE型肝炎ウイルス），レオウイルス科（ロタウイルス）など
第2のタイプ：　ヌクレオカプシドがらせん対称を成すもので，核酸をらせん状にカプシドが包み込んだもので筒状をしています．
　（例）植物ウイルスのタバコモザイクウイルスなど
第3のタイプ：　第1のタイプのものがエンベロープと呼ばれる脂質の膜で覆われているものです．エンベロープからはスパイクと呼ばれるタンパク質が突き出ています．
　（例）ヘルペスウイルス科（単純ヘルペスウイルス），ヘパドウイルス科（B型肝炎ウイルス），レトロウイルス科（ヒト免疫不全ウイルス）など
第4のタイプ：　第2のタイプのものがエンベロープで覆われた構造をしています．エンベロープには第二のタイプのものと同様にスパイクが突き出ています．
　（例）オルトミクソウイルス科（インフルエンザウイルス），ラブドウイルス科（狂犬病ウイルス），コロナウイルス科（重症急性呼吸器症候群SARSウイルス）など

　第3と第4のタイプは，ヌクレオカプシドをさらに糖タンパク質（スパイク）とリン脂質から成るエンベロープとよばれる膜が覆っています．エンベロープのリン脂質は感染細胞の細胞膜や核膜に由来するものです．これが感染力のあるウイルス（ビリオン virion と呼びます）の4つのタイプの構造です．核酸については，DNAであれRNAであれ1本鎖のものと2本鎖のものがあります．核酸の本数は，1本のものとインフルエンザウイルスのように核酸が数本に分かれてい

るもの（**分節型**）があります．核酸の種類によってウイルスを分類すると、アデノウイルスやヘルペスウイルスなどは DNA ウイルスであり、レトロウイルスやインフルエンザウイルスなどは RNA ウイルスです．構造によるウイルスの分類を p149 に表にしています．

　これらの構造のほかに、痘瘡ウイルスのように対称構造を示さない複雑な構造のものもいます．ヒトに感染を起こす大部分のウイルスは、第1，第3，第4のタイプのものです．

　エンベロープをもつ第3と第4のタイプのウイルスはエーテルやアルコールに感受性です．つまりエーテルやアルコールで不活化されます（殺滅される）．エンベロープの有無は，ウイルスの細胞内侵入様式や消毒薬の有効性に大いに関係するので重要です．

III. ウイルスの増殖 － 特殊な増殖様式

　ウイルスの増殖の特徴は，生きた細胞内でのみ増殖することです（**偏性細胞内寄生性**）．さらに増殖様式も細菌のような2分裂増殖ではありません．例えば，1個の動物ウイルスが宿主細胞に感染すると細胞内に侵入した後，ウイルスとしての構造が検出されない時期（**暗黒期**またはエクリプス期 eclipse period）があります．その後，宿主細胞から一度に多数のウイルス粒子が放出されるという増殖の仕方をします．

III-1. 動物ウイルスの増殖

　動物ウイルスの増殖様式を段階的にみてみましょう．

　図 2-27 は，動物ウイルスの**一段増殖曲線**を示したものです．細胞内への侵入後，脱殻してからウイルスが再び組立てられるまでの期間はウイルス粒子がまったく検出されません．この期間を前述のように暗黒期またはエクリプス期と呼びます．そのあと大量のウイルス粒子が出現します．この増殖様式は細胞性生物の増殖と全く異なるところです．動物ウイルスの一段増殖に要する時間は、およそ8～20時間です．

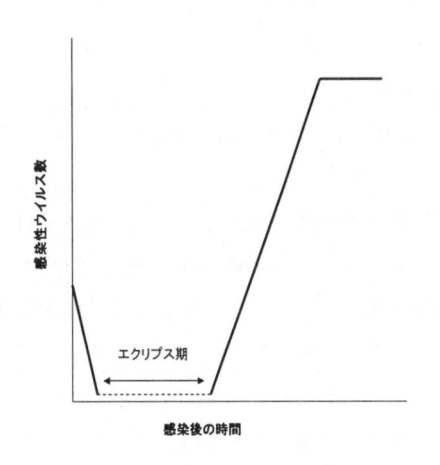

図 2-27．ウイルスの増殖

```
細胞表面への吸着 → 細胞内侵入 → 脱殻 → 核酸の複製とタンパク質成分の合成 →
組立て → 細胞外へ放出
```

次に各増殖段階をもう少し詳しく説明しましょう．

1)吸着： 細胞表面にある特異的なレセプター（受容体）を介して起こります．このためウイルスの感染は種特異性と組織親和性があります．

2)侵入： エンベロープの有無が関係し，さらにエンベロープをもつウイルスにも2種類の様式があります．
①エンベロープをもつウイルスの場合
　パラインフルエンザ型： エンベロープが中性条件下で細胞融合能を示すもので，この場合はエンベロープと宿主細胞膜の融合で細胞内侵入を果たします．パラインフルエンザウイルスの他に，ヘルペスウイルスやレトロウイルスがあります．
　インフルエンザ型： エンベロープは中性では細胞融合能を示さないが，酸性pHでは示します．このタイプのウイルスは，エンドサイトーシス（食作用）で細胞内に入ります．最初は，膜で囲まれたエンドソームの内部にいます．このエンドソーム内のpHは酸性なので，エンドソームの膜と融合することにより細胞質に出ることになります．インフルエンザウイルスの他に，トガウイルスやラブドウイルスがこのような侵入様式をとります．
②エンベロープをもたないウイルスの場合
　不明な点が多いが，レオウイルスは次のような侵入様式をとります．細胞のエンドサイトーシスによって細胞膜に包まれた状態（エンドソーム）として侵入します．エンドソームとリソソーム（細胞内顆粒）が融合すると，リソソーム内のタンパク質分解酵素により外殻のタンパク質が消化されて，ウイルスの核酸が細胞質に出ます．

3)脱殻： ウイルスの殻のタンパク質が分解され、内部の核酸が細胞質に出てきます．

4)脱殻後の核酸の複製とタンパク質の合成：
　ウイルスのもつ核酸の種類（DNAかRNAか）によって異なります．DNAウイルスの核酸の複製は宿主細胞の核の中で，宿主の染色体複製機構を借りて行なわれます．ただし，ポックスウイルス（痘瘡ウイルスなど）はDNAウイルスですが，宿主細胞の核内ではなく細胞質で複製が行なわれます．RNAウイルスは自分のRNA依存性RNAポリメラーゼを用いて複製します．
　ウイルスが増殖するには，ポックスウイルスやRNAウイルスの場合の核酸複製などに不可欠なウイルス特有の酵素（逆転写酵素などで，初期タンパク質と呼ばれる）および全てのウイルスに必須な殻のタンパク質（後期タンパク質と呼ばれる）を合成しなくてはいけません．これらのタンパク質の合成には，設計図となるメッセンジャーRNA（mRNA）が必要です．DNAウイルス（ポックスウイルス以外）の場合は，宿主細胞の核の中で転写されたmRNAが細胞質に出てタンパク質合成が起こります．ポックスウイルスでは，細胞質で自前の酵素を使ってmRNAを合成します．RNAウイルスの場合は，少し複雑です．RNAウイルスは1本鎖のものが多いので，1本鎖RNAウイルスについて説明します．この場合，次のように自分自身の核酸（RNA）の属性（＋鎖か－鎖

か）によって異なります．

①**RNA（＋鎖）ウイルスの場合**： ＋鎖（プラス鎖またはポジティブ鎖）とは遺伝子をコードしている鎖のことで，これを自分の核酸とするウイルスは，そのまま mRNA として使うことができます．（核酸の複製には，まず＋鎖を鋳型として－鎖を合成します．その後で，この－鎖を鋳型として自分の核酸である＋鎖を大量に複製することになります．）

（例）ピコルナウイルス科（ポリオウイルス），トガウイルス科（風疹ウイルス）など

②**RNA（－鎖）ウイルスの場合**： －鎖（マイナス鎖またはネガティブ鎖）とは＋鎖の相補鎖で，これを自分の核酸としてもつウイルスでは，－鎖を鋳型にして＋鎖すなわち mRNA を合成した後でタンパク質合成が起こります．

（例）オルソミクソウイルス科（インフルエンザウイルス），パラミクソウイルス科（麻疹ウイルス），ブニヤウイルス科（ハンタウイルス），ラブドウイルス科（狂犬病ウイルス），アレナウイルス科（ラッサウイルス），フィロウイルス科（エボラウイルス）

③**RNA レトロウイルスの場合**： ＋鎖の１本鎖 RNA ですが，まず，自分でもっている逆転写酵素を使って相補 DNA 鎖をつくり，その DNA 鎖を鋳型にして２本鎖の DNA をつくります．これを宿主細胞の染色体に組み込ませ，そのあとで転写により mRNA をつくるという手の込んだことをします．エイズの原因である HIV (human immunodeficiency virus) はレトロウイルスに属するウイルスで，このような増殖様式をとります．

こうして合成された mRNA を設計図として，宿主細胞の細胞質にあるリボソームでタンパク質の合成が行われます．

（例）レトロウイルス科（ヒト免疫不全ウイルス）

5）組み立て： 細胞質の中で複製された核酸がウイルス自身の殻のタンパク質で囲まれ，もとのウイルス粒子が完成します．

6）放出： 細胞外への脱出で，エンベロープをもつウイルスは感染した細胞の細胞膜を被って細胞外へ出ます．この細胞膜にはウイルス特有のタンパク質も含まれています．こうして放出されたウイルスは次の宿主細胞に感染して，増殖サイクルを繰り返すことになります．

III-2. 細菌ウイルス（バクテリオファージ bacteriophage またはファージ phage）**の増殖**

ファージも，核酸をタンパク質の殻（カプシド）が囲んだ構造をしています．中には大腸菌に感染する T4 ファージのように頭部と尾部，さらに尾部の先端に尾繊維をもった特殊な構造をしているものもいます．頭部に核酸が収納されており，尾繊維で細菌表面に吸着したあと，尾部が収縮して頭部の核酸を細菌の細胞質に注入します．ファージの核酸は２本鎖 DNA が多いが，１本鎖 DNA や RNA をもつファージもいます．

ファージの増殖も基本的には動物ウイルスの場合と同様です．異なるのは，ファージの場合は

ファージ粒子自体が細菌細胞内に侵入するのではなく，核酸だけが細菌の細胞質へ注入される点です．

細菌表面への吸着 → 核酸の注入 → 複製とタンパク質の合成 → 組立て → 放出

　ファージには次のような 2 つの種類があります（図 2-28）．
1)**ビルレントファージ** virulent phage： 細菌細胞内での増殖の後，多数のファージの放出によって菌体は破壊されます．このことを**溶菌** lysis といいます．
2)**テンペレートファージ** temperate phage： この場合は，ファージの DNA が細菌の染色体 DNA の中に組み込まれてしまいます．これを溶原化（lysogenization）といって菌体を破壊することなく，ファージの DNA は細菌の染色体の一部として行動をともにします．この状態をプロファージといいます．
　紫外線照射などで誘発されると，ファージの DNA は染色体から切り出され，ビルレントファージと同様に増殖して溶菌を起こし，放出されます．

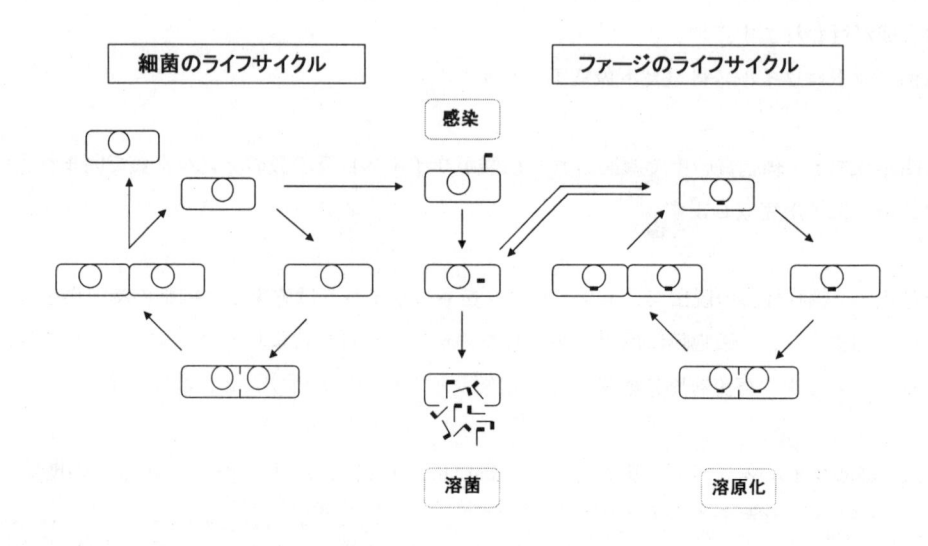

図 2-28. ファージの増殖

IV. ウイルスの培養法と定量法
IV-1. 培養法： ウイルスは生きた細胞の中でしか増殖できないため，細菌のように人工培地で

培養することはできません．そこで動物ウイルスの場合は，動物や発育鶏卵に直接接種して培養したり，培養細胞を用いて培養します．ファージの場合は宿主となる細菌を使って培養します．ウイルスの感染は組織親和性があるので，感染に適した細胞を選ぶ必要があります．ファージも同様です．

IV-2. 定量法： ここでは主にプラーク法について説明しましょう．動物ウイルスの場合は，シャーレに培養細胞の単層を形成させ，これに希釈したウイルス液を播き培養します．ウイルスが感染した細胞や放出されたウイルスによって引き続き感染を受けた周囲の細胞は**細胞変性効果** cytopathic effect(CPE)を示し死滅します．その部分は細胞の単層に肉眼で見える空所をつくることになります．この空所を**プラーク** plaque と呼び，1個のウイルスに起因しますので，プラーク数を計数することで希釈液中のウイルス数を定量できます．通常は，細胞の単層を色素で染めて，プラークを見やすくして数えます．単位として，**プラーク形成単位** pfu plaque forming unit が使われます．

　ファージの場合も基本的に同様な方法で定量します．この場合は，寒天平板の表面に細菌とファージの希釈液をまき，培養後に寒天平板一面にはえた細菌層に出現する透明なプラーク数を数えます．

　その他の定量法として、電子顕微鏡を用いてウイルス粒子を計数する物理的定量法や赤血球凝集反応を利用した化学的定量法（ただし、この方法は赤血球凝集性を示すウイルスにのみ適用できます）などがあります．プラーク法が感染性に基づいた方法であるのに対して、これらの方法は感染性とは関係がありません．

要　点

- ウイルスは，DNA か RNA のいずれかの核酸をもち，両方をもつものはいない．DNA をもつウイルスを DNA ウイルス，RNA をもつウイルスを RNA ウイルスという．
- 構造は，核酸をタンパク質のコートが包み込んだものであるが，さらにその外側をエンベロープという脂質二重膜が覆っているものものもある．
- 生きた細胞内でのみ増殖し，人工培地では増殖しない．
- ウイルスの感染は組織親和性があり，宿主細胞の表面にある特異的なレセプターを介して吸着が起こる．
- 増殖様式は，2分裂増殖ではない．宿主細胞内で一時ウイルス粒子が消失するエクリプス期（または暗黒期）を経て，一度に多数のウイルスが放出される特殊な増殖様式である．
- 細菌ウイルスのことをバクテリオファージまたは単にファージという．ファージには，ビルレントファージとテンペレートファージの2種類がある．
- 培養には，生きた動物やその細胞および細菌を使う．定量は，生きた細胞や細菌の増殖層に生じるプラークを計数して行う．ウイルス数（またはファージ数）はプラーク形成単位（pfu）で表す．

確認問題

☐ ウイルスは，細胞を含まない人工培地でも増殖することができる．(82-53)
☐ ウイルスには，脂質二重膜を有するものがある．(89-52)
☐ エンベロープをもつウイルスは，エーテルに感受性である．
☐ ウイルスには，タンパク質合成系を有するものがある．(89-52)
☐ ウイルスには，リボソームなどの翻訳装置がない．(88-50)
☐ ウイルスの細胞内侵入の第一段階である吸着は，細胞受容体を介さず非特異的である．(84-52)
☐ 一般にウイルスは，宿主細胞の細胞膜上のウイルス受容体に結合した後，細胞内に侵入する．(88-51)
☐ ウイルスの増殖には，暗黒期（またはエクリプス期）と呼ばれるウイルス粒子が観察されない時期がある．
☐ ウイルスは，核酸として DNA と RNA の両方をもっている細胞性生物である．
☐ ウイルスは，そのゲノムの分子種によって，DNA ウイルスと RNA ウイルスとに大別される．(88-51)
☐ アデノウイルスは、DNA を遺伝情報物質としてもっている．(89-52)

- レトロウイルスは、RNA を遺伝情報物質としてもっている．(89-52)
- レトロウイルス（retrovirus）は，1本鎖 RNA と逆転写酵素をもつウイルスである．(83-63)
- バクテリオファージ（または単にファージ）とは，細菌に感染するウイルスである．
- ファージには，ビルレントファージとテンペレートファージがある．
- ビルレントファージは，溶菌を起こし，テンペレートファージは，溶原化を起こす．

第7節　真菌の基礎知識

近年，高齢化や臓器移植時の免疫抑制剤投与などにより免疫力の低下した易感染性宿主が増加しています．それに伴い，日和見感染症の発生も増加しています．真菌感染症も，その1つです．風呂の壁のカビや手足の皮膚にできる水虫などもこの真菌によるものですが，われわれの内臓を侵し生命を脅かす感染症（深在性真菌症）の原因ともなります．ここでは，真菌の形態，構造，増殖様式などについて見てみましょう．

到達目標
◆ 主な真菌の形態，構造，増殖様式について説明できる．
◆ 代表的なマイコトキシンの特徴を説明できる．

キーワード
酵母，　菌糸，　二形性真菌，　完全真菌，　不完全真菌，　有性胞子，　無性胞子，細胞膜ステロール（エルゴステロール），　出芽，　先端発育，　マイコトキシン

I. 真菌の形態

真菌の基本形態は2つあります．単細胞で球状あるいは楕円体状の**酵母型細胞**と，伸長した細胞が多数連結して糸状になった**菌糸型細胞**です．菌糸は多細胞生物にみえますが，隣接細胞間の隔壁には孔があり細胞質が通じていることから多細胞というより多核体といえます．菌糸 hypha の集合体を菌糸体 mycelium といいます．酵母型だけで増殖するものを酵母 yeast，菌糸型だけで生育するものを糸状菌（通常「カビ mold」と呼ぶ）といいます．また，環境条件によって酵母型と菌糸型の両型をとり得るものを**二形性真菌** dimorphic fungus といい，病原性を示すものがいます．

もう一つ，真菌に特徴的な形態は胞子です．胞子には無性胞子と有性胞子があります．有性胞子は有性生殖を行う菌類に見られるもので，その形態によって接合胞子（**接合菌類**），子嚢胞子（**子嚢菌類**），担子胞子（**担子菌類**）に分けられます．このように有性生殖を行う真菌を完全菌類と呼びます．これに対して有性胞子を形成しないもの，つまり無性生殖だけを行う菌類あるいは有性生殖が未発見の菌類は，**不完全菌類**と呼ばれます．不完全菌類には病原性を示すものが多く，代表的なものにカンジダ・アルビカンスとアスペルギルス・フミガーツスがあります．カンジダ・アルビカンスは酵母型と菌糸型の形態転換をおこなう二形性真菌として，よく名前が登場します．なお本菌は2形態の他に，通常の菌糸（真性菌糸）とは異なり，隣接細胞間にくびれのある少し太目の仮性菌糸（偽菌糸 pseudohypha）や厚膜胞子 chlamydospore といった特徴的な形態も示します（図2-29）．また，アスペルギルス属は菌糸から生じた分生子柄の端が膨らんで（頂嚢），その上に分生子をつけたフィアライドが並び，ちょうど扇のような形した構造をつくりま

す．この分生子の形状と色調で大体の種の鑑別を行うことができます（図2-29）．

キノコも真菌（担子菌類）の仲間ですが，本書では触れません．

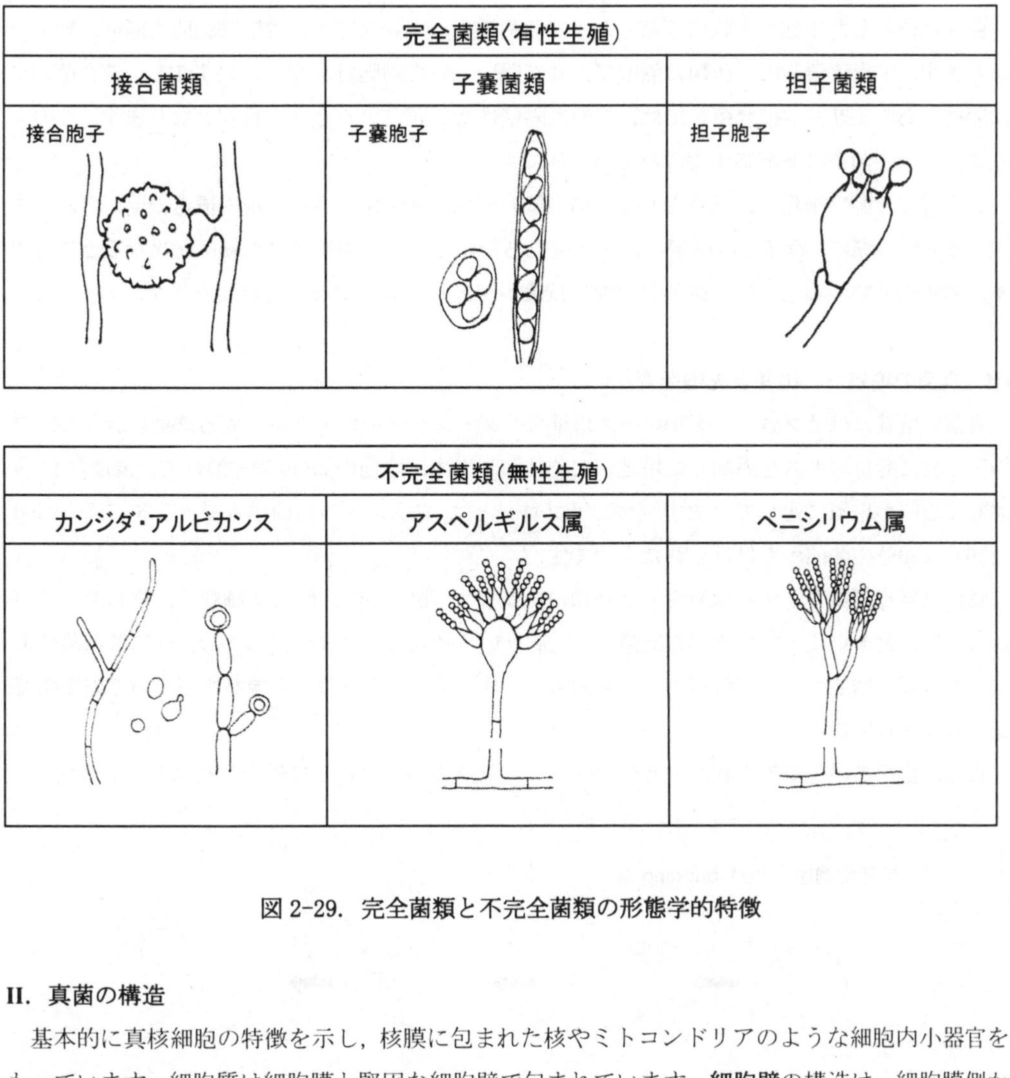

完全菌類〈有性生殖〉		
接合菌類	子嚢菌類	担子菌類
接合胞子	子嚢胞子	担子胞子

不完全菌類（無性生殖）		
カンジダ・アルビカンス	アスペルギルス属	ペニシリウム属

図2-29．完全菌類と不完全菌類の形態学的特徴

II．真菌の構造

基本的に真核細胞の特徴を示し，核膜に包まれた核やミトコンドリアのような細胞内小器官をもっています．細胞質は細胞膜と堅固な細胞壁で包まれています．**細胞壁**の構造は，細胞膜側から外側へ，キチン，グルカン，マンナンといった多糖体の層で構成されており，ペプチドグリカンは含まず，細菌の細胞壁とは全く異なります．細胞壁はヒトの細胞にはありませんから，細菌の場合と同様に化学療法剤の格好の標的になり得ると考えられています（ただし，β-ラクタム類は効かない）．細胞膜は，他の真核生物と同様にステロールを含有していています（細菌の細胞膜には，ステロールはありません）．ただし，動物の細胞膜ステロールはコレステロールですが，真菌は**エルゴステロール**です．これらのステロールの構造の違いに基づいた抗真菌剤（ポリエン系抗真菌剤など）が抗真菌剤として使用されています．エルゴステロールへの結合親和

性がコレステロールよりも高いため，選択毒性を発揮します．

クリプトコッカス・ネオフォルマンス *Cryptococcus neoformans* のように，酸性ヘテロ多糖類から成る莢膜をもつものもいます．

菌糸は伸張した細胞が糸状に連結した多細胞構造をしていますが，隣接細胞間の隔壁に特徴があります．子嚢菌類と担子菌類の隔壁には孔が開いていて細胞質が通じていますし，接合菌類には隔壁がありません．接合菌類では，この無隔壁構造が同定するときの目安となります．このように，真菌の菌糸は多細胞体ではなく多核体です．

真菌細胞と動物細胞の相違点として，細胞壁の有無，細胞膜ステロールの構造の違いがあります．核分裂の際に，真菌では核膜の消失が起こらないことも動物や植物の細胞と異なるところです．動物や植物の細胞では，核分裂の際に核膜が消失し，終了すると再び現れます．

III. 真菌の増殖 － 出芽と先端発育

真菌の培養には**サブロー・グルコース培地**（ペプトンとグルコースから成る培地）が有名ですが，これに酵母エキスを添加した培地がよく使われます．培地のpHはやや酸性で，温度は25～30℃くらいが増殖に適しています．なお，サブローとは，フランスの真菌学者である R. Sabouraud（1864～1938）の名前から付けられたものです．

真菌は酵母型発育と菌糸型発育の2種類があります（図2-30）．酵母型細胞は，細胞の一部がふくらみ，大きくなって分離する**出芽** budding という様式で増えます．しかし，中には細菌のように2分裂で増殖する分裂酵母というものもいます．菌糸型発育は，先端が伸びていく**先端発育** apical growth です．

また，生活環の中で無性胞子や有性胞子をつくり遠方への移動や拡散を可能にしています．

酵母型細胞： 出芽 budding

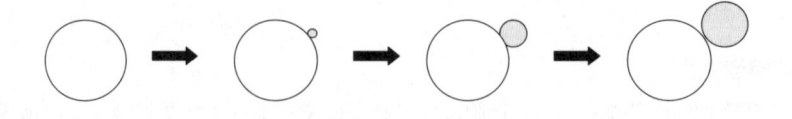

菌糸型細胞： 先端増殖 apical growth

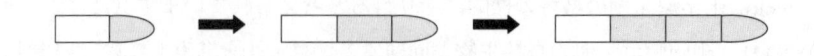

図 2-30. 酵母と菌糸の増殖

IV. 真菌の産生する毒素 ― マイコトキシン mycotoxin

真菌の代謝産物で毒性を示す物質を**マイコトキシン**（または**真菌毒**）といいます．特に，飼料穀物を汚染するアスペルギルス・フラバス *Aspergillus flavus* の産物である**アフラトキシン** aflatoxin がよく知られています．急性毒性の他に，変異原性（発癌性）があり，肝臓癌の原因になります．アフラトキシンには構造類似体がいくつかありますが，アフラトキシン B_1 やその主要な代謝産物のアフラトキシン M_1 の変異原性（発癌性）が強力です（図 2-31）．

他に，フザリウム *Fusarium* 属によるフザリウムトキシンやペニシリウム *Penicillium* 属による黄変米毒素などが知られています．

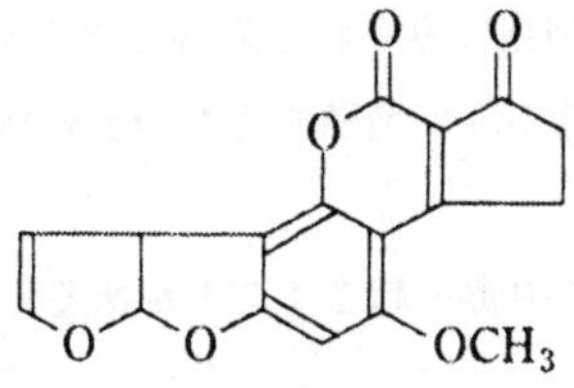

アフラトキシン B_1 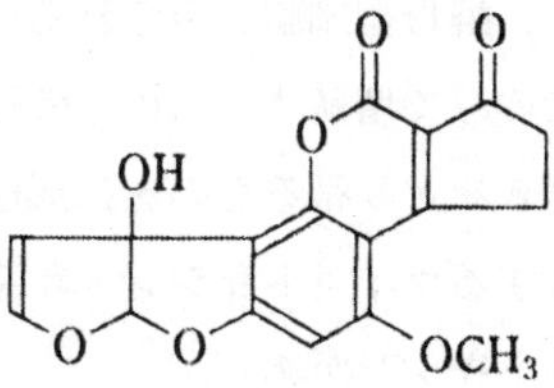   アフラトキシン M_1

図 2-31．アフラトキシンの構造

V. ニューモシスチス・カリニイ *Pneumocystis carinii*

エイズなどの易感染性患者に起こる**カリニ肺炎**（間質性肺炎）の原因微生物です．ヒトに常在している微生物で，最初は原虫と考えられていましたが，リボソーム RNA 遺伝子の塩基配列の解析から現在では真菌（子嚢菌類）に近いと考えられています．栄養型（アメーバ様形態）と嚢子型（嚢子内に 8 個の嚢子内小体を含んでいる）の 2 つの型があります．

要　点

- 真菌は，(核膜に包まれた) 核やミトコンドリアなどをもった真核生物である．
- 真菌は，有性生殖を行う完全菌類と無性生殖を行う不完全菌類に分類される．
- 真菌の細胞形態は，酵母型細胞と菌糸型細胞の2種類がある．
- 細胞壁をもつが，キチン，グルカン，マンナンから成っており，細菌のようなペプチドグリカンはない．
- 細胞膜には，エルゴステロールという真菌に特有のステロールがある．
- 増殖様式は，酵母型細胞にみられる出芽と菌糸型細胞にみられる先端発育である．
- 酵母型発育のみで増殖するものを酵母，菌糸型発育のみで増殖するものを糸状菌といい，両方の増殖様式をとり得るものを二形性真菌という．
- 真菌が産生するマイコトキシン（真菌毒）によって中毒を起こすことがある．代表的なものに，アフラトキシンがある．

確認問題

☐ 真菌は，原核生物である．
☐ 真菌は，細菌と同様に2分裂で増殖する．
☐ 真菌の形態は，酵母型と菌糸型の2種類である．
☐ 真菌の増殖様式は，酵母における出芽と菌糸における先端発育である．
☐ 細胞壁は，真菌細胞には存在するが、哺乳動物細胞には存在しない．(86-52)
☐ 真菌の細胞壁は，細菌と同様にペプチドグリカンを含有する．
☐ 真菌の細胞壁の成分は，グルカン，マンナン，キチンである．
☐ 真菌は，細胞壁をもつのでβ-ラクタム系抗生物質に感受性がある．
☐ 真菌の細胞膜には，コレステロールがある．
☐ 真菌には，有性生殖を行うものがいる．
☐ 真菌の胞子には，有性胞子と無性胞子がある．
☐ カンジダ属とアスペルギルス属の真菌は，完全菌類である．
☐ カンジダ・アルビカンスは，二形性真菌として知られている．
☐ 真菌の細胞質には，ミトコンドリアや小胞体などの細胞内小器官がある．
☐ マイコトキシンとは，ある種の真菌が産生する抗細菌性物質のことである．
☐ アスペルギルス・フラバス *Aspergillus flavus* は，アフラトキシンというマイコトキシンを産生する．

第8節　原虫と寄生虫の基礎知識

　日本では，原虫による感染症は他の微生物による感染症と比べると少ないが，その構造，増殖様式などの性状や病原性に興味深いものが多い．

到達目標
◆ 原虫の基本的特徴を説明できる．
◆ 主な原虫の生活史について説明できる．
◆ 主な原虫による感染症について説明できる．
◆ 主な寄生虫による感染症について説明できる．

キーワード

根足虫類，　　鞭毛虫類，　　繊毛虫類，　　胞子虫類，　　アメーバ，　　マラリア原虫，寄生虫

I. 原虫とは

　原虫 protozoa とは，動物性単細胞の真核生物で，寄生性のものと非寄生性のものがあります．構造は基本的に動物細胞と類似しており，他の細胞性微生物である細菌や真菌と比べると複雑です．細菌や真菌にみられるような細胞壁はもちません．多くは2分裂様式で増殖しますが，マラリア原虫のような胞子虫類には有性生殖世代と無性生殖世代があり複雑な増殖様式を示します．ヒトに病気を起こすものに，根足虫類，鞭毛虫類，繊毛虫類，胞子虫類があります．

I-1. 根足虫類：　栄養型（20〜40 μm）と囊子型（直径 5〜20 μm）の2つの細胞形態をとり，栄養型は偽足を伸ばして運動します．囊子型は耐久型細胞で運動はしません．
　（例）赤痢アメーバや髄膜脳炎を起こすアメーバなど

I-2. 鞭毛虫類：　長い鞭毛をもち，それを動かして運動します．例えば，膣トリコモナスは長い4本の前鞭毛と1本の後鞭毛をもっています．
　（例）膣トリコモナス，ジアルジア症の原因となるランブル鞭毛虫（*Giardia lamblia*），アフリカで睡眠病の原因となるトリパノゾーマ，リーシュマニアなど

I-3. 繊毛虫類：　細胞表面に密集した多数の繊毛をもち，それを揺らして運動します．
　（例）バランチジウム症の原因である大腸バランチジウムなど

I-4. 胞子虫類：　昆虫と他の宿主（ヒトなど）の間で複雑な生活環（無性生殖世代と有性生殖世代をもつ）を形成しているものがいます．

（例）マラリアの病原体である**マラリア原虫**が重要です．マラリアは熱帯や亜熱帯地方で流行する感染症で，世界的には年間3億～5億人が罹患しており150万～270万人が死亡していると推定されています．現在、日本での発生はありませんが，地球温暖化で温度が上昇し，マラリアを媒介するハマダラカという蚊が日本でも生息可能になるとマラリア常在国になる危険性があるといわれています．

また，日本でも水道水の汚染で問題になったクリプトスポリジウム症の原因である**クリプトスポリジウム**も胞子虫類の原虫です．他にトキソプラズマなどがあります．

I-5. マラリア原虫の生活環

マラリア原虫はハマダラカ *Anopheles gambiae* という蚊とヒトの体内を行き来し，著しい形態変化を示す複雑な生活環を形成しています．ハマダラカの中腸表層で増殖した原虫はスポロゾイドとして放出され唾液腺に入った後，吸血とともにヒトの体内に侵入します．まずヒトの肝細胞の中で増殖した後で，赤血球内での増殖サイクルに入ります．マラリアの主症状である周期的な発熱は，この赤血球内増殖サイクルと関係があります．すなわち増殖した原虫が赤血球を破壊して血流中に出たときに発熱が起こり，新たな赤血球内に侵入すると解熱すると考えられています．そして再びハマダラカの吸血によって蚊の中腸に入り，さらに中腸の表層で増殖し多数の原虫になって唾液腺に移行します．図式的に書くと次のようになります．

蚊の中腸 → 唾液腺 → （吸血）→ ヒトの肝細胞 → 赤血球 → **赤血球内増殖サイクル** → 血流 → （吸血）→ 蚊の中腸

I-6. クリプトスポリジウムの生活環

環境中ではオーシストと呼ばれる卵様の休止型細胞として存在しています．これが宿主内へ入るとスポロゾイドと呼ばれる虫体がオーシストから脱離し、腸粘膜上皮細胞の微絨毛に侵入します．そこで分裂増殖して、無性生殖から有性生殖を経て再び成熟オーシストを形成します．これが糞便として環境中に放出されます．オーシストは塩素消毒に抵抗性を示すため水道水の汚染が問題となります．ただし加熱や乾燥には弱い生物です．

宿主外：感染性のオーシスト → 宿主内：腸粘膜上皮細胞の微絨毛に侵入 → 有性生殖によるオーシストの形成 → 糞便とともにオーシストの排出

II. 寄生虫とは

真核生物です．原虫と異なり，寄生虫は多細胞生物です．原虫までは微生物の仲間ですが，寄

生虫は通常は微生物として扱われません．ミリメートル（mm）の単位の大きさで，肉眼で観察することができます．

　海産魚類に住みつき，生食したときに胃に寄生するアニサキスが属する線虫類，住血吸虫症の原因となる吸虫類，北海道でみられるエキノコッカス症の原因であるエキノコッカスが属する条虫類などがあります．

II-1. アニサキス：　成虫はクジラやイルカの胃に，幼虫はサバやイカなどに寄生しています．幼虫は，体長 20～35 mm あり，穿孔歯という突起をもっています．ヒトがこれらの海産魚類を生で食べると幼虫が胃壁や腸壁に穿入して激しい腹痛を起こします．これをアニサキス症といいます．

II-2. 日本住血吸虫：　世界的には感染者の多さや症状の重篤さから重要な寄生虫疾患で，以前は日本にも日本住血吸虫によるものがありましたが現在は見られません．体長 10～20 mm で血管内に寄生します．日本住血吸虫はミヤイリガイを中間宿主としています．

II-3. エキノコックス：　単包性と多包性の 2 種類があり，北海道でキタキツネが媒介するエキノコッカス症の原因は多包性のエキノコックスです．卵，幼虫，成虫と成長します．キツネには成虫（体長 4 mm）が寄生していて，排出された卵が経口的にヒトの腸に入るとそこで幼虫となり，さらに肝臓に寄生して肝臓の機能障害を起こします．

要　点

- 原虫は、真核生物である．
- 原虫には，運動器官として偽足（根足虫類），鞭毛（鞭毛虫類），繊毛（繊毛虫類）などを備えた複雑な構造のものが多い．
- マラリアの病原体は胞子虫類のマラリア原虫である．
- クリプトスポリジウムは、塩素消毒に抵抗性を示す．
- 寄生虫は，微生物とは違って多細胞生物である．アニサキスが属する線虫類やエキノコッカスが属する条虫類などがいる．

確認問題

☐ 原虫は，他の微生物とは異なり多細胞生物である．
☐ 原虫の中には，偽足，鞭毛，繊毛などを使って運動するものがいる．
☐ 原虫には，ヒトに病原性を示すものは見つかっていない．
☐ 原虫の生活環には，暗黒期（またはエクリプス期）と呼ばれる段階がある．
☐ 赤痢アメーバやマラリアの病原体は，原虫である．
☐ マラリアは，熱帯や亜熱帯地方で発生する感染症である．
☐ 原虫の中には，塩素に抵抗性を示し，水道水を汚染するものがいる．
☐ クリプトスポリジウムは，浄水過程の塩素消毒では死滅しない．(87-68)
☐ クリプトスポリジウムは，煮沸しても死滅しない．(87-68)
☐ 寄生虫は，真核生物に属する多細胞生物である．
☐ アニサキスやエキノコックスは，寄生虫である．

第3章　感染症総論

　感染症は他の病気と異なり，原因となる病原体がヒト（宿主）の体内に侵入して一定の症状を引き起こす病気です．病原体は微生物であり，感染症を引き起こす微生物のことを病原微生物といいます．なお，感染症の中で，ヒトからヒトへ次々と伝播するものを「伝染病」と呼びます．

第1節　感染と発症 － 宿主寄生体関係

　インフルエンザなどの感染症が流行しているころを想像して下さい．多くの人たちが寝込んでしまうのに，中には元気な人たちもいます．インフルエンザの病原体は，同じく体内に侵入してきているのに何故でしょう．感染症は，感染しても必ず発症するとは限らないのです．ここでは，感染と発症の関係を見てみましょう．

到達目標
- ◆ 宿主（ヒト）の抵抗性と病原体の毒力について説明できる．
- ◆ 代表的な細菌毒素（外毒素と内毒素）について説明できる．
- ◆ 現代における感染症（日和見感染，院内感染，国際感染症など）の特徴について説明できる．
- ◆ 院内感染について，発生要因，感染経路，原因微生物，およびその防止対策を説明できる．
- ◆ 新興感染症と再興感染症について代表的な例をあげて説明できる．
- ◆ 母子感染する疾患をあげて，その予防対策を説明できる．
- ◆ 性行為感染症をあげて，その予防対策と治療について説明できる．

キーワード

汚染，　感染，　発症（発病），　不顕性感染，　宿主寄生体関係，　外毒素（エキソトキシン），内毒素（エンドトキシン），　リポ多糖（LPS），　生体防御機構，　持続性感染，　日和見感染，院内感染，　国際感染症，　輸入感染症，　新興感染症，　再興感染症，　母子感染，性行為感染症（STD）

I. 感染と発症 － 顕性感染と不顕性感染

　感染症が起こる場合，**汚染** contamination，**感染** infection，**発症** overt infection の3つのステップがあります．

汚染 ➡ 感染 ➡ 発症

> **汚染**： 飲食物，器具や道具，われわれの身体などに病原体が単に付着した状態をいいます．
> **感染**： 病原体が経口的に，あるいは皮膚の損傷部から体内に侵入して組織に定着し増殖することをいいます．単に体内に微生物が侵入しただけでは感染とはいいません．
> **発症**： 感染後に生体組織に何らかの異常が生じ，特有の症状が現れることをいいます．症状としては感染部位に起こる**炎症** inflammation などの局所症状と発熱，頭痛などの全身症状があり，さらに咳，嘔吐，下痢などのその感染症に特有な症状が現れます．

感染症が発症する場合は，汚染 → 感染 → 発症の順序で進行します．しかし，大切なことは，感染しても必ずしも発症するとは限らないということです．発症するか否かは，微生物の**病原性**（pathogenicity）の強さ（＝**毒力** virulence）と宿主の抵抗力の強さの相対的な力関係で決まります．毒力が強ければ発症しますし，宿主の抵抗力が強ければ発症しません．例えば，通常は感染症を起こさないような弱毒性の微生物でも，宿主の抵抗力が低下していれば発症することがあります．このように，感染症は微生物（寄生体）の病原性の強さとヒト（宿主）の抵抗力の強さの相互関係に大いに影響されます．これを**宿主寄生体関係** host-parasite relationship といいます．

感染しても発症しない場合を，**不顕性感染** inapparent infection といいます．日本脳炎や急性灰白髄炎（ポリオ）などは代表的な不顕性感染を起こしやすい感染症です．これに対して，感染して発症する場合を**顕性感染** apparent infection といいます．

なお，感染から発病までの期間を**潜伏期** incubation period or latent period といい，これが短いものを急性感染症，長いものを慢性感染症といいます．インフルエンザは急性感染症で，結核や梅毒などが代表的な慢性感染症です．

II. 微生物の病原性の強さ － 病原性因子

II-1. 定着性

細菌が感染を完成させるためには，宿主の組織粘膜に定着することが必要です．それには，細**付着線毛**が定着に関係します（p28 参照）．付着線毛の例としては，淋菌の線毛，尿路感染する大腸菌の pyelonephritis-associated pili (Pap)，毒素原性大腸菌の colonization factor antigen (CFA) などがあげられます．

II-2. 侵襲性

病原細菌には，組織内に侵入するものや細胞内に入り込むものがいて，病原性に大いに関係があります．病原大腸菌には大腸粘膜上皮細胞に侵入するものがいます．

II-3. 鉄の獲得機構

微生物が生体内に侵入すると栄養素としての鉄の不足に直面します．鉄はすべての生物の増殖に必須の栄養素（無機質）です．生体内では遊離の鉄は少なく，大抵はトランスフェリンやラクトフェリンといったタンパク質に結合した状態で存在します．病原性のある細菌や真菌は，このような鉄結合タンパク質や鉄を豊富に含有するヘモグロビンから鉄を奪い取る手段を備えています．これも病原因子の1つといえます．

II-4. 生体防御系からの回避

肺炎レンサ球菌のように，莢膜をつくって食細胞（生体防御系の細胞）（p94 参照）による食菌から免れるものや，結核菌やレジオネラのように食菌されても殺菌を免れるものなどがいます．

結核菌やレジオネラのように，細胞外でも増殖しますが細胞内に侵入して外部の生体防御系の攻撃を回避する細菌を**通性細胞内寄生細菌** intracellular parasite といい，チフス菌もその仲間です．

これに対して，細胞外にいるときのみ組織を傷害し，食菌されれば直ちに殺菌されるものを**細胞外寄生細菌** extracellular parasite といい，ブドウ球菌やレンサ球菌などがいます．

なお，リケッチアやクラミジアのように細胞内でのみ増殖可能な細菌は，**偏性細胞内寄生細菌** obligate intracellular parasite といいます．

II-5. 毒素

病原細菌の産生する毒素は，**外毒素**（エキソトキシン exotoxin）と**内毒素**（エンドトキシン endotoxin）の2種類があります．

1) **外毒素**： 細菌が産生して菌体外に分泌するタンパク質で，次のようなものがあります．

①**細胞毒**（サイトトキシン cytotoxin）： ジフテリア菌が産生する毒素（ジフテリア毒素）で ADP リボシル化によりタンパク質合成を阻害するものや，ガス壊疽菌の産生する脂質分解酵素（レシチナーゼ　α毒素）などがあります．

②**神経毒**（ニューロトキシン neurotoxin）： 中枢や末梢の神経系に作用する毒素です．例えば，ボツリヌス毒素は末梢神経系に作用し，神経－筋間のシナプス伝達を阻害する致死性の高い強毒素です．破傷風菌はテタノスパスミンという外毒素を産生しますが，この毒素は末梢神経に沿って中枢神経に達し運動神経と結合して骨格筋の痙攣を引き起こします．

③**腸管毒**（エンテロトキシン enterotoxin）： 腸管上皮細胞に作用して下痢を起こさせる毒素です．コレラ毒素，毒素原性大腸菌(p126 参照)の易熱性および耐熱性エンテロトキシン，ブドウ球菌の耐熱性エンテロトキシンなどがあります．耐熱性の腸管毒は，加熱処理で殺菌しても毒素は依然として毒作用をもっているため注意が必要です．

④**溶血毒**（ヘモリジン hemolysin）： 黄色ブドウ球菌や化膿レンサ球菌などが産生する毒素で，赤血球を破壊する作用（溶血性）があります．なお溶血性には，α溶血（不完全溶血），β溶血

（完全溶血），γ溶血（非溶血）などの種類があります．
⑤その他： 黄色ブドウ球菌の産生する表皮剥脱毒素(エクスホリアチン exfoliatin)のような皮膚毒があります．これは，新生児に見られる Ritter 病や幼児に多く見られるブドウ球菌性膿痂疹を起こす毒素です．

2) 内毒素： 外毒素のように菌体内で合成され菌体外へ分泌される毒素ではなく，もともと菌体成分であるものが菌体の破壊によって遊離してくるものです．
グラム陰性菌の外膜にあるリポ多糖 lipopolysaccharide (LPS) がこれに当たります．LPS は O 抗原部分，コア部分，リピド A 部分から構成されますが (p26 参照)，リピド A 部分が発熱や血圧降下などの様々な生理活性作用の原因となります．敗血症の場合は，エンドトキシンショックを起こすことがあります．
　なお，LPS の鋭敏な検出法としてリムルステストが用いられます．これは，カブトガニ (*Limulus polyphomus*) の血液中にある LPS と反応しやすい血液凝固系を利用したものです．

III. 宿主の抵抗性 － 生体防御機構

　ヒトの生体防御系は重層的に出来ています．まず，皮膚や粘膜によって微生物の侵入を防いでいます．これらのバリアーが損傷すると感染症が起こりやすくなります．例えば，大火傷のあとは感染症をいかに防ぐかが重要な問題となります．
　微生物が体内に侵入したときに最初に機能する防御系は，侵入した微生物に非特異的なものです．体液中には，リゾチーム（細菌細胞壁のペプチドグリカンを分解する酵素）やラクトフェリン（体内の鉄と結合するタンパク質で，体液内の遊離鉄を減らし細菌の増殖を抑える）などがあり，抗菌力を発揮します．しかし，生体防御系の中心は何といっても免疫機構です．
　抗体が働く免疫を，**体液性免疫**といいます．また食細胞内で生き残る細胞内寄生性細菌や感染細胞内のウイルスに対しては，抗体は効果がありませんので，そのような場合はヘルパーT 細胞の作用でマクロファージを活性化して殺菌効果を増強したり，細胞傷害性 T 細胞によるウイルス感染細胞の破壊などを行います．このような免疫を**細胞性免疫**といいます．このように体液性免疫や細胞性免疫などを駆使して体内に侵入してくる病原体を排除するのです．

IV. 感染の種類
IV-1. 持続性感染
　B 型肝炎のように，症状が治まっても病原体（B 型肝炎ウイルス）が肝臓細胞に長期間感染を続けるような場合を**持続性感染** persistent infection といいます．

IV-2. 日和見感染
　通常では感染を起こさないような弱毒性の微生物が宿主の抵抗力が低下している場合に起こ

る感染症を**日和見感染** opportunistic infection といいます．近年，高齢化や免疫不全を起こす感染症（HIV感染によるエイズなど）あるいは臓器移植での免疫抑制剤の投与などによって免疫力の低下した人たち，すなわち**易感染性宿主** immunocompromised host の増加に伴い，日和見感染症も増加しており問題になっています．

特にエイズの場合は，免疫力の低下により深在性カンジダ症のような真菌症や結核などの感染症を引き起こし，死に至ることがあります．

IV-3. 院内感染

病院内で起こる感染症のことで，注射針の針刺し事故によるB型肝炎ウイルス感染のようなものもありますが，通常は抵抗力の低下した（易感染性の）患者が病院内で発症する弱毒性細菌による日和見感染をいいます．

なお，**院内感染** nosocomial infection or hospital acquire infection に対する用語として，病院外での感染を意味する**市中感染** community- acquire infection という用語があります．

ここで，院内感染について考えてみましょう．

1) **発生要因**： 病院に入院している患者は抵抗力の低下，高齢化，臓器移植などの高度医療の進歩，あるいはエイズのような免疫力を低下させる疾患などによる易感染性宿主の増加によります．

2) **感染経路**： 病室での患者間の感染，空調（エアコン）などの環境汚染による感染（レジオネラによる肺炎など），医療行為に伴う感染（注射，点滴，留置カテーテルなどによる感染）などが考えられます．

3) **原因微生物**： **メチシリン耐性黄色ブドウ球菌 MRSA** methicillin-resistant *Staphylococcus aureus* (MRSA) やレジオネラ *Legionella pneumophila* は，肺炎を起こす原因菌として重要です．また MRSA に有効な抗生物質バンコマイシン vancomycin に対して抵抗性を示す**バンコマイシン耐性腸球菌 VRE** (vancomycin-resistant *Enterococcus*) も出現して問題になっています．ブドウ糖非発酵性グラム陰性桿菌群（NFGNR）は，消毒薬や化学療法薬に抵抗性を示すものが多く，院内感染の起因菌として重要性が増しています．この細菌群には緑膿菌 *Pseudomonas aeruginosa*, ブルクホルデリア・セパシア *Burkholderia cepacia*, フラボバクテリア属，アシネトバクター属，モラクセラ属などが含まれます．

4) **防止対策**： 医師，看護師，薬剤師などの医療従事者や医療器具の消毒，院内設備の清掃などの徹底が重要な防止対策となります．主要な院内感染起因菌である MRSA 感染症では医療従事者からの感染防止が大切です．

IV-4. 母子感染（垂直感染）vertical infection

感染様式には，母親から子供に直接感染していく**母子感染（垂直感染）**と，母子とは関係なくヒトからヒト，あるいは動物からヒトへと感染する**水平感染** horizontal infection があります．
　母子感染には，胎盤を介した胎内感染（先天梅毒など）と出産時に産道で起こる産道感染（B型肝炎など）があります．母子感染防止として，先天梅毒では妊娠判明時に血清検査（血清反応）をして，陽性者にはペニシリンによる治療を行います．B型肝炎では，母親がB型肝炎ウイルスHBVのキャリアーである場合は，生まれた子供に直ちに抗HBVヒト免疫グロブリンを投与し，さらにワクチンを接種して感染を防止します．

IV-5. 性行為感染症 sexually transmitted disease, STD
　以前は，梅毒，淋病，軟性下疳，鼠径リンパ肉芽腫を性病としていたが，性行為で感染する疾患が他にも多々認められ，一括して**性行為感染症**（STD）と呼ばれています．例えば，性器ヘルペスや性器クラミジア感染症などがあり，エイズもこれに属する感染症です．

V. 新興感染症と再興感染症 emerging infectious diseases & re-emerging infectious diseases
　1980年頃に，「人類は感染症を制圧した」といわれた時期もありましたが，その後の予期せぬ感染症の出現でこれが間違いであることが分かりました．世界の多くの国で，原因不明やこれまでの治療法では対応できない感染症の発生が問題になってきたためです．
　これらの感染症には2つの種類があります．全く未知であった病原体の出現による**新興感染症**（エマージング感染症）と，これまでに制圧したと考えられていた感染症が再び猛威をふるうようになった**再興感染症**（リエマージング感染症）です．
　新興感染症にはウイルスが病原体であるものが多く，例えば，エイズ，エボラ出血熱，SARS（重症急性呼吸器症候群）などがあり，さらに，従来の病原体の範疇に入らないプリオン病（BSE, bovine spongiform encephalopathy 牛海綿状脳症など）まで出現しています．（プリオン病の原因は微生物ではなくタンパク質とされている．）
　再興感染症には，結核，劇症型A群レンサ球菌感染症などがあります．

VI. 国際感染症と輸入感染症
　本来は外国で発生する感染症でも，交通手段の発達した現代では，いつ何時日本国内に病原体が侵入するか分かりません．このように本来は日本に存在しない感染症に対しては，検疫という予防対策がとられます．現在，検疫感染症として指定されているものは，感染症法の一類感染症（ペストなど7種類，p106参照）とコレラ，黄熱です．さらに，その中でも致命率が高く伝染力も強いために，国内に侵入した場合，危険度の高い感染症を国際感染症と呼び，ラッサ熱，マールブルグ病，エボラ出血熱の3疾患があります．
　国際感染症への対策としては，流行地での患者発生状況の把握と検疫による病原体の国内持込を防止することが大切です．ラッサ熱などの発生状況はWHO（世界保健機関）によって各国に通

報されるようになっています．

　また，細菌性赤痢，腸チフス，パラチフスなどは，最近では国内での発生は少なくなったものの，海外の流行地で感染して帰国した人が発症する**輸入感染症**として問題になっています．外来感染症（病原体が日本国内にない感染症のこと）のコレラもそうです．東南アジアなどへの海外旅行者がかかる旅行者下痢症もこの例です．旅行者下痢症の原因菌は，毒素原性大腸菌，腸炎ビブリオ，サルモネラなどがあります．

VII. 感染症の伝播経路

　感染症は次のような経路で伝播します．

VII-1. 直接伝播

　性行為感染症などの直接接触感染，インフルエンザや結核などの飛沫感染，先天梅毒のような垂直感染を指します．狂犬病のように動物に咬まれること（咬傷）によって感染するものも直接伝播に入れます．

VII-2. 間接伝播

　器物や衣類などを介した感染（トラホームや皮膚病など），飲食物による感染（サルモネラに汚染された食肉，腸炎ビブリオに汚染された魚介物など），赤痢，腸チフス，コレラ，A型肝炎（流行性肝炎）など水系感染），輸血や血液製剤による感染（B型肝炎，エイズ（AIDS）など）がある．

　なお，輸血の際の感染を防止するために，献血時に梅毒，B型肝炎，C型肝炎，エイズ（AIDS），成人T細胞白血病（ATL）などの感染の有無が検査されています．血液製剤によるエイズの感染（HIV感染）に対する防止も行われています．

VII-3. 動物の媒介する感染

　ノミ（ペスト），シラミ（発疹チフス），カ（日本脳炎，マラリア），ダニ（ツツガムシ病，ライム病）などがあります．

VII-4. 空気による感染（空気感染）

　麻疹（はしか）や水痘などの飛沫核（droplet nuclei）感染や塵埃感染があります．

要点

- 感染症は，汚染 → 感染 → 発症の順に進行するが，感染したからといって必ず発症するわけではない．
- 発症は，病原体の病原性の強さ（毒力）と宿主（ヒト）の抵抗力との相互関係に依存する．ヒトの抵抗力が高けれ発症せず，逆に病原体の毒力が強ければ発症する．
- 感染したが発症しない状態を不顕性感染という．
- 細菌の毒素には，外毒素（エキソトキシン）と内毒素（エンドトキシン）の2種類がある．
- 近年，易感染性宿主の増加に伴い，日和見感染症が増加している．
- MRSAや緑膿菌などによる院内感染も重要な問題となっている．
- 感染症の時代は決して終わっていない．新興感染症と再興感染症が問題になっている．

確認問題

- ☐ 大腸菌は，グラム陰性菌であり，その中には毒素を産生するものがある．(82-53)
- ☐ 病原性大腸菌の中には，大腸粘膜上皮細胞に侵入するものがある．(87-52)
- ☐ エンドトキシン（endotoxin）は，グラム陰性菌の菌体外毒素である．(83-46)
- ☐ 外毒素（エキソトキシン）は，グラム陰性菌の外膜にあるリポ多糖（LPS）のことである．
- ☐ 化膿レンサ球菌は，タンパク質性の溶血毒素を産生する．(87-52)
- ☐ 破傷風菌は，皮膚の創傷面から感染する嫌気性菌で，毒素は産生しない．(82-53)
- ☐ B型肝炎ウイルスは，ヒトに持続感染して増殖する．(82-53)
- ☐ B型肝炎のワクチンは，未だ開発されておらず，母子感染は現在でも防止できない．
- ☐ HIV感染は，結核のリスクファクターである．(84-63)
- ☐ 日和見感染とは，宿主の免疫機能が低下したときに，通常は感染が起こりにくい微生物の感染を受けることをいう．(83-63)
- ☐ 日和見感染とは，病原体が変異することによりその感染力が強くなったときに起こる感染である．(86-65)
- ☐ 院内感染の多くは，日和見感染症である．(84-66)
- ☐ 医療従事者は，院内感染の経路とはならない．(86-66)
- ☐ MRSA感染防止は，院内感染防止の最重要課題の1つである．(84-210)
- ☐ MRSAは，症状の無い医療従事者や患者の皮膚，鼻前庭，咽頭などでも検出されることがある．(85-210)
- ☐ 血管内留置カテーテルがMRSAの感染源と疑われる際には，点滴器具の抜去と挿入部分の変更が必要である．(86-210)

- ☐ MRSAが患者から分離された場合，感染症状・所見を伴わなくても保菌者として隔離病室に入れ，治療する必要がある．(83-193)
- ☐ 高齢者などの易感染性患者は，院内感染症としてMRSAによる肺炎，敗血症，腸炎などを発症することが多い．(83-193)
- ☐ MRSAは，消毒薬にも耐性である．(85-217)
- ☐ MRSAの消毒には，できる限り強力な消毒薬を用いる．(86-214)
- ☐ バンコマイシン耐性腸球菌（VRE）は，院内感染の原因となることがある．(86-66)
- ☐ 感染が起こっても発病に至らないものを，顕性感染という．(86-65)
- ☐ 垂直感染することが知られている感染症はどれか？(83-67)
    風疹，AIDS，梅毒，ジフテリア，マラリア
- ☐ 新興感染症には，劇症型A群レンサ球菌感染症や結核などがある．
- ☐ 再興感染症には，エイズ，エボラ出血熱，SARS（重症急性呼吸器感染症）などがある．
- ☐ 献血時に，感染の有無の検査が行われる感染症はどれか？(82-70)
    梅毒，インフルエンザ，AIDS（エイズ），B型肝炎，ポリオ

第2節　常在細菌叢

われわれの身体には，多くの微生物が住みついています．そして決まった場所に大体決まった微生物が定着しています．これを常在微生物叢といいます．このような微生物は，われわれにどういうメリットとデメリットがあるのでしょうか．ここでは主に常在細菌叢について見てみましょう．

到達目標
◆ 腸内細菌の役割について説明できる．
◆ その他の常在微生物について説明できる．

キーワード
常在微生物叢，　腸内細菌，　偏性嫌気性菌，　口腔細菌，　バイオフィルム，　内因感染，
菌交代症，　MRSA感染症

ヒトの皮膚や粘膜，口腔内，腸管内には多くの微生物が生息しており，**常在微生物叢** indigenous microflora を形成しています．通常はヒトに無害であるばかりか，腸内細菌の中にはビタミンの補給に役立っているものもいるといわれています．また，常在細菌が存在することで，侵入する病原体の定着を妨げ，感染防止に役立っています．ところが，高齢による免疫力の低下などで抵抗力が落ちると，通常では考えられないような弱毒性の常在微生物による感染（内因感染）が起こる場合もあります．日和見感染と呼ばれるものです．また，広域スペクトルの抗生物質の投与で安定な常在細菌叢が破壊されると抗生物質に抵抗性の微生物が増殖して，**菌交代症** microbial substitution or superinfection と呼ばれる感染症を起こす場合もあります．

I. 腸内微生物

ヒトの腸内には膨大な細菌が生息しています．大腸菌などの通性嫌気性菌もいますが，主体はバクテロイデス属，クロストリジウム属，ビフィドバクテリウム属などの偏性嫌気性菌です．また，乳酸菌は乳幼児には多くが，年とともに減少します．ビフィドバクテリウム属の細菌や乳酸菌はヒトの健康に有益な細菌の仲間です．

このような常在細菌叢が破壊されると菌交代症が起こることがあります．代表的な菌交代症として，リンコマイシンやクリンダマイシンなどの抗生物質の投与で起こるクロストリジウム・ディフィシル *Clostridium difficile* による偽膜性腸炎があります．

細菌の他に，カンジダ・アルビカンス *Candida albicans* のような真菌も腸内に常在していて，抗細菌剤の投与によって菌交代症を起こすことがあります．抗生物質のような抗細菌剤は真菌には効かないからです．

II. 口腔微生物

　口腔内にも様々な微生物が常在しています．一説では500種類くらいの口腔細菌が生息しているともいわれています．舌や歯表面は**口腔レンサ球菌** oral *Streptococcus* が主体で，その中にはミュータンス群レンサ球菌のように齲蝕（虫歯）の原因となるものもいます．また，抜歯などの歯科治療の際に血中に入った口腔細菌が亜急性細菌性心内膜炎の原因となることもあります．歯と歯肉間の溝（歯肉溝）の深部は嫌気度が高く，多くの嫌気性菌の生息する場所となっています．ポルフィロモナス属，プレボテラ属，アクチノマイセス属，フゾバクテリア属，トレポネーマ属などの嫌気性菌が見られ，これらの細菌が歯周病の原因になると考えられています．

　このように歯に付着した細菌を主体とした塊を歯垢（デンタルプラーク）といいますが，最近は**バイオフィルム** biofilm と呼ぶこともあります．

　また，口腔内にはカンジダ属の真菌も常在しており，鵞口瘡や義歯性口内炎の原因となる場合があります．鵞口瘡はエイズ発症の指標疾患の1つになっています．

III. その他の常在細菌

　皮膚（表皮ブドウ球菌など），鼻前庭部（黄色ブドウ球菌），膣（乳酸桿菌，デーデルライン桿菌という）などが常在しています．特に，鼻前庭部の黄色ブドウ球菌はMRSA（メチシリン耐性黄色ブドウ球菌）感染症との関係で記憶しておく必要があります．

要　点

- われわれの皮膚，鼻腔内，口腔内，腸管内などには多くの微生物が生息しており，常在微生物叢を形成している．細菌の場合は，腸内細菌や口腔細菌などと呼ばれる．
- 常在微生物叢は，外部からの病原体の定着を防ぎ，感染防止の役割を果たしている．
- 広域スペクトルの抗生物質投与などでこの微生物叢が破壊されると，抗生物質に抵抗性の微生物が優勢になり菌交代症という現象が起こる．
- 免疫力が低下すると，通常では考えられないような弱毒性の常在微生物（細菌や真菌）による日和見感染を起こすことがある．このような感染を内因感染という．

確認問題

☐　ヒトの常在細菌は，腸管内に限られ，これを腸内細菌という．
☐　MRSAは，腸管内に常在している．
☐　MRSAなどの黄色ブドウ球菌は，鼻前庭部に常在している．
☐　腸内細菌の多くは，偏性嫌気性菌である．
☐　腸内細菌は，体内へ侵入した細菌の定着を阻止することにより，感染防御に役立っている．
☐　口腔内の常在細菌は，バイオフィルムを形成している．
☐　口腔微生物叢は，細菌が主体で，真菌は常在していない．
☐　口腔内には，齲蝕や歯周病の原因となる細菌が常在している．
☐　クリンダマイシンを投与した際に，クロストリジウム・ディフィシルによる菌交代症（偽膜性腸炎）を起こすことがある．
☐　常在微生物が日和見感染の原因となることはない．
☐　エイズ発症の指標疾患である口腔カンジダ症（鵞口瘡）は，口腔内に常在しているカンジダ属真菌による内因感染である．
☐　エイズ発症の指標疾患の1つであるカリニ肺炎は，常在する真菌による感染症である．

第3節　免疫の基礎知識

　免疫 immunity とは，伝染病における「二度なし」現象に対してつくられた用語で，感染防御を意味します．そして，そのシステムを**免疫機構**といいます．しかしその後，免疫機構が感染防御に限らず，臓器移植時の拒絶反応にも同じ機構が働いていることが明らかになったため，現在では，免疫機構とは基本的に「自己」と「非自己」を見分け，「非自己」を排除する機構として認識されています．「非自己」と認識される物質を抗原と呼び，通常はタンパク質や多糖体などの高分子物質です．ただし，生体には自己の高分子物質を抗原と認識しない仕組みが備わっており，これを免疫寛容といいます．ここでは，感染防御機構について見てみましょう．

到達目標
◆ 感染免疫（感染防御機構）の基礎を説明できる．
◆ 細菌やウイルスなどの感染症に対する免疫応答について説明できる．

キーワード

自然免疫，　獲得免疫，　マクロファージ，　食細胞，　T細胞，　B細胞，　形質細胞，体液性免疫，　細胞性免疫，　細胞傷害性T細胞（キラーT細胞），　サイトカイン，　抗原，不完全抗原（ハプテン），　抗体，　免疫グロブリン，　一次応答，　二次応答，　補体，オプソニン効果

I. 免疫機構とは何か

　ヒトの体内に侵入してきた病原体に対抗する防御機構が免疫です．感染が起こると，まず感染部位に好中球やマクロファージなどの食細胞が集合して，微生物を食菌し，食細胞内の殺菌機構で処理します．また血清中には，補体という一群のタンパク質があり，侵入した微生物（細菌）に結合して細胞膜を破壊したり，食細胞による食菌を促進させる働きがあります．食菌を促進する作用を**オプソニン効果**といいます．ここまでは非特異的な生体防御系で，自然免疫とも呼ばれます．さらにマクロファージは食菌後，単に殺菌だけではなく，分解した微生物の成分の断片を細胞表層に突き出すことによって（抗原提示），他のT細胞などの免疫細胞に対して侵入した微生物の抗原情報を伝達します．そして，その情報に基づいて，T細胞が活性化され，さらに活性化されたT細胞によって，B細胞は抗原（侵入した病原体）に特異的な抗体を産生する形質細胞に分化します．T細胞やB細胞などの免疫細胞間の情報伝達は，**サイトカイン**という低分子量のタンパク質を介して行われます．このころになると，侵入した微生物に対する特異的な生体防御系が稼動することになります．これを獲得免疫ともいいます．

　人が誰でも生まれつきもっている免疫が**自然免疫**であり，各個人が実際に感染症にかかったり，予防接種を受けたあとにもつようになる免疫が**獲得免疫**です．

これらの免疫を担当する多様な細胞はすべて，多能性造血性幹細胞からの分化によってできたものです（図 3-1）．

ここでは，免疫機構をもう少し詳しくみてみましょう．

```
                              ┌→ 赤血球、血小板
                              │      ┌→ 好酸球
              ┌ 骨髄球系幹細胞 ─┼ 顆粒球系前駆細胞 ┼→ 好中球
              │               │      ├→ 好塩基球
              │               │      └→ 肥満細胞
造血幹細胞 ─┤               └ 単球系前駆細胞 → 単球 → マクロファージ
              │
              └ リンパ球系幹細胞 ─→ NK（ナチュラル・キラー）細胞
                                 │                 → γδT細胞
                              【胸腺】         【骨髄】
                          ┌───┼───┐           │
                        TDTH  CTL  TH        B細胞
                                              ↓
                                            形質細胞
```

TDTH：遅延型過敏症
CTL：細胞傷害性T細胞
TH：ヘルパーT細胞

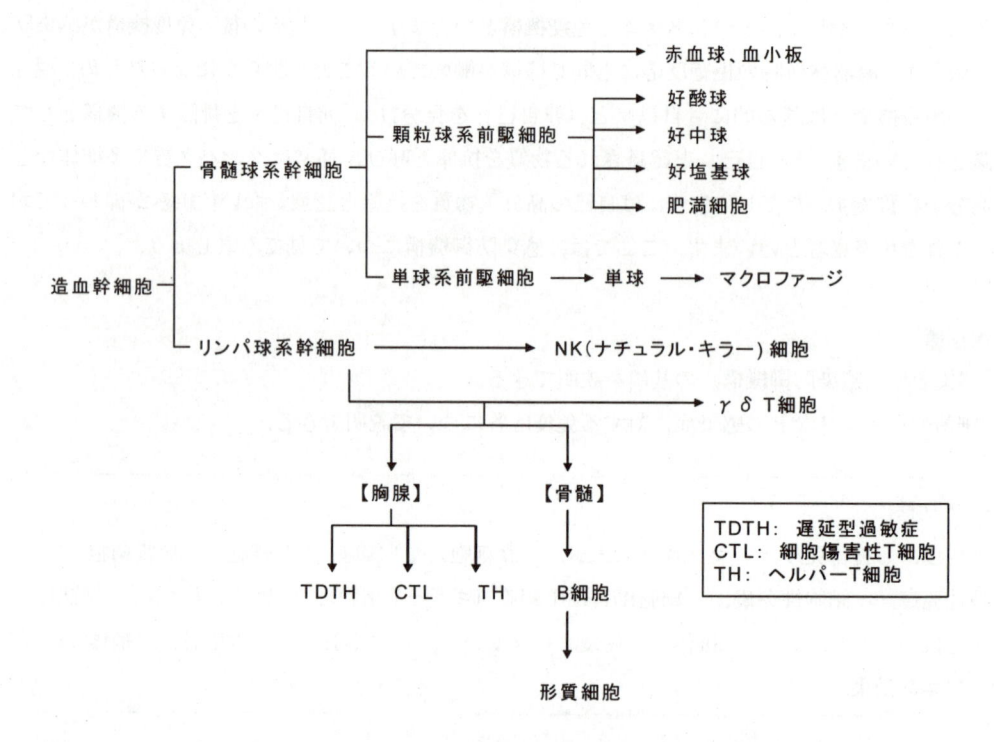

図 3-1．造血幹細胞からの免疫細胞の分化

II．免疫細胞の働き

II-1．自然免疫系（非特異的免疫）

1) **好中球やマクロファージなどの食細胞**： 好中球やマクロファージは，侵入した病原体（細菌など）を食菌し消化（分解）します．消化は，好中球では完全に行われるのに対して，マクロファージでは部分的で，分解産物であるペプチド断片は主要組織適合遺伝子複合体 major histocompatibility complex (MHC) であるクラス II 分子とともにマクロファージの細胞表面に発現され，侵入病原体の抗原情報として獲得免疫系の免疫細胞に提示されます．

2) **NK（ナチュラルキラー）細胞**： ウイルスのような宿主の細胞内で増殖する病原体に対しては，食細胞では対処できません．そこで，NK（ナチュラルキラー）細胞がこれに対処します．NK 細胞は，パーフォリンやグランザイムといったタンパク質を放出してウイルス感染細胞にアポトーシス（プログラム細胞死）を起こさせ，感染細胞もろともウイルスを排除します．ただし，NK 細胞とウイルス感染細胞の結合は，ウイルスに対する特異抗体を介して起こるため，獲得免疫が必要

になります．

　マクロファージや NK 細胞の例から分かるように，自然免疫と獲得免疫は完全に独立して働くものではなく，協同して働くことで効果的に病原体を排除するシステムになっています．

II-2. 獲得免疫系（特異的免疫）

　マクロファージなどの抗原提示細胞が，侵入してきた病原体を食菌し部分消化した後で，その断片(抗原)を MHC に結合させて細胞表層に提示すると，T 細胞が受容体(T 細胞抗原受容体 T-cell antigen receptor, TCR) を介してそれを認識します．MHC にはクラス I とクラス II の 2 種類が知られていて，クラス I はすべての有核細胞に存在しクラス II は B 細胞などの免疫細胞に限って存在します．MHC クラス II をもつ抗原提示細胞は CD4 をもつ T 細胞（$CD4^+$T 細胞、ヘルパーT 細胞）に対して抗原を提示し，MHC クラス I をもつ抗原提示細胞は CD8 をもつ T 細胞（$CD8^+$T 細胞、細胞傷害性 T 細胞）に対して抗原を提示します．CD(cluster of differentiation)とは、モノクローナル抗体で認識される白血球の分化抗原のことで、T 細胞はこの CD 番号で $CD4^+$ や $CD8^+$ T 細胞などに分類されます．このように MHC クラスと CD の対応には規則性があります．なお、抗原提示細胞には、他に樹状細胞があります．

　このように抗原提示された $CD4^+$T 細胞は T_H0 細胞を経て T_H1 細胞（T_H1 型ヘルパーT 細胞）と T_H2 細胞（T_H2 型ヘルパーT 細胞）に分化します．T_H2 細胞は IL4（インターロイキン 4），IL5, IL6 などのサイトカインを産生して B 細胞を活性化し，T_H1 細胞は IFN-γ（インターフェロンガンマ）、IL-2（インターロイキン 2）、TNF-β（腫瘍壊死因子ベータ）などを産生してマクロファージなどを活性化します．このような T 細胞はヘルパーT 細胞と総称されます．

　また，抗原提示された $CD8^+$ 細胞は細胞傷害性 T 細胞 cytotoxic T lymphocyte, CTL として機能します．このような T 細胞をキラーT 細胞ともいいます．

　このように抗原提示細胞によって活性化されたそれぞれの T 細胞（T_H2 細胞と T_H1 細胞，および CTL）には，次のような働きがあります．

1)体液性免疫としての機能
T_H2 細胞による特異抗体産生 B 細胞の活性化

　特異抗体とは，特定の抗原（異物や侵入してきた病原体の成分）に結合するタンパク質のことです．抗体を産生する免疫細胞は B 細胞です．ナイーブ B 細胞とは，膨大な種類の抗原に対応する抗体を産生する潜在能力をもつ細胞の集団で，この中から，侵入した病原体に特異的な抗体を産生する B 細胞が選択されます（クローン選択説）．その選択の際に働くのが T_H2 細胞です．選択された B 細胞は，増殖して**形質細胞**に分化して特異抗体を大量に産生するようになります．

　抗体の関与する免疫を**体液性免疫** humoral immunity といいます．

2)細胞性免疫としての機能

T_H1 細胞によるマクロファージの活性化

病原細菌には，マクロファージに食菌されても殺菌が十分行われず，そのままマクロファージ内部で生存しつづけるものがいます．この場合は，T_H1 細胞がマクロファージを活性化して，マクロファージの殺菌力を増強することで内部の細菌を排除する仕組みになっています．

細胞傷害性 T 細胞 (CTL) の働き

細胞外にいる感染前のウイルスに対しては，抗体がウイルスの表層抗原に結合することでウイルスが宿主細胞のレセプターに結合することを阻止して感染を防止します．ただし，細胞に吸着し細胞内に侵入したウイルスに対しては，抗体は効果がありません．そのような感染細胞は，ウイルスの抗原を MHC クラス I 分子とともに表層に提示して $CD8^+$ (「CD8 という抗原をもつ」という意味です) T 細胞を刺激します．活性化された $CD8^+$T 細胞は，細胞傷害性 T 細胞 (CTL) としてウイルスの感染した細胞を攻撃します．

このような T 細胞による免疫を**細胞性免疫** cellular immunity といいます．

III. サイトカイン

免疫応答は，免疫細胞間の複雑なネットワークにより行なわれています．そこでの情報伝達は，免疫細胞が分泌する**サイトカイン** cytokine と呼ばれる分子量 2～4 万の多種のタンパク質を介して行なわれています．サイトカインとは，免疫細胞間の情報伝達のための道具なのです．

一括してサイトカインと呼んでいますが，マクロファージが分泌するものを**モノカイン** monokine，T 細胞のようなリンパ球由来のものを**リンフォカイン** lymphokine と呼ぶこともあります．サイトカインには，インターロイキン interleukin, IL と称されるものが，IL-1 から IL-12 まであり，他に腫瘍壊死因子 tumor necrosis factor, TNF やコロニー刺激因子 colony stimulating factor, CSF などがあります．また、ウイルス感染の際に動物細胞が分泌するウイルス増殖抑制因子であるインターフェロンもサイトカインの一種と位置づけられています．

ある免疫細胞から分泌されたサイトカインに対する受容体 (レセプター) をもった別の免疫細胞が，サイトカインと細胞表面で結合すると細胞質に情報が伝わり，さらにシグナル伝達系を介して核内に情報が伝わり，分裂促進や機能分化を起こすことになります．T 細胞の作用で B 細胞が抗体を産生する形質細胞に分化するときも，このようなサイトカインが働いているのです．

IV. 抗原

免疫応答の刺激になるものを抗原といいます．感染症では，病原体は多種類の抗原をもった異物です．その成分である高分子量のタンパク質や多糖体が，それぞれ抗原となります．さらに，抗原の中にあって抗原性を決定する小さな部分 (抗原決定基) をエピトープといいます．

抗原には，免疫応答の刺激となる免疫原性と，抗原抗体反応のような特異的反応性の 2 つの性質があります．これらの両方をもった抗原を**完全抗原**といい，免疫原性はもたないが抗体との反応性はもっている抗原を**不完全抗原**といいます．この不完全抗原のことをハプテン (hapten) と

いいます．薬剤のような低分子量の物質で起こるアレルギーでは，薬剤がハプテンとなっている例です．ハプテンは，それ自身では免疫原性はありませんが，タンパク質のような高分子量の物質（キャリアーと呼ぶ）と結合すると免疫原性を発揮して特異的な抗体の産生の刺激となります．こうして産生された抗体は，ハプテンに特異的に結合することができます．

V. 抗体
V-1. 種類と構造

抗体 antibody とは，抗原 antigen 刺激により B 細胞が産生する血清中のタンパク質です．血清タンパク質を電気泳動するとグロブリン画分にくるため，**免疫グロブリン** immunoglobrin と呼ばれ，Ig と略記されます．IgG, IgM, IgA, IgE, IgD の 5 種類（クラス）があります．

抗体は，基本的に 2 本の H 鎖 (heavy chain) と 2 本の L 鎖 (light chain) がジスルフィド結合（硫黄原子と硫黄原子が結合した架橋 －S-S-）によって結合しており，全体として Y 字形の構造をしています．パパインというタンパク質分解酵素で処理すると，Fab (antigen binding fragment) 部分と Fc (crystallizable fragment) 部分に分解されますが，この 2 つの断片は機能的にも特徴があります．Fab 部分は H 鎖の断片（N 末端側）と L 鎖から成り，Fc 部分は H 鎖の残りの部分（C 末端側）から成ります．（図 3-2）

Fab は，さらに N 末端側の**可変領域**（V 領域）と C 末端側の**定常領域**（C 領域）に別れ，V 領域が抗原との結合部位になります．V 領域のアミノ酸配列は変化に富んでおり，これが膨大な種類の抗原に対応する抗体の多様性を担っています．また，Fc 部分には食細胞のレセプターと結合する部位があり，抗原抗体複合体を引き寄せ，抗原の貪食を容易にするオプソニン効果に関与します．また，補体結合部位も Fc 部分にあります．

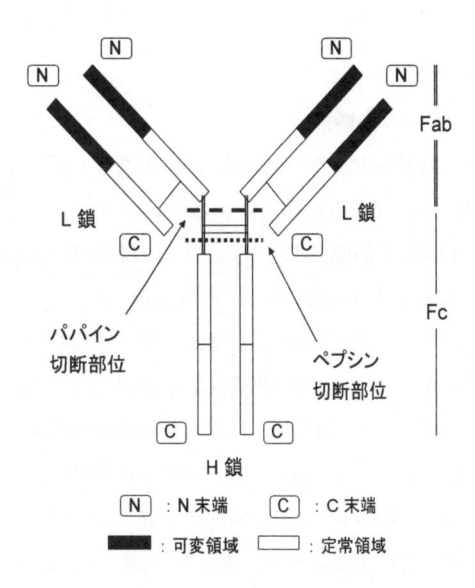

図 3-2．抗体の構造

5 種類の抗体の特徴は，次のようになります．

IgM: 5 分子の IgM が会合した 5 量体で，分子量が大きいのでマクログロブリンとも呼ばれます．他の抗体は抗原との結合部位が 2 個（2 価）ですが，IgM は 10 個（10 価）あることになります．B 細胞が活性化されると最初に産生される抗体です．

- IgG： 血清中に最も多く存在する抗体です．免疫グロブリン（Ig）の約80％がIgGです．
- IgA： 唯一の分泌抗体で，粘膜免疫に働く抗体です．粘膜表面に分泌されるとき，分泌成分が結合した2量体となります．
- IgD： 血清中の濃度は低く，生理機能は不明です．
- IgE： 肥満細胞（マスト細胞）のFcレセプターに結合した状態で抗原に出会うと，肥満細胞からヒスタミンなどの脱顆粒を誘発して即時型Ⅰ型アレルギーの原因となります．

V-2. 一次応答と二次応答

　最初の抗原刺激では，直ちに抗体が血清中に現れるのではなく，しばらく時間が経ってからIgMがまず産生されます．その後，少し経ってからIgGが現れてきます．これを**一次免疫応答**といいます．しかし，次に同一の抗原が侵入した場合は，直ちにIgGが大量に産生されます．これを**二次免疫応答**といいます．これは，1回目の抗原刺激により産生された抗体の大部分は抗原がなくなると産生が止まり数日で死滅しますが，わずかな細胞が生き残り，再び同一の抗原に出会うときのために抗体産生機構を保持しているためと考えられています．

　このような生き残った少数の細胞は，**記憶細胞**と呼ばれます．このことを免疫学的記憶といいます．二次免疫応答では，この記憶細胞が直ちに応答して特異的な抗体を産生するものと考えられています．

V-3. 抗体の多様性

　膨大な抗原に対する多様性は，H鎖とL鎖のV領域の多様性によるものです（さらに詳しく言えば，V領域にある**超可変領域** hypervariable region が抗原のエピトープを認識します）．例えば，H鎖のV領域はV, D, Jの3つのDNA断片が結合して，V-D-Jという配列を形成しています．染色体上にV (Variable), D (Diversity), J (Junction)の複数の遺伝子群から成る領域が存在していて，それぞれから1遺伝子ずつが選びだされ結合されて，いろいろな組み合わせの新しい配列の遺伝子として再構成されるわけです．これに変異が加わり多様化します．L鎖のV領域は，V-Jの配列をしているが，これも同様な組換えによって多様なものが作られます．さらに，H鎖とL鎖が組み合わされることで膨大な種類の抗体が作り出される仕組みになっています．

　なお，H鎖のFc部分の特定の部位が組換えによって，IgM, IgG, IgA, IgD, IgEに変化します．B細胞が活性化されると，最初はIgMが血清中に現れますが，やがてIgGやIgAが産生されるようになります．これをクラススイッチといいます．

VI. 補体

　血清中に存在し，抗原排除に働く一群のタンパク質成分を**補体**（complement）と呼びます．主要なものはC1～C9です．これらの成分が，カスケード（滝の意味）のように連続的に反応して生理活性を示すようになります．これを補体の活性化といいます．

補体の活性化には，図3-3に示すように，連続的反応の引き金になるものの違いによって，古典経路，別（第二）経路およびレクチン経路の3つのルートがあります．古典経路では抗原抗体複合体が，別経路ではLPSなどが，レクチン経路では菌体表面の糖鎖が引き金になります．

　生理機能としては，これらの成分が細菌の表層に結合して**膜侵襲複合体**（membrane attack complex, MAC）を形成して溶菌させることと，C3成分の分解産物であるC3bが細菌（あるいは異物）に結合することにより好中球やマクロファージの食作用を促進させる，いわゆる**オプソニン作用**（あるいは**オプソニン効果**）があります．C3bの働きをオプソニン作用といいます．抗体にもオプソニン作用があります．この場合、C3bや抗体をオプソニンと呼びます．

　その他に，C3成分のもう1つの分解産物C3aが血管壁透過性を亢進したり，C5成分の分解産物C5aが好中球に対する走化性を示したりします．

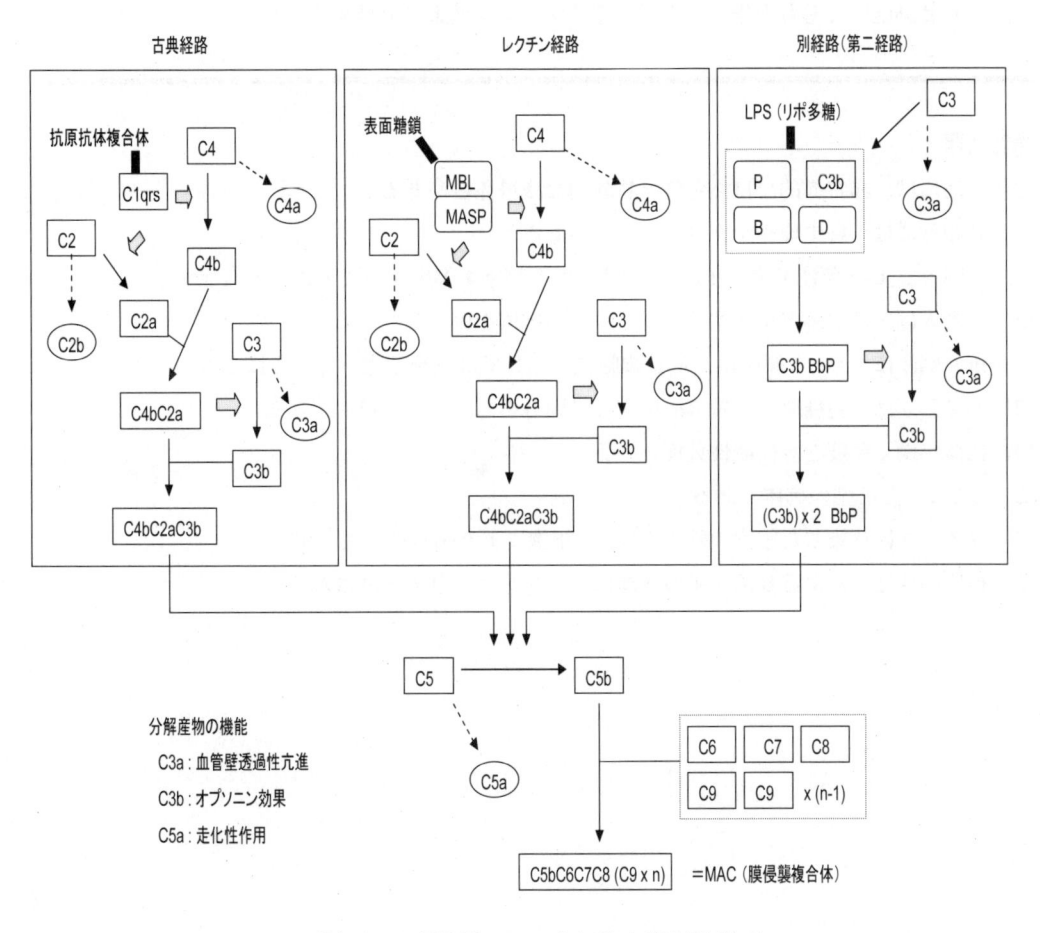

図中のC1〜C9は穂成分．アルファベットの付いた成分は分解成分です．

図3-3．補体の活性化

要　点

- 免疫系には，生まれつき備わっている自然免疫と感染によりつくられる獲得免疫がある．
- 自然免疫は，好中球やマクロファージ，ナチュラルキラー細胞などが関与する免疫である．
- 獲得免疫は，B細胞による抗体産生や活性化T細胞による免疫である．
- 抗原が刺激となって，特異的な抗体がつくられる．
- 免疫応答には一次応答と二次応答があり，予防接種は二次応答を活用したものである．
- 抗体はY字型の構造にアミノ酸配列が一定の定常領域（C領域）と変化の激しい可変領域（V領域）をもっており，多様な抗原に対応できるのは可変領域による．
- 血清中には補体という成分があり，細菌の細胞膜を破壊したり，細菌（抗原）と複合体をつくり食細胞による貪食作用を促進するオプソニン効果を発揮する．

確認問題

☐ 免疫には，非特異的な自然免疫と特異的な獲得免疫がある．
☐ 食細胞には，好中球やマクロファージがある．
☐ AIDSは，ヒト免疫不全ウイルス（HIV）がB細胞を傷害することにより発症する．
☐ 日本人は，ほとんどがA型肝炎ウイルスの抗体を保有している．
☐ 抗原刺激により，B細胞は，形質細胞に分化して抗体を産生するようになる．
☐ ハプテンは，免疫原性と特異的反応性の両方をもった完全抗原である．
☐ 抗体が働く免疫を，体液性免疫という．
☐ IgAは，分泌型の抗体である．
☐ ウイルスに感染した細胞の除去には，T細胞による細胞性免疫が働く．
☐ 補体の活性化による食菌作用の促進は，オプソニン効果と呼ばれる．

第4節 細菌性食中毒

　食品が原因で起こる病気には，消化器系感染症，細菌性食中毒，有害食品添加物や工業製品で起こる食中毒，フグ毒や毒キノコなどの自然毒による食中毒などがあります．最近の食中毒の年間発生は，発生件数で2千件を越え，患者数も3万人をはるかに越えています．食中毒の中で最も発生件数の多いのは細菌性食中毒です．ここでは，細菌性食中毒を中心に微生物が原因となる食中毒を見てみましょう．

到達目標
◆ 食中毒の種類をあげて，発生状況を説明できる．
◆ 代表的な細菌性およびウイルス性食中毒をあげて，それらの原因となる微生物の性質，症状，原因食品および予防方法について説明できる．

キーワード

感染型食中毒（サルモネラや腸炎ビブリオなど），　毒素型食中毒（ブドウ球菌やボツリヌス菌など），　ウイルス性食中毒（A型肝炎ウイルスやノーウォークウイルスなど）

　飲食物を摂取することによって急性胃腸炎，下痢，嘔吐などの症状を起こすことを食中毒といいます．

　食中毒の原因には，次の3種類があります．
自然毒食中毒：　フグ毒のテトロドトキシン，じゃがいもの芽の部分にあるソラニンなどが原因で起こる食中毒です．
化学物質食中毒：　農薬，有害食品添加物，水銀などが原因で起こる食中毒です．
細菌性食中毒：　細菌が原因で起こる食中毒です．微生物が原因の食中毒では，最近はウイルスによるものも少なくありませんが，食中毒全体を見ると細菌性のものが圧倒的に多い．なお，通常は食中毒とは一次感染のみで二次感染を起こさないものをいい，二次感染を起こす感染症と区別します．ただし，コレラ菌，赤痢菌，チフス菌（パラチフスA菌）は食中毒起因菌に入れることになっています．

I. 細菌性食中毒の種類　—　感染型と毒素型
I-1. 感染型食中毒：　食品を汚染した原因菌が増殖し，それを知らずに摂取することで起こります．サルモネラ属菌，腸炎ビブリオ，病原大腸菌，カンピロバクター，ウェルシュ菌，セレウス菌などが含まれます．ウェルシュ菌はガス壊疽の原因菌ですが食中毒も起こします．

I-2. 毒素型食中毒： 原因菌が食品で増殖中に外毒素を産生し，食品とともに摂取された毒素によって胃腸症状がでるものです．ブドウ球菌とボツリヌス菌の毒素が重要です．前者は耐熱性で，食品を加熱処理して原因菌を殺菌しても毒素の活性をもつので，特に注意が必要です．また，ボツリヌス菌の毒素は神経毒で，非常に致死性が高いので危険です．

一般的に，毒素性食中毒が感染性食中毒より，原因食品の摂取から発症までの期間が短いという特徴があります．感染性食中毒は体内での細菌の増殖が必要なため，発症までの期間が長いと考えられます．

また，原因となる微生物としては細菌以外に，小型球形ウイルス，A型肝炎ウイルスなどのウイルス，クリプトスポリジウム（原虫），アニサキス（寄生虫）などが含まれています．

II. 代表的な原因細菌

II-1. サルモネラ属菌（グラム陰性桿菌，感染型食中毒菌）

サルモネラ・エンテリティディス *Salmonella* Enteritidis，サルモネラ・チフィムリウム *Salmonella* Typhimurium などのサルモネラ属菌による食中毒です．多くの動物が本菌をもっているため，食肉の生食で発症することがあります．最近は，*Salmonella* Enteritidis による鶏卵の汚染が問題になっています．

なお，感染症の起因菌であるチフス菌 *S.* Typhi やパラチフス菌 *S.* ParathphiA もサルモネラ属の細菌です．

II-2. 腸炎ビブリオ（グラム陰性桿菌，感染型食中毒菌）

ビブリオ・パラヘモリティカス *Vibrio paraphaemolyticus* による食中毒です．本菌は，増殖に 2〜3％の NaCl を要求し，淡水では溶菌します．これから推察されるように，本菌は海水中に生息している細菌です．海産の魚介類の生食で発症することがあります．なお，溶血性を示すものを神奈川現象陽性菌といい，病原性と関係があると考えられています．

II-3. 病原大腸菌（グラム陰性桿菌，感染型食中毒菌）

エシェリキア・コリ *Escherichia coli*（大腸菌，*E. coli* と略す）は，もともと腸管に常在する非病原菌ですが，一部のものが下痢などの胃腸症状を起こし，**病原大腸菌**と呼ばれます．さらに感染様式によって，**腸管病原大腸菌 EPEC**, enteropathogenic *E. coli*，**腸管組織侵入性大腸菌 EIEC**, enteroinvasive *E. coli*，**腸管毒素原性大腸菌 ETEC**, enterotoxigenic *E. coli*，**腸管出血性大腸菌 EHEC**, enterohemorrhagic *E. coli*，**腸管凝集性大腸菌 EAggEC**, enteroaggregative *E. coli* の5種類に分類されます．

腸管出血性大腸菌による感染症は，いわゆる **O157 感染症**のことです．この感染症は，最初は食中毒として知られましたが，現在は二次感染を起こす伝染性のある感染症として取り扱われます．感染症法の三類感染症に分類されています．

II-4. 黄色ブドウ球菌（グラム陽性球菌，毒素型食中毒菌）

スタフィロコッカス・アウレウス *Staphylococcus aureus* の産生する毒素による食中毒です．本菌の特徴は耐塩性で，7.5% NaCl 存在下でも増殖するという特徴があります．これは，あくまで高塩濃度に耐えるということで，*V. parahaemolyticus* のように増殖に NaCl を要求するわけではありません．ヒトの皮膚や，特に鼻腔内に常在する細菌です．弁当のおかずなどによる食中毒を起こしやすいです．本菌が産生するエンテロトキシンという腸管毒（分子量 27 kDa 前後のタンパク質）により，嘔吐や腹痛，下痢を起こします．本毒素は耐熱性で（100℃，30 分の加熱で失活しない），汚染食品を通常の加熱処理をしても，菌は殺滅されても毒素の活性は残っており，食中毒が起こります．

II-5. ボツリヌス菌（グラム陽性桿菌，毒素型食中毒菌）

クロストリジウム・ボツリナム *Clostridium botulinum* の産生する毒素によって食中毒が起こります．本菌は土壌に生息する嫌気性菌で，芽胞を形成します．本菌の産生する毒素（分子量 140〜150 kDa のタンパク質）は，A〜G の 7 型があります．ヒトに病気を起こすのは A，B，E，F 型であり，欧米では A，B 型毒素による中毒が多く，日本では E 型毒素によるものが多いです．本毒素は神経毒で，非常に致死性が高いのですが，比較的易熱性（熱に弱い）で 80℃，30 分の加熱で失活します．原因食品はイズシ，缶詰，真空パック食品などです．

III. ウイルス性食中毒

代表的な原因ウイルスは，小型球形ウイルス small round structured virus, SRSV です．原因食品は生牡蠣などです．食中毒は通常夏季に発生することが多いのですが、このウイルス性食中毒は冬季に発生します．なお，SRSV は学名ではなく、形状から名付けられた名称です．1968 年，米国オハイオ州ノーウォークで発生した集団急性胃腸炎の原因として発見されたノーウォークウイルスが原因ウイルスと考えられています．最近（2002 年）開かれた国際ウイルス学会で，このウイルスの正式な分類が決められました．カリシウイルス科ノロウイルス属ノーウォークウイルスです．SRSV、ノーウォークウイルスとも呼ばれますが、ノロウイルスといわれることが多いようです．

同じ SRSV に属し，乳幼児に急性胃腸炎を起こすサッポロウイルスが知られていますが，このウイルスもカリシウイルス科サポウイルス属サッポロウイルスと正式に決定されました．

他のウイルス性食中毒の原因ウイルスとして，A 型肝炎ウイルスがあります．

IV. 微生物による食中毒の予防

食中毒は一般的に，ある程度以上の菌数を摂取したときに起こるので、まず原因菌の汚染を防ぐこと、食品上での増殖を抑えること、加熱により殺菌あるいは毒素の破壊を行うこと（ただし，耐熱性の毒素もあるので注意が必要）などが一般的な留意点となります．

具体的には次のような点が大切です．
①ハエ，ゴキブリなどの衛生害虫の駆除による食品の汚染防止．
②調理前の手洗いの励行．
③手指が化膿している場合は調理しない．
④食品は庫内温度を5℃以下に保った冷蔵庫に保存し，原因菌の増殖を抑える．
⑤まな板や包丁などの調理道具は熱湯消毒などを行う．
⑥食品は加熱して，調理後はできるだけ早めに食べる．

要　点

- 細菌性食中毒には，感染型と毒素型がある．
- 感染型食中毒の代表例は，サルモネラと腸炎ビブリオによるものである．
- 毒素型食中毒の代表例は，ブドウ球菌とボツリヌス菌によるものである．
- ウイルス性食中毒の代表例として，A 型肝炎ウイルスと小型球形ウイルス（SRSV）によるものがある．SRSV の一つは，カリシウイルス科ノロウイルス属ノーウォークウイルスと命名された．
- 食中毒の防止には，手洗いの励行や飲食物の加熱処理などが有効である．

確認問題

- 食品衛生法に基づいて，食中毒として扱われている細菌はどれか．(83-76)
  Vibrio parahaemolyticus, Campylobacter jejuni, Clostridium tetani, Shigella dysenteriae, Staphylococcus aureus
- 腸炎ビブリオによる食中毒は，毒素型である．(86-75)
- 腸炎ビブリオは，淡水中で溶菌しやすい．(84-76)
- 腸炎ビブリオによる食中毒発生件数は，過去 10 年間減少傾向にある．(89-79)
- 腸炎ビブリオによる食中毒の最も多い原因食品は，淡水魚である．(89-79)
- 腸炎ビブリオによる食中毒の予防には，水道水による魚介類の洗浄が有効である．(89-79)
- 腸炎ビブリオによる食中毒では，調理器具を介した二次汚染がよく知られている．(89-79)
- サルモネラで汚染されている鶏卵による食中毒が，増加している．(84-76)
- サルモネラは，グラム陰性桿菌である．(86-53)
- 食中毒を起こすサルモネラ（*Salmonella enteritidis*）は，芽胞形成菌である．(85-49)
- 黄色ブドウ球菌による下痢や嘔吐の症状は，菌が産生するエンテロトキシンによる．(86-75)
- 食品の加熱処理により，黄色ブドウ球菌による食中毒は，予防できる．(84-76)
- 手指などの化膿巣は，*Staphylococcus aureus* による食中毒の感染源となる．(88-76)
- *Staphylococcus aureus* により産生される毒素は，100℃，10 分の加熱で失活する．(88-76)
- *Staphylococcus aureus* の和名は，ウェルシュ菌である．(88-76)
- ボツリヌス毒素は，耐熱性である．(82-80)
- ボツリヌス菌による食中毒は，食品を真空包装することによって，予防できる．(84-76)
- ウェルシュ菌は，芽胞を形成する嫌気性菌である．(86-75)

第5節　人に伝播する感染症の種類

　病原微生物が身体内に侵入して起こる病気を感染症といいます．その中には，人から人へ伝播するもの，器物を介して感染するもの，家畜やペットなどからヒトへ伝播するもの（人獣共通感染症）とさまざまなものがあります．ここでは，感染症の種類について見てみましょう．

到達目標
◆ 一，二，三，四類感染症および五類感染症をあげて，分類の根拠を説明できる．
◆ 病原体の侵入経路による分類と病原体の種別による分類について説明できる．

キーワード
感染症法，　一類感染症，　二類感染症，　三類感染症，　四類感染症，　五類感染症，検疫法，　結核予防法，　消化器系感染症，　呼吸器系感染症，　動物の媒介する感染症

　感染症を法律によるもの，病原体の侵入経路によるもの，病原体の種類によるもの，として分類して見ます．

I. 法律での分類 − 感染症法，検疫法，結核予防法
I-1.「感染症の予防及び感染症の患者に対する医療に関する法律（「感染症法」と略記）」が重要です．感染症法は，明治30年（1897年）に制定された伝染病予防法が廃止されて，1999年4月から施行されたものです．なお本法は2003年10月に改定され、11月から施行されて現在に至っています．

1)**一類感染症（7種類）：**　感染力が強く症状も重く，きわめて危険度の高い外来感染症が含まれています．診断した医師は，直ちに保健所長を経由して都道府県知事に届けなければなりません．2003年に改正があり，新たに重症急性呼吸器症候群（SARS）と痘そうが加わり7種類になっています．
　{エボラ出血熱，クリミア・コンゴ出血熱，重症急性呼吸器症候群（SARS，コロナウイルスによるもの），痘そう，ペスト，マールブルグ病，ラッサ熱}

2)**二類感染症（6種類）：**　一類感染症と同様に危険度の高い6種類の感染症です．コレラ以外は国内で発生する感染症です．診断した医師は，直ちに保健所長を経由して都道府県知事に届け出なければなりません．
　{急性灰白髄炎（ポリオ），コレラ，細菌性赤痢，ジフテリア，腸チフス，パラチフス}

3)**三類感染症（1種類）：**　腸管出血性大腸菌感染症の1種だけです．いわゆるO157感染症のこ

とです．診断した医師は，直ちに保健所長を経由して都道府県知事に届け出なければなりません．
｛腸管出血性大腸菌感染症｝

4) **四類感染症**（30 種類）： 四類感染症と五類感染症は数が多い．四類感染症には，A 型肝炎や E 型肝炎のように飲食物を介する感染症と，狂犬病，日本脳炎，マラリアのように動物が媒介する感染症が入ります．全部で 30 種類あります．四類感染症の場合も，診断した医師は直ちに保健所長を経て都道府県知事に届け出なければなりません．

  細菌性疾患…（芽胞形成細菌）炭疽，ボツリヌス症，（その他の細菌）ブルセラ症，レジオネラ症，野兎病
  ウイルス性疾患…E 型肝炎，ウエストナイル熱，A 型肝炎，黄熱，狂犬病，高病原性鳥インフルエンザ，サル痘，腎症候性出血熱，デング熱，ニパウイルス感染症，日本脳炎，ハンタウイルス肺症候群，B ウイルス病，リッサウイルス感染症
  スピロヘータ性疾患…回帰熱，ライム病，レプトスピラ症
  リケッチア性疾患…Q 熱，つつが虫病，日本紅斑熱，発しんチフス
  クラミジア性疾患…オウム病
  真菌性疾患…コクシジオイデス症
  原虫性疾患…マラリア
  寄生虫性疾患…エキノコックス症

5) **五類感染症**（42 種類）： 多種の感染症が含まれますが，全数把握対象の感染症（14 種類）と定点把握対象の感染症（28 種類）に二分されます．全数把握対象の場合，診断した医師は 7 日以内に届け出なければなりません．定点把握対象の場合は，定点医療機関だけが毎週あるいは毎月届け出ることになっています．

  <u>全数把握対象</u>（14 種類）
   細菌性疾患…劇症型溶血性レンサ球菌感染症，髄膜炎菌性髄膜炎，破傷風，バンコマイシン耐性黄色ブドウ球菌感染症，バンコマイシン耐性腸球菌感染症
   ウイルス性疾患…ウイルス性肝炎，急性脳炎，後天性免疫不全症候群（AIDS，エイズ），先天性風しん症候群
   スピロヘータ性疾患…梅毒
   原虫性疾患…アメーバ赤痢，クリプトスポリジウム症，ジアルジア症
   プリオン病…クロイツフェルト・ヤコブ病

  <u>定点把握対象</u>（28 種類）

細菌性疾患…A群溶血性レンサ球菌咽頭炎，百日咳，淋菌感染症，細菌性髄膜炎，ペニシリン耐性肺炎球菌感染症，メチシリン耐性黄色ブドウ球菌（MRSA）感染症，薬剤耐性緑膿菌感染症、感染性胃腸炎

ウイルス性疾患…RSウイルス感染症，咽頭結膜熱，感染性胃腸炎，水痘，手足口病，伝染性紅斑，突発性発しん，風しん，ヘルパンギーナ，麻しん，流行性耳下腺炎，インフルエンザ，急性出血性結膜炎，流行性角結膜炎，性器ヘルペスウイルス感染症，成人麻しん，無菌性髄膜炎，尖圭コンジローマ

クラミジア性疾患…性器クラミジア感染症，クラミジア肺炎

マイコプラズマ性疾患…マイコプラズマ肺炎

　他に**指定感染症**（1年間に限定して指定される），**新感染症**（新たに出現した危険度の高い感染症）の項目がありますが，現在は該当するものはありません．

I-2. 検疫法： 外来感染症に対しては，病原体を国内に入れないことが予防対策の第一です．その対象となる感染症は，一類感染症の7種類とコレラおよび黄熱です．

I-3. 結核予防法： 結核に関する法律です．定期の予防接種では，結核だけが結核予防法で規定されており，他は予防接種法に規定されています．

II. 病原体の侵入経路での分類

II-1. 消化器系感染症： 消化管から病原体が侵入する感染症で，コレラ，赤痢，腸チフス，腸管出血性大腸菌感染症などがあります．急性灰白髄炎（ポリオ）は，脊髄の前角細胞を破壊する感染症で胃腸症状が出るわけではないが，侵入部位が腸管であるので消化器系感染症に属します．

II-2. 呼吸器系感染症： 気道から病原体が侵入する感染症で，ジフテリア，結核，麻疹，風疹，インフルエンザなどがあります．飛沫感染するものの例としてに結核があり，飛沫核感染するものに麻疹などがあります．飛沫と飛沫核は同じ「しぶき」ですが，飛沫の方が飛沫核より粒子サイズが大きく，口から出ても1mくらいしか飛びません．そのため，飛沫感染は近くにいるときしか起こりません．これに対して，飛沫核は浮遊時間が長く遠方まで届くため，飛沫核感染は広い範囲で感染が起こります．

II-3. 動物の媒介する感染症： 節足動物の吸血で感染が起こるものとして，日本脳炎（コガタアカイエカ），ペスト（ノミ），マラリア（ハマダラカ），つつが虫病（ダニ）などがあります．媒介する節足動物のことをベクターといいます．

　また，動物の媒介する感染症には，ラッサ熱のようにネズミの尿に汚染されたものに接触する

ことによって感染が起こるものも入ります．

II-4. その他の感染症： 狂犬病は狂犬病にかかった犬などの動物による咬傷により，破傷風は創傷に土壌が入ることにより感染が起こります．性行為感染症は直接接触感染です．

III．病原体の種類での分類

　感染症を，病原体が細菌，ウイルス，真菌，原虫のいずれに属するかで分ける分類法です．例えば，感染症法の一類，二類，三類感染症を病原体の種類別に分類すると次のようになります．(四類，五類感染症はすでに病原体に種別で分類しています)

①細菌： ペスト，コレラ，細菌性赤痢，ジフテリア，腸チフス，パラチフス，腸管出血性大腸菌感染症，
②ウイルス： エボラ出血熱，クリミア・コンゴ出血熱，重症急性呼吸器症候群（SARS），痘瘡，マールブルグ病，ラッサ熱，急性灰白髄炎（ポリオ）

　このように，一類，二類，三類感染症に分類されるものは細菌とウイルスが病原体であることが分かります．

要点

- 感染症は，感染症法で一類，二類，三類，四類，五類感染症に分類される．
- 一類感染症は，外来感染症の7種類である．
- 三類感染症は，腸管出血性感染症（O157感染症）の1種類である．
- 病原体の侵入経路別の分類では，消化器系感染症や呼吸器系感染症などがある．
- 病原体別に分類すると，細菌とウイルスによる感染症が圧倒的に多い．

確認問題

☐ エボラ出血熱は，「感染症の予防及び感染症の患者に対する医療に関する法律」（感染症法）において，感染症に指定されている．(86-66)
☐ 結核は，感染症法において感染症に指定されている．
☐ コレラは，外来感染症であるので一類感染症である．
☐ 腸管出血性大腸菌感染症は，三類感染症である．
☐ メチシリン耐性黄色ブドウ球菌（MRSA）感染症は，四類感染症である．
☐ 五類感染症には，全数把握対象と定点把握対象の感染症がある．
☐ 検疫法の対象となる感染症は，感染症法の一類感染症の7種類である．
☐ ジフテリア，結核，インフルエンザは呼吸器系感染症である．　○
☐ 急性灰白髄炎（ポリオ）は，消化器系感染症である．
☐ 細菌性赤痢は，国内ではこの10年間発生していない．(87-76)
☐ 赤痢菌の感染経路の1つとして，ハエによる伝播がある．(83-63)
☐ リステリアは，空調の冷却水などを汚染して呼吸器系感染症を引き起こす．
☐ 空調設備の冷却塔や貯蔵タンク等のレジオネラによる汚染は，レジオネラ症の原因となる．(87-68)
☐ 破傷風菌は，皮膚の創傷面から感染する嫌気性菌で，毒素は産生しない．(82-53)
☐ ブドウ球菌は，ヒトの皮膚・粘膜などの常在菌で，健康人からもMRSAを含めた黄色ブドウ球菌がしばしば分離される．(83-193)

第6節　滅菌と消毒　—　微生物のコントロール

　微生物を殺滅することを滅菌あるいは消毒といいますが，滅菌と消毒は，どのように違うのでしょうか．また，滅菌法や消毒法にもいろいろな種類がありそうです．ここでは，滅菌と消毒との違い，そして滅菌や消毒の種類と方法について見てみましょう．

到達目標
◆ 滅菌，消毒，防腐および殺菌，静菌の概念を説明できる．
◆ 主な滅菌法を説明できる．
◆ 主な消毒法，特に代表的な消毒薬について説明できる．

キーワード
滅菌，　消毒，　防腐，　殺菌，　静菌，　滅菌法，　物理的消毒法，　化学的消毒法，消毒用アルコール，　次亜塩素酸ナトリウム，　ポビドンヨード，　陽イオン界面活性剤（逆性石けん），　両性界面活性剤，　グルコン酸クロルヘキシジン，　グルタラール

I. 滅菌と消毒の定義

　微生物を殺滅するときに**滅菌** sterilizationや**消毒** disinfectionという言葉が使われますが，厳密には両者は区別して使われなければなりません．滅菌とは，対象となっている物件に含まれるあらゆる微生物を殺滅あるいは除去することをいいます．それに対して消毒とは，病原微生物などの有害な微生物を殺滅して感染力を失くすことをいいます．消毒は，滅菌のように無菌にすることではありません．滅菌する方法を滅菌法，消毒する方法を消毒法といい，目的に応じて使い分ける必要があります．

　また，**防腐**とは，微生物の増殖を抑えて有害な作用を防止することをいいます．殺菌とは，一般的に微生物を殺滅することを指します．殺菌と対をなす用語に静菌があります．静菌とは，微生物を殺滅せず，増殖を停止させることをいいます．薬剤の作用を，**殺菌作用**と**静菌作用**に区別して表すことがあります．

II. 滅菌法

　滅菌法としては，微生物を扱う実験の際のガラス器具などの乾熱滅菌（160℃，1時間あるいは180℃，30分），培地調製のための高圧蒸気滅菌（オートクレーブ，121℃，15～20分），あるいは無菌操作での白金耳の火炎滅菌などがあります．その他に，ガンマ線照射，ホルマリンによる薫蒸，エチレンオキシドによるガス滅菌，過酸化水素ガス法（ガスプラズマ法）、高周波滅菌法，ろ過法による除菌（0.22～0.45μmの孔径をもつフィルターを通す）などが用途に応じて使われています．最近は，空気の除菌にHEPAフィルター（high efficiency particulate air）がよく

使われています．

III．消毒法
　消毒法は，物理的（理学的）消毒法と化学的消毒法の2つに大別されます．
1) **物理的消毒法**：加熱による方法（煮沸消毒と蒸気消毒）や紫外線照射による方法などがあります．
2) **化学的消毒法**：エタノールや次亜塩素酸ナトリウムなどの消毒薬を使う方法です．

　まず，物理的消毒法の紫外線と煮沸による消毒について見てみます．
①**紫外線**：　DNAに傷害を与えることで作用します．あらゆる微生物に有効なのですが，光線の一種ですから影の部分や被消毒物の内部には殆ど作用しません．最も殺菌力の強い波長は，253.7 nmです．人体（特に眼と皮膚）に有害ですので注意が必要です．
②**煮沸**：　熱により微生物のタンパク質を変性させることで作用します．栄養型の細菌（芽胞ではない細胞）やウイルスは100℃で数秒間煮沸処理すると死滅します．栄養型の細菌は75℃でも数分間の処理で死滅します．しかし，芽胞は沸騰水中でも死滅しません．この点で煮沸は滅菌法ではなくて消毒法なのです．

　煮沸により通常のタンパク質は変性するのですが，例外もあります．プリオン病の病原体である異常プリオン(タンパク質)は非常に熱に安定であり，これを失活させるには132℃，1時間の高圧蒸気滅菌が必要です．

IV．消毒の原理と消毒薬使用時の注意点
　消毒の機序としては，加熱はタンパク質の変性，紫外線はDNA傷害，消毒薬はタンパク質の変性や細胞膜傷害などが考えられます．なお，病原微生物すべてに有効でなくても一部の病原微生物に効果があれば消毒薬といいます．
　消毒を実施するときは，次のことに注意する必要があります．
①消毒の効果は消毒薬の濃度，作用温度，作用時間に影響されます．一般に，濃度は高い方が，温度は室温以上ある程度高い方が，時間は長い方が殺菌効果は大きいです．
②消毒薬は，すべての微生物に一様に効果を表すわけではありません．芽胞（休眠型あるいは耐久型細胞，p29参照）は，もっとも消毒薬に抵抗性を示します．栄養型細胞の中では，結核菌が消毒薬の効きにくい細菌です．また，エンベロープをもたないウイルスは，エンベロープをもつウイルスに比べて消毒に抵抗性を示します．結核菌やウイルスに対する効果が，消毒薬によって異なるので消毒薬を選ぶときに注意が必要です．（表3-1, p116参照）
③被消毒物に適した消毒薬を選ばなければいけません．例えば，グルタラールは皮膚や粘膜には刺激が強すぎるので不適ですし，次亜塩素酸ナトリウムなどのハロゲン系消毒薬は金属製品を腐食するため不適です．（表3-1, p116参照）

V. 消毒薬の種類　(表 3-1, p116 参照)
V-1. アルコール類

　エタノール（70〜80%）やイソプロパノール（50〜70%）が使われます．通常，消毒薬は濃度が高い方が殺菌力も強いのですが，エタノールは 100%近くでは逆に殺菌力が低下するので注意が必要です．76.9〜81.4%溶液を消毒用エタノールといいます．比較的短時間で消毒できるという長所がありますが，揮発性が高く濃度変化を起こしやすいというのが欠点です．

【作用機序】タンパク質や脂質の変性
【用途】手指や皮膚の消毒，チューブやカテーテルの消毒

C_2H_5OH　　　　　　　$(CH_3)_2CHOH$
エタノール　　　　　　　イソプロパノール

V-2. 次亜塩素酸ナトリウム

　ハロゲン系の消毒薬です．0.1〜1.0%の濃度で使われます．B 型肝炎ウイルスや HIV（エイズの原因となるウイルス）などのウイルスに有効ですが，結核菌には効果がありません．漂白作用があるので使い方によっては便利ですが，酸性にすると有毒な塩素ガスが発生するので注意が必要です．金属製品を腐食させることや直射日光で分解されやすいことが欠点です．

【作用機序】活性酸素（ClO^-）の発生による殺菌
【用途】プール水，汚染器具の消毒

$NaOCl$
次亜塩素酸ナトリウム

V-3. ポビドンヨード

　ハロゲン系の消毒薬です．ポリビニルピロリドン（PVP）という担体にヨウ素を結合させたもので，徐々にヨウ素が遊離され効果を発揮するので，皮膚や粘膜に刺激が少ないです．

【作用機序】ヨウ素の酸化作用およびヨウ素がタンパク質に結合することによる殺菌作用
【用途】うがい薬や創傷の消毒

ポリビニルピロリドン　　　＋　　　I_2
　　　　　　　　　　　　　　　　ヨウ素

V-4. クレゾール石けん

　フェノール系の消毒薬です．0.5〜1.5%で使用します．結核菌に有効で強力な殺菌力があるが，

芽胞やウイルスにはほとんど効果がありません．臭気が強いのが欠点です．フェノール系消毒薬は最近あまり使われなくなっています．
【作用機序】細胞膜障害やタンパク質の凝固作用
【用途】手指や皮膚の消毒，糞便の消毒

なお，トリクロサン（またはイルガサン）という温和で皮膚刺激性のない消毒薬が衣類や食器などの消毒に使われています．

フェノール　　　　クレゾール　　　　　　　トリクロサン

V-5. 界面活性剤

イオン性界面活性剤には，まずイオン性によって，陰イオン性界面活性剤と陽イオン性界面活性剤を示すものがあります．陰イオン性界面活性剤は洗浄効果はあるが殺菌効果はありません．いわゆる普通の洗浄用石けんです．これに対して，陽イオン界面活性剤は洗浄効果はないものの殺菌効果があります．そこで消毒薬として使用されるわけです．また，両性界面活性剤とは，陽イオン性と陰イオン性の両方の性質を示す界面活性剤で，やはり殺菌作用があります．

陽イオン界面活性剤（逆性石けんともいう）には，塩化ベンザルコニウムや塩化ベンゼトニウムがあり，いずれも 0.1～1.0％の濃度で使います．ただし，洗浄用の石けんと併用すると沈殿を起こすので，一緒に使うことはできません．

両性界面活性剤には，塩化アルキルジアミノエチルグリシンがあり，0.1～0.5％の濃度で使用されます．

両者は，ともに皮膚への刺激が少ないなど類似した性質を示しますが，結核菌に対する効果に違いがあります．陽イオン界面活性剤（逆性石けん）は結核菌に無効ですが，両性界面活性剤は有効です．

【作用機序】界面活性作用による細胞膜障害
【用途】手指の消毒や器具の消毒など広く使われます．

$R=C_8H_{17}～C_{18}H_{37}$

$R-(NH-CH_2-CH_2)_2-NH-CH_2-COOH \cdot HCl$
$R=C_{12}H_{25}～C_{18}H_{37}$

塩化ベンザルコニウム　　　　　　塩化アルキルジアミノエチルグリシン

V-6. グルコン酸クロルヘキシジン

殺菌効果をもつクロルヘキシジンは，ビグアニド基をもつ化合物です．アルカリ性が強いので，通常はグルコン酸塩として使用されます．結核菌やウイルスには無効ですが，その他の栄養型の細菌には幅広い効果があります．刺激性や毒性が低いため広く使われています．0.05〜0.5％の濃度で使用します．色素でピンクに着色したものが商品（ヒビテン）として市販されています．

【作用機序】細胞膜破壊
【用途】手指や手術野の消毒，器具の消毒など広く使われます．

$$\left[Cl-\text{⌬}-NH\cdot\underset{\underset{NH}{\|}}{C}NH\underset{\underset{NH}{\|}}{C}NH(CH_2)_6NH\underset{\underset{NH}{\|}}{C}NH\underset{\underset{NH}{\|}}{C}NH-\text{⌬}-Cl \right] \cdot 2\begin{pmatrix}COOH\\(CHOH)_4\\CH_2OH\end{pmatrix}$$

グルコン酸クロルヘキシジン

V-7. アルデヒド類

ホルマリン（35〜38％ ホルムアルデヒド）とグルタラール（2〜2.25％ グルタルアルデヒド）があるが，ホルマリンはガス滅菌（薫蒸）として使われます．グルタラールは芽胞も殺すほど強力ですが，皮膚に有害です．

【作用機序】アルキル化による殺菌
【用途】ホルマリンは室内の薫蒸消毒，グルタラールは医療器具の消毒など

$$HCHO \qquad\qquad OHC\cdot(CH_2)_3\cdot CHO$$

ホルムアルデヒド　　　　　グルタルアルデヒド

V-8. 酸化剤

過酸化水素の3％溶液がオキシドールとして使われています．

【作用機序】活性酸素として殺菌効果を発揮
【用途】創傷や潰瘍の消毒

$$H_2O_2$$

過酸化水素

VI. 消毒薬を選ぶ際の注意点

次の点を考慮して，使用する用途に適した消毒薬を選びましょう．
①被消毒物の内部まで作用すること
②ヒトに対する毒性が低いこと

③被消毒物を破損しないこと
④方法が特殊でなく，簡単に短時間で行えること
⑤あまり経費がかからないこと

VII. 院内感染と消毒薬

　院内感染の起因菌には，消毒薬に抵抗性を示す細菌が多いのです．そのような細菌には，緑膿菌，ブルクホルデリア・セパシア，肺炎桿菌（クレブシエラ属）などがあります．緑膿菌やブルクホルデリア・セパシアなどのグラム陰性好気性桿菌はグルコース非発酵グラム陰性桿菌群（NFGNR）といわれ，院内感染の起因菌として問題になっています．

表3-1. 各種微生物に対する消毒効果と用途別の効果

消毒薬	微生物に対する効果					適用			
	一般細菌	結核菌	芽胞	真菌	ウイルス	皮膚	粘膜	器具	
								金属	非金属
エタノール	○	○	×	○	○	○	×	○	△
次亜塩素酸ナトリウム	○	×	○	○	○	△	△	×	○
ポビドンヨード	○	○	×	○	○	○	○	×	×
クレゾール石けん	○	○	×	○	×	△	×	△	△
陽イオン界面活性剤	○	×	×	○	×	○	○	○	△
両性界面活性剤	○	○	×	○	×	○	○	○	○
クロルヘキシジン	○	×	×	○	×	○	×	○	○
グルタルアルデヒド	○	○	○	○	○	×	×	○	○
過酸化水素	○	×	×	○	×	○	○	×	×

記号：○（最）適，　△ 不適，　× 不可

VIII. プリオンに対する処置

　BSE（狂牛病）などのプリオン病（p148参照）の病原体であるプリオン（感染性タンパク質粒子 proteinaceus infectious particle）の滅菌法としては次の方法が推奨されています．
　①高圧蒸気滅菌（オートクレーブ）134℃，18分間，②高圧蒸気滅菌　134℃，3分間を繰り返し6回，③1N NaOH浸漬2時間，④1〜5W/V％次亜塩素酸ナトリウム浸漬2時間

要 点

- 滅菌とは，あらゆる微生物を殺滅することをいう．
- 消毒とは，病原微生物を殺滅して感染力を失くすことをいう．
- 消毒法には，物理的消毒法と化学的消毒法があり，化学的消毒法とは消毒薬を用いる方法のことである．
- 物理的消毒法には，紫外線，煮沸，蒸気を用いる方法がある．
- 消毒薬は，それぞれの長所と短所を見極めて使用しなければならない．

確認問題

- 緑膿菌は，耐性化しにくい．(84-210)
- クリプトスポリジウムは，浄水過程の塩素消毒では死滅しない．(87-68)
- クリプトスポリジウムは，煮沸しても死滅しない．(87-68)
- ウシ海綿状脳症（狂牛病）の原因である異常プリオンは，煮沸により失活しない．(87-76)
- 滅菌とは，非病原体を含むすべての微生物を死滅させることである．(84-67)
- 消毒とは，化学的又は物理的方法により，病原体を不活化することである．(84-67)
- 消毒用エタノールのアルコール濃度は，95%である．(84-67)
- 1%次亜塩素酸ナトリウム溶液は，B型肝炎ウイルス汚染の消毒に無効である．(85-217)
- 次亜塩素酸ナトリウム溶液は，金属製手術用具の消毒に最適である．(86-214)
- 次亜塩素酸ナトリウムは，手指・皮膚の消毒，HBウイルスの消毒，プール水の消毒に使用される．(87-214)
- 1%グルコン酸クロルヘキシジン溶液は，芽胞に有効である．(85-217)
- グルコン酸クロルヘキシジンは，分子内にビグアニド構造を有し，これが菌体膜への結合に寄与しているとされている．手指消毒に繁用されるが，粘膜へは適用できない．(87-214)
- 2%グルタラール溶液は，銅製手術器具の消毒に有効である．(85-217)
- グルタラールは，手指消毒に用いられる．(86-214)
- 塩化ベンザルコニウムは，結核菌に対して殺菌効果を示す．(85-217)
- 塩化ベンザルコニウムは，石けんとともに用いるのがよい．(86-214)
- 塩化ベンザルコニウムは，陽イオン界面活性剤である．芽胞，ウイルス，結核菌には無効である．(87-214)
- 10%ポビドンヨードは，手術野の粘膜の消毒に使用できる．(86-214)
- グルタルアルデヒドは，ウイルスの消毒に有効である．(84-67)
- グルタルアルデヒドは，菌体表層のタンパク質活性基と不可逆的結合をするので，殺菌力は

最も強い．医療器具や便器等の消毒には適しているが，人には使用できない．（87-214）
☐ ポビドンヨードの殺菌作用は，その酸化力によるものとされている．殺菌作用は，中性条件下よりも酸性条件下で強い．容易に水洗される．（87-214）

第7節　予防接種 － 感染症の予防

日本では1948年に制定された予防接種法に基づき，予防接種を受けるべき感染症の種類や接種の時期などが定められていましたが，感染症の発生状況などの変化から1994年に予防接種法の改正が行われました．また，結核については結核予防法に基づいて，ツベルクリン反応検査の陰性者に対してBCGの予防接種が行われてきましたが，2004年に改正が行われました．ここでは，感染症予防で大切な予防接種について見てみましょう．

到達目標
◆ 予防接種の原理とワクチンについて説明できる．
◆ 主なワクチン（生ワクチン，不活化ワクチン，成分ワクチン，トキソイド）について基本的特徴を説明できる
◆ 混合ワクチンや多価ワクチンについて説明できる．．
◆ 予防接種について，その種類と実施状況を説明できる．

キーワード
生ワクチン，　死菌（不活化）ワクチン，　成分ワクチン，　トキソイド，　定期予防接種，任意予防接種，　ツベルクリン反応，　混合ワクチン，　多価ワクチン，　能動免疫，受動免疫（抗毒素血清）

I. 予防接種

病原性を欠失させ，なお免疫原性を保持した病原体やその成分，あるいは無毒化した毒素をヒトあるいは動物に投与して免疫力を増強させることを予防接種といいます．予防接種時に投与する製剤をワクチンといい，ワクチンが免疫応答の抗原となるわけです．予防接種は1796年にイギリスの医師ジェンナーによって実施された牛痘接種法に始まり，約100年後フランスの微生物学者パスツールに引き継がれました．ジェンナーとパスツールのワクチンは病原体の弱毒株を用いる生ワクチンでしたが，現在では生ワクチンの他に，死菌（不活化）ワクチン，成分ワクチン，トキソイドなど多様なワクチンが予防接種に使われています．さらに，DNAワクチンや遺伝子工学による食べるワクチンなどの開発および実用化を目指した研究が進められています．

日本では，予防接種は予防接種法と結核予防法により，定期と任意の予防接種が行われています．定期の予防接種は，生後3ヵ月から15歳までの期間の定められた時期にワクチンを接種することになっています．接種のスケジュールを表3-2に示しています．

I-1. 予防接種の種類
1) 定期の予防接種（予防接種法によるもの）
集団予防目的に比重を置く一類疾病：　ジフテリア，百日咳，破傷風，急性灰白髄炎（ポリオ），

麻疹，風疹，日本脳炎の7種類．
（ジフテリア diphtheria，百日咳 pertussis，破傷風 tetanus は三種混合ワクチン DPT として接種されます．三種混合ワクチンの接種は生後 3〜90 月に1回行われ、ジフテリアと破傷風は DT II 期としてさらに 11 歳〜13 歳未満に接種されます．）
個人予防目的に比重を置く二類疾病： インフルエンザ（表 3-2 参照）

2) 定期の予防接種（結核予防法によるもの）
結核の予防接種は 2005 年 4 月から、6ヶ月未満の乳児に対してツベルクリン反応検査を行わずに BCG が接種されるように改定されています．

3) 任意の予防接種（予防接種法によるもの）
インフルエンザ，水痘，流行性耳下腺炎（おたふくかぜ），B 型肝炎，A 型肝炎

表 3-2．定期予防接種の接種スケジュールと任意予防接種（2005 年）

		定期予防接種
予防接種法	一類疾病	ジフテリア(D) ……生後3月〜90月 …… 11歳〜13歳未満 百日咳(P) …… 生後3月〜90月 破傷風(T) …… 生後3月〜90月 …… 11歳〜13歳未満 　　　　　DPT I 期（三種混合）　DT II 期（二種混合） ポリオ …………生後3月〜90月 麻疹 …………生後12月〜90月 風疹 …………生後12月〜90月 日本脳炎 ……生後6月〜90月・・9歳〜13歳未満・・14歳〜16歳未満
	二類疾病	インフルエンザ ……65歳以上の者．及び60歳以上65未満で特定疾患を有する者
結核予防法		結核 ……6ヶ月未満（ツベルクリン反応検査を行わずに接種） 2005年4月から変更
		任意予防接種
		インフルエンザ，水痘，流行性耳下腺炎（おたふくかぜ），A型肝炎，B型肝炎

I-2. 予防接種の原理

　感染症の発症は，病原体の病原性の強さ（毒力）と宿主の抵抗力との相対的な力関係に依存します．宿主の抵抗力が高まるのは，**病後免疫**と**人工免疫**により免疫力が増強されるときです．病後免疫とは実際に病気に罹って獲得する免疫のことで，人工免疫とは予防接種のことです．つまり，病気に罹患する前に，弱毒化した病原体や死菌あるいは病原体の成分を接種して人工的に免疫力を増強して，感染症の予防を図るのが**予防接種**です．

I-3. 予防接種の副作用

　1974年と1975年に連続して百日咳ワクチンによる死亡事故が起こりました．予防接種は感染症予防に不可欠な対策ですが，残念ながら副作用を完全になくすことは困難です．ふつうに見られる副作用は，ワクチンを接種した場所の発赤，腫脹，痛みですが，稀に重篤なアレルギー反応や脳症などが見られることがあり，死亡することもあるのです．予防接種時は問診による医師の安全性の確認が必要です．

　感染症は集団性の疾患であることから，その予防のために予防接種を受けることを強制的に義務づけた時期もありましたが，1994年の予防接種法の改正のとき，このような義務規定から，受けるように努めなければならないという努力義務規定に変更されました．

II. ワクチンの種類

II-1. 生ワクチン … 病原体の生きた弱毒株

　BCG，ポリオワクチン，痘瘡ワクチン，風疹ワクチン，麻疹ワクチン，水痘ワクチン，流行性耳下腺炎（おたふくかぜ）ワクチンなど

II-2. 死菌（不活化）ワクチン … 病原体を熱や薬剤で死滅させたもの

　コレラワクチン，狂犬病ワクチン，日本脳炎ワクチンなど

この場合，病原体が細菌であれば死菌ワクチン，ウイルスであれば不活化ワクチンと呼びます．

II-3. 成分ワクチン（コンポーネント・ワクチン）… 病原体の免疫原性をもつ菌体成分

　インフルエンザワクチン，百日咳ワクチン，B型肝炎ワクチンなど

II-4. トキソイド … 免疫原性を保持している無毒化した毒素

　ジフテリアトキソイド，破傷風トキソイド，ガス壊疽トキソイドなど

III. ワクチンの接種法

　大部分のワクチンは皮下注射によって接種されますが，結核のワクチンであるBCGは管針法（スタンプ stamp 法）による経皮接種がおこなわれています．また，急性灰白髄炎（ポリオ）は日本

では 1, 2, 3 型の弱毒株の混合液（多価ワクチン）を生ワクチンとして経口投与していますが，欧米では安全性の面から不活化ワクチンが接種されています．日本でも不活化ワクチンの接種が検討されています．

IV. 混合ワクチンと多価ワクチン

百日咳ワクチン，ジフテリアトキソイド，破傷風トキソイドは三種**混合ワクチン**として，一時に混合して接種されます．DPT ワクチンともいいます．

多価ワクチンとは，インフルエンザやポリオ（既述）のように同一の病原体に抗原的に異なる型がある場合，これらの異なる型のワクチンを混合したものをいいます．

V. 能動免疫と受動免疫

病後免疫や人工免疫（予防接種）を**能動免疫**というのに対して，**受動免疫**というものがあります．これは，特異抗体を含む血清をあらかじめ作成しておき，これを患者に注射して感染症を治療するもので，血清療法と呼ばれることもあります．ジフテリアや破傷風などの毒素によって起こる感染症に，抗毒素血清として使用されます．

受動免疫は，能動免疫と違って即効性があるが効果は一時的です．また，抗毒素血清はウマに毒素を注射することによって作製されるため，ウマの血液成分という異種のタンパク質を接種することにもなります．そのため，接種した抗血清によって免疫反応が起こり，発熱，発疹，関節痛などの症状（副作用）がでることがあります．これを血清病といっています．受動免疫の他の例として，感染症ではないがハブなどの蛇毒に対する抗血清があります．

要点

- 予防接種は，ワクチンを接種して抗体をつくらせ抵抗力を増強する方法である．
- ワクチンの種類には，生ワクチン，死菌（不活化）ワクチン，成分ワクチン，トキソイドがある．
- 大部分は皮下注射で接種しますが，ポリオの生ワクチンは経口投与します．
- DPT ワクチンのように3つの感染症に対するワクチンを混ぜて接種するものを三種混合ワクチン，ポリオのワクチンのように1,2,3型の混合液を接種するものを多価ワクチンという．
- 定期予防接種では，接種する時期が決められている．
- ジフテリアや破傷風のように毒素で発症する感染症の治療には，予め作成しておいた抗毒素血清を投与する．これを受動免疫という．血清病という副作用がでる場合がある．

確認問題

☐ 予防接種努力義務の対象となる感染症は，ポリオ（急性灰白髄炎），日本脳炎，破傷風及び結核など8疾患である．(89-215)
☐ 義務接種として行なわれてきた予防接種は，勧奨接種に改められている．(83-65)
☐ 三種混合ワクチンは，ジフテリア，百日咳，ポリオ混合ワクチンのことである．(83-65)
☐ 三種混合ワクチンは，ジフテリアトキドイド，百日咳ワクチン，B型肝炎ワクチンを組合せたものである．(89-215)
☐ DPT 三種混合ワクチンは，ジフテリアと破傷風のトキソイドを百日咳ワクチンと混合したものである．(88-64)
☐ ポリオの場合は，1,2,3型の混合液を多価ワクチンとして経口投与している．
☐ 日本脳炎の予防接種には，弱毒性の生ワクチンが用いられる．(88-64)
☐ ポリオ，風疹，麻疹ワクチンは，妊娠している者にも接種できる．(89-215) 86-62
☐ 風疹ワクチンは，妊婦を対象に接種する．(99-64)
☐ インフルエンザワクチンは，弱毒株ウイルスを用いた生ワクチンのことである．(83-65)
☐ トキソイドとは，病原体が産生する毒素を抗原性が損なわれないように無毒化した免疫学的製剤である．(89-215)
☐ トキソイドには，ジフテリアトキソイドや破傷風トキソイドなどがある．
☐ 結核予防のため，生ワクチンのBCGが用いられている．(83-65)
☐ 結核の予防接種の時期は，予防接種法で決められている．
☐ 結核の予防接種は，ツベルクリン反応の陽性者に対して行われる．

第4章　病原微生物学各論

　2003年に「ヒトゲノムの全塩基配列が完全に解読された」と宣言されましたが，微生物の分野でも現在（2004年）までに多数の細菌，真菌，原虫のゲノムの全塩基配列が解読されています．そして今後もその解読される微生物の種数が激増していくことは確実です．

　病原細菌だけをとっても，炭疽菌（*Bacillus anthracis*），セレウス菌（*Bacillus cereus*），ガス壊疽菌（*Clostridium perfringens*），破傷風菌（*Clostridium tetani*），ジフテリア菌（*Corynebacterium diphteriae*），MRSA（*Staphylococcus aureus* N315），肺炎レンサ球菌（*Streptococcus pneumoniae*），A群レンサ球菌（*Streptococcus pyogenes*），結核菌（*Mycobacterium tuberculosis*），O157（*Escherichia coli* O157），チフス菌（*Salmonella* Typhi），赤痢菌（*Shigella flexneri*），ペスト菌（*Yersinia pestis*），緑膿菌（*Pseudomonas aeruginosa*），コレラ菌（*Vibrio cholerae*），腸炎ビブリオ（*Vibrio parahaemolyticus*），レジオネラ症の病原体（*Legionella pneumophila*），ヘリコバクター・ピロリ（*Helicobacter pylori*），肺炎マイコプラズマ（*Mycoplasma pneumoniae*），梅毒トレポネーマ（*Treponema pallidum*），発疹熱リケッチア（*Rickettsia typhi*），トラコーマの病原体（*Chlamydia trachomatis*）など多種多数にのぼります．

　その他，ゲノムサイズの小さいウイルスはもちろん，パン酵母（*Saccharomyces cerevisiae*）やカンジダ症の主要な病原体（*Candida albicans*）のような真菌，マラリアの病原体である熱帯熱マラリア原虫（*Plasmodium falciparum*）やクリプトスポリジウム症の病原体（*Cryptosporidium parvum*）のような原虫のゲノムの全塩基配列もすでに判明しています．

　このように解読された病原微生物のゲノム情報は，病原因子の遺伝子レベルでの解明や病原微生物の特定のターゲットを狙う抗菌薬の創製など多方面での活用が期待されています．

　ここではこのような現状をふまえながら，ヒトに感染症を起こす個々の病原微生物の特徴を見てみましょう．

　なお，微生物のゲノムについて情報を得たいときは，たとえば次のサイトを見ればよいでしょう．また，毎月発行されるMicrobiologyというイギリスの微生物学雑誌にGenome Updateとして新たに解読された微生物のゲノム情報が載っています．

　　　http://www.sanger.ac.uk/Projects/
　　　http://www.tigr.org/tigr-scripts/CMR2/CMRHomePage.spl

到達目標
- ◆ 代表的な細菌感染症とその原因となる病原細菌についての基本的知識を修得する．
- ◆ 代表的なウイルス感染症とその原因となるウイルスについての基本的知識を修得する．
- ◆ 代表的な真菌感染症とその原因となる病原真菌についての基本的知識を修得する．
- ◆ 代表的な原虫感染症とその原因となる原虫についての基本的知識を修得する．

第1節 細菌感染症

> キーワード
> グラム陽性球菌（ブドウ球菌, レンサ球菌）, グラム陰性球菌（淋菌, 髄膜炎菌）, グラム陽性桿菌（破傷風菌, ガス壊疽菌, ボツリヌス菌, ジフテリア菌, 炭疽菌）, グラム陰性桿菌（大腸菌, 赤痢菌, サルモネラ属細菌, チフス菌, ペスト菌, コレラ菌, 百日咳菌, 腸炎ビブリオ菌, 緑膿菌, ブルセラ菌, レジオネラ菌, インフルエンザ菌）, グラム陰性スピリルム属病原菌（ヘリコバクター・ピロリ）, 抗酸菌（結核菌, 非定型抗酸菌）, スピロヘータ, マイコプラズマ, リケッチア, クラミジア

I. グラム陰性桿菌の好気性菌

I-1. 緑膿菌（シュードモナス・エルギノーサ Pseudomonas aeruginosa）

　本菌は緑色の色素（ピオシアニン）を産生し，感染部位の膿が緑色を呈するため名付けられました．免疫力の低下した患者に日和見感染を起こす院内感染の代表的な原因菌です．敗血症を起こします．化学療法剤や消毒薬（逆性石けんやグルコン酸クロルヘキシジン）に抵抗性を示します．生体内で，アルギン酸という多糖体を分泌してバイオフィルムという膜を形成するとさらに抗菌剤が効きにくくなり，臨床現場で問題になっています．

　以前は Pseudomonas 属に分類されていたが，リボソーム RNA 遺伝子の相同性解析から新しい属として分かれたブルクホルデリア・セパシア Burkholderia cepacia も消毒薬（特にグルコン酸クロルヘキシジン）に抵抗性を示し，院内感染の原因菌となります．本属には他に, B. mallei（ブルクホルデリア・マレイ）という鼻疽の原因菌があります．

I-2. 百日咳菌（ボルデテラ・パーツシス Bordetella pertussis）

　小児の急性呼吸器感染症の原因菌です．カタル期, 痙咳期, 回復期をたどるが, 発作性の咳が長く続くため病名となっています．百日咳毒素を産生します．三種混合ワクチンの接種で予防しますが，以前, 死菌ワクチンによる副作用が問題となり予防接種を中止したことがあります. ところが，途端に患者発生数が増加して予防接種の重要性を再認識させることとなりました．現在は，副作用を起こす物質を含まない成分ワクチンが使用されています．

I-3. ブルセラ菌（ブルセラ・メリテンシス Brucella melitensis）

　マルタ熱菌 B. melitensis, ウシ流産菌 B. abortus, ブタ流産菌 B. suis の3種が統合されて, 現在は B. melitensis 1種になっています．もともと家畜に流産を起こす病原体ですが，ヒトにも感染する人獣共通感染症です．胎盤に，本菌の増殖因子であるエリスリトールをもつ動物では流産が起こります. ヒトの胎盤にはエリスリトールがないため，流産を起こしません. なお,

ヒトには波状熱という熱性疾患を起こします.

人獣共通感染症を起こす病原菌として，もともと野うさぎなどのげっ歯類の感染症の病原体である野兎病菌（フランシセラ・ツラレンシス *Francisella tularensis*）があります.

I-4. レジオネラ菌（レジオネラ・ニューモフィラ *Legionella pneumophila*）

水中や土壌中に生息する環境常在菌です．米国の在郷軍人大会で起こった集団肺炎の起因菌として分離されました（1976年）．会場ビルの空調用冷却水の汚染が原因とされています.

レジオネラ症には，肺炎を起こすレジオネラ肺炎（在郷軍人病）と，非肺炎型でかぜ様の熱性疾患のポンティアック熱症があります．肺炎を起こす呼吸器感染症として日本でも問題になっています．ビルの空調用冷却水の他に，温泉や24時間風呂などからも本菌が検出されています.

通性細胞内寄生菌であり，マクロファージの中で増殖可能です（自然界では水中に生息するアメーバの体内で増殖します）．グラム陰性菌ですが，グラム染色されにくい場合はヒメネス（Gimenez）染色を行います.

II. グラム陰性桿菌の通性嫌気性菌
II-1. 腸内細菌科
1) 大腸菌（エシェリキア・コリ *Escherichia coli*）

通常は無害な腸管常在菌ですが，中には病原性を示すものがあり病原性大腸菌（下痢原性大腸菌）と呼ばれます．病原性大腸菌には，次のような5種類があります.

①腸管病原性大腸菌（EPEC）
②毒素原性大腸菌（ETEC）： 易熱性（LT）と耐熱性（ST）の腸管毒を産生します．LTは，コレラ毒素と構造的にも作用面でも類似した毒素タンパク質です．旅行者下痢症の起因菌です.
③腸管組織侵入性大腸菌（EIEC）： 赤痢菌のように細胞内寄生性を示します.
④腸管出血性大腸菌（EHEC）： 出血性の大腸炎を起こします．赤痢菌の毒素と類似した志賀様毒素 Shiga-like toxin を産生し，小児が感染すると溶血性尿毒症症候群 hemolytic uremic syndrome（HUS）を起こすことがあります．O157感染症の起因菌です．志賀様毒素産生菌 Shiga toxin-producing *E. coli*（STEC），あるいは本毒素がベロ毒素ともいわれることから，Vero toxin-producing *E. coli*（VTEC）と呼ばれることもあります．起因菌としては，O157:H7だけでなくO26やO111などが知られています.
⑤腸管凝集性大腸菌（EAggEC）： 細胞内侵入は示しません．慢性の下痢を起こします.

2) 赤痢菌（シゲラ属 *Shigella*）

赤痢には，細菌性赤痢と赤痢アメーバ（原虫）によるものがありますが，日本で赤痢といえば細菌性赤痢を指します．本菌の発見者は志賀潔で，志賀の名前から「シゲラ」と名付けられまし

た．現在でも年間1000人前後の発生があるが，最近は輸入感染例が多くなっています．

シゲラ属 *Shigella* には，シゲラ・ディゼンテリエ *S. dysenteriae*，シゲラ・フレキシネリ *S. flexneri*，シゲラ・ボイディ *S. boydii*，シゲラ・ソンネイ *S. sonnei* の4種類を含み，それぞれA亜群，B亜群，C亜群，D亜群とも呼ばれます．A亜群が最も重症で，D亜群が最も軽症です．日本で発症するのはD亜群によるものが多い．最近は，海外からの輸入感染が多くなっています．

3) **チフス菌**（サルモネラ・チフィ *Salmonella* Typhi）

腸チフスとパラチフスの原因菌です．起因菌は，それぞれ腸チフス菌 *Salmonella* Typhi とパラチフス菌 *S.* ParatyphiA です．通性細胞内寄生菌ですが，赤痢菌と異なり細胞内に留まらず，上皮細胞を通過して粘膜下に侵入して血流に入り全身を侵します．腸チフスの方がパラチフスと比べて重症です．特に腎臓や胆嚢を侵します．主症状は発熱です．

治療には，細胞浸潤性の強いクロラムフェニコールが使われます．

4) **サルモネラ属菌**（サルモネラ属 *Salmonella*）

チフス菌やパラチフス菌以外のサルモネラ属菌による感染症を非チフス症といい，急性腸炎を起こします．食中毒の原因となります．*S.* Typhimurium, *S.* Enteritidis などがあります．後者は鶏卵を汚染している場合があり，食中毒の起因菌となる場合があるので問題となっています．

> サルモネラ属菌の表記法： 本属は，ブタコレラ菌 *Salmonella choleraesuis* の1種から成るが，7つの亜種に分けられ，さらに血清型で細分されます．例えば，腸チフス菌は，*Salmonella choleraesuis* subsp. *choleraesuis* serovar. *typhi* です．subsp. は亜種，serovar. は血清型を表します．通常は，*Salmonella* Typhi（あるいは *S.* Typhi）と略記されます．

5) **ペスト菌**（エルシニア・ペスティス *Yersinia pestis*）

中世ヨーロッパで大流行を起こし多数の死者を出した黒死病 black death の病原体です．ペストは，もともとげっ歯類（ネズミの仲間）の感染症ですが，ノミを介してヒトへも感染します．現在流行している地域は世界的に見ても少なく，日本では現在発生はありません．感染症法の一類感染症に分類されており，検疫対象の感染症です．

ペストには，**腺ペスト**（リンパ節腫脹と発熱），**敗血症**（血液を介して脾や肺に拡散），**肺ペスト**の3種類があります．

肺ペストに至ると，ヒトからヒトへ飛沫感染します．本菌は，1894年に香港で流行したとき，北里柴三郎とエルシン Yersin によって独立に発見されましたが，エルシンの名前からエルシニア *Yersinia* と名付けられました．

エルシニア属には他に，食中毒を起こすエルシニア・エンテロコリチカ *Y. enterocolitica* と，動物に結核様の症状を起こすエルシニア・シュードツベルクローシス *Y. pseudotuberculosis* がいます．ともに，ヒトには急性腸炎を起こしますが，後者はまれに肝臓や脾臓に結核様の結節をつくることがあります．エルシニア属は通性細胞内寄生性の細菌です．

その他の腸内細菌科の細菌として，クレブシエラ属 *Klebsiella*（肺炎桿菌 *K. pneumoniae*），セラチア属 *Serratia*（セラチア・マルセッセンス *S. marcescens*：院内感染起因菌で尿路感染を起こす），プロテウス属 *Proteus*（プロテウス・ミラビリス *P. mirabilis* やプロテウス・ブルガリス *P. vulgaris*：尿路感染，呼吸器感染，創傷感染などを起こす）などがあります．なお，クレブシエラ属は細胞壁の外側に莢膜を持つこと，セラチア属は赤色のコロニーを形成するものが多いこと，プロテウス属は変形菌とも呼ばれ菌体周囲の多数の鞭毛を使って活発に運動することなどが特徴としてあげられます．

II-2. ビブリオ科

1) コレラ菌（ビブリオ・コレラ *Vibrio cholerae*）

血清型分類では，O抗原の血清型でO1（オーワン）型と非O1型（NAG, non-agglutinable ナグビブリオとも呼ばれます）に分けられます．

コレラの主症状は，水様性下痢（1日に数10リットルの米のとぎ汁様と表現される下痢をして，脱水状態になります）ですが，O1型がこの原因です．これに対して NAG ビブリオは食中毒を起こします．O1型は，さらに小川型，稲葉型，彦島型に細分されます．1992年に，非O1型なのにコレラ様症状を起こすものとして，O139（ベンガル型コレラ）が見つかっています．コレラ様症状は，コレラ毒素によるものです．また，生物学的性状の違いから，古典型（アジア型）とエルトール型に分けられます．古典型が重症ですが最近はエルトール型の感染が多くなっています．

治療には，大量の下痢で失われる水分と電解質の補給が大事で，WHO（世界保健機関）は ORS oral rehydration solution（NaCl 0.35%，$NaHCO_3$ 0.25%，KCl 0.15%，グルコース 2%）の経口投与を推奨しています．

2) 腸炎ビブリオ（ビブリオ・パラヘモリティカス *Vibrio parahaemolyticus*）

細菌性食中毒で最も多い原因菌です．もともと海水中に生息している細菌で，培養には食塩 NaCl 2〜3%を要求します．淡水中では溶菌します．本菌が耐熱性の溶血毒を産生して，β 溶血（完全溶血）を示す現象を神奈川現象といい，病原性と関係があるとされています．

なお，本菌はビブリオ属ですが，菌体はらせん状ではなく棒状です．

II-3. パスツレラ科

Haemophilus 属は，増殖に血液中の発育因子，X因子（ヘミン，hemin）とV因子（NAD または

NADP) の両方またはいずれかを必要とします.

1) **インフルエンザ菌**（ヘモフィルス・インフルエンザ *Haemophilus influenzae*）

　インフルエンザの原因菌として発見されましたが，のちに間違いであることが分かりました．本菌は，増殖に X 因子と V 因子の両方を要求します．気管支肺炎や髄膜炎を起こします．（インフルエンザの病原体はインフルエンザウイルスです．）

2) **軟性下疳菌**（ヘモフィルス・デュクレイ *Haemophilus ducreyi*）

　性行為感染症（STD）の一つです．感染後，外性器にやわらかい潰瘍を生じるところから名付けられました．同じ性行為感染症の梅毒の場合に生じる硬い潰瘍（硬性下疳）と対照的です．本菌は，X 因子のみを要求します．

III. グラム陰性桿菌の嫌気性菌

　腸管内に生息しているバクテロイデス属 *Bacteroides*，口腔内に生息しているプレボテラ属 *Prevotella* やポルフィロモナス属 *Porphyromonas*，口腔内および腸管内に生息しているフゾバクテリウム属 *Fusobacterium* などがあります．

IV. グラム陰性球菌

　好気性菌ですが，増殖に 5～10% の二酸化炭素 CO_2 を必要とします．

IV-1. 淋菌（ナイセリア・ゴノロエ *Neisseria gonorrhoeae*）

　ソラマメ様の菌体が 2 個向かい合った形の双球菌です．性行為感染症（STD）の一つです．男性では疼痛を伴う尿道炎，女性でははっきりした症状がでないことがあるが膣炎，尿道炎，子宮内膜炎などを起こします．新生児の淋菌性結膜炎（膿漏眼）の起因菌でもあります．これは産道感染によります．

IV-2. 髄膜炎菌（ナイセリア・メニンギティディス *Neisseria meningitidis*）

　流行性脳脊髄膜炎の原因菌です．．

V. グラム陰性スピリルム属菌

V-1. カンピロバクター・ジェジュニ *Campylobacter jejuni*

　ヘリコバクター・ピロリと同様，増殖に 5% の酸素を要求する微好気性菌（microaerophile）です．さらに，培養時に 10% の二酸化炭素（CO_2）があると増殖が促進されます．鶏肉を汚染して食中毒の原因となります．性質の類似したものにカンピロバクター・コリ *C. coli* があります．

V-2. ヘリコバクター・ピロリ *Helicobacter pylori*

　胃は胃酸（塩酸）により pH2 という強い酸性を示すため，ここに生息する細菌はいないと考

えられていましたが、オーストラリアのウォーレン Warren が胃炎を起こしている人の胃にらせん形の細菌を発見し（1979年）、さらに同じオーストラリアのマーシャル Marshall が胃潰瘍の患者から本菌の分離培養に成功したのです（1982年）．本菌は，グラム陰性のらせん菌で、「らせん」を意味するギリシャ語の heliko から *Helicobacter*（ヘリコバクター）と名付けられました．ただし，好気条件や抗生物質の存在下では球状に変化することがあります．本菌はウレアーゼ（尿素分解酵素）という酵素によって胃の粘膜中に含まれる尿素（ウレア）をアンモニアと二酸化炭素に分解し，生成するアンモニアで局所的に胃の強酸性を中和することで生息していると考えられています．本菌が発見されて以来，胃潰瘍や十二指腸潰瘍の主要な原因菌と考えられ，さらに胃がんの発症にも関係があるともいわれています．

1) **ヘリコバクター・ピロリの検出**：次の2つのアプローチがなされています．
  (i) 内視鏡を用いない検査法： 血清学的検査法や尿素呼気検査など．
  (ii) 内視鏡を用いる検査法： 迅速ウレアーゼ試験、顕微鏡による観察、本菌を実際に培養する方法など．PCRにより本菌特有の遺伝子を検出する方法も行なわれています．

2) **本菌による感染症の治療**：胃からの除菌が行なわれます．
　アモキシシリン（ペニシリン系抗生物質），クラリスロマイシン（マクロライド系抗生物質），ランソプラゾール（プロトンポンプ阻害剤）の3剤併用療法が行われています．なおプロトンポンプ阻害剤には胃酸の分泌を抑制する作用があり、これによって胃内の強い酸性を抑えることで併用する抗生物質の作用を十分発揮させるという効果が期待されています．

VI. グラム陽性桿菌の有芽胞菌
VI-1. バシラス属 *Bacillus*
1) **炭疽菌**（バシラス・アンスラシス *Bacillus anthracis*）
　バシラス属の細菌は，芽胞をつくります．炭疽菌は，生体内では単個の桿菌あるいは短鎖状ですが，培養すると長い連鎖状になります．本菌のつくる莢膜は，多糖体ではなくポリ D-グルタミン酸（アミノ酸の重合体）です．炭疽はウシやウマなどの草食動物の感染症ですが，ヒトにも感染する人獣共通感染症です．感染部位の違いから，皮膚炭疽，肺炭疽，腸炭疽の3種類に分けられます．外毒素として，浮腫因子，防御抗原，致死因子を産生します．コッホにより最初に分離された病原細菌として有名であるが，最近は細菌兵器として本菌の名前が挙がることが多い．

2) **セレウス菌** *B. cereus*
　食中毒の原因菌です．症状から感染型と毒素型の2つの型があります．感染型の主症状は下痢であり，毒素型は耐熱性毒素による嘔吐です．

3) **その他のバシラス属**として、納豆をつくる非病原性のバシラス・スブチリス *B. subtilis*（枯

草菌という）や，昆虫の幼虫を殺す毒素を産生するバシラス・サーリンギエンシス *B. thuringiensis* などがあります．

VI-2. クロストリジウム属 *Clostridium*
1)**破傷風菌**（クロストリジウム・テタニ *Clostridium tetani*）
　芽胞を形成すると，菌体の一端が膨らんだ太鼓のバチ様の独特の形状を示します．偏性嫌気性菌で，土壌中に生息しており，創傷部に土壌とともに入り，感染を起こします．本菌が産生する神経毒テタノスパスミンにより運動神経が侵され，筋肉の痙攣が起こります．呼吸筋が痙攣すると，呼吸困難で死亡します．乳幼児に三種混合ワクチンの１つとして予防接種が行われています．

2)**ガス壊疽菌**（クロストリジウム・パーフリンゲンス *C. perfringens*）
　ウェルシュ菌とも呼ばれます．ガス壊疽の原因菌ですが，食中毒も起こします．前者の場合はα毒素（レシチナーゼC）を，後者の場合は腸管毒（エンテロトキシン）を産生します．偏性嫌気性菌です．

3)**ボツリヌス菌**（クロストリジウム・ボツリナム *C. botulinum*）
　偏性嫌気性菌です．強力な神経毒（ボツリヌス毒素）を産生する食中毒の原因菌で，毒素は血清学的にA～Gの7種類に分類されます．日本では，E型毒素による食中毒が多い．毒素により神経-筋接合部におけるアセチルコリンの分泌が阻害され，筋肉の麻痺を起こし，呼吸筋の麻痺で呼吸困難を起こし死亡します．ただし，この毒素は易熱性（熱に弱い）であり，食品を加熱して食べることにより防止できます．食中毒の他に，創傷ボツリヌス症や乳児ボツリヌス症の原因になります．

4)その他に，クリンダマイシンなどの抗菌薬投与で誘発される偽膜性大腸炎の原因となるクロストリジウム・ディフィシレ *C. difficile* があります．菌交代症 superinfection の例として大切です．

VII． グラム陽性桿菌の無芽胞菌
　ラクトバシラス *Lactobacillus* 属 （乳酸桿菌），リステリア・モノサイトゲネス *Listeria monocytogenes*, エリジペロスリックス *Erysipelothrix* 属などがあります．

VIII． グラム陽性球菌
VIII-1. ブドウ球菌属（スタフィロコッカス属 *Staphylococcus*）
　ブドウ球菌属の細菌は，ブドウの房状にかたまりをつくって増殖します．本属の中でヒトに病原性のある重要な細菌は，黄色ブドウ球菌 *Staphylococcus aureus* です．耐塩性という特徴があ

り，7.5%の NaCl 含有培地で増殖できます（これは高濃度の NaCl に耐えるということで，増殖に NaCl を要求するというわけではありません．この点は腸炎ビブリオと異なるところです）．本菌はヒトの常在細菌で，特に鼻前庭部から高頻度に分離されます．化膿性炎症を起こします．病原因子として，コアグラーゼ，クランピング因子，ロイコシジン，溶血毒など多数のものが挙げられますが，これらが複層的に働いて発症するものと考えられています．

院内感染を起こす MRSA は，メチシリン耐性黄色ブドウ球菌のことです．メチシリンを含むβ-ラクタム系抗生物質に対して結合性の低い細胞壁合成酵素を産生することで耐性化しています．主に接触感染で，抵抗力の低下した易感染性宿主に日和見感染を起こします．

その他に，食中毒の原因となったり，剥脱性皮膚炎や毒素性ショック症候群（toxic shock syndrome toxin-1, TSS-1 により起こる）などの原因となります．

黄色ブドウ球菌の毒素 TSST-1 は，スーパー抗原といわれ，T細胞の非特異的な活性化を起こします．その結果，多量のサイトカインが放出されることにより過剰な炎症反応が起こります．

S. aureus はコアグラーゼを産生するブドウ球菌ですが，コアグラーゼを産生しないブドウ球菌（coagulase-negative staphylococci, CNS）としては，*S. epidermidis*（表皮ブドウ球菌）や *S. haemolyticus* などがあります．

VIII-2. レンサ球菌属（ストレプトコッカス属 *Streptococcus*）

菌体が数珠状に長くつながった球菌です．連鎖が短くてブドウ球菌との鑑別が必要になった場合は，カタラーゼ活性を調べるとよい．ブドウ球菌はカタラーゼ活性を示すが，レンサ球菌は示しません．レンサ球菌は呼吸活性を欠き，主にホモ乳酸発酵を行います．培養はブレイン・ハート・インフュージョン（BHI）やハート・インフュージョン（HI）など培地に 0.1%のグルコースを添加した培地で行うことができます．また，レンサ球菌の分類には，ランスフィールド Lancefield の群抗原が使われ，現在 A〜V（I と J は除く）の群に分類されています．ヒトに病原性のあるレンサ球菌には次のようなものがあります．

1) A群レンサ球菌（ストレプトコッカス・ピオゲネス *Streptococcus pyogenes*）

化膿レンサ球菌と呼ばれます．本来は小児の猩紅熱の原因菌ですが，最近は劇症型A群レンサ球菌感染症が問題になっています．β溶血（完全溶血）を示す溶血性レンサ球菌で，溶血毒としてはストレプトリジン O (oxygen-labile 酸素感受性) と S (serum-extractable) があります．本菌に感染すると，抗ストレプトリジンO抗体（ASLO または ASO）がつくられるので，ASLO 価の測定が診断に使われています．その他に外毒素としては，レンサ球菌性発熱毒素 streptococcal pyogenic exotoxins として SpeA, SpeB, SpeC があります．発赤毒 Dick toxin とも呼ばれ，猩紅熱での赤い発疹（発赤作用）はこの毒素によるものです．黄色ブドウ球菌の TSST-1 と同じく，スーパー抗原です．

また，化膿性炎症がおさまってから出てくる2つの症状が重要です．1つは急性糸球体腎炎であり，もう1つはリウマチ熱です．前者は抗原抗体結合物によって起こる疾患で免疫複合体病で

あり，後者は本菌の細胞壁成分であるMタンパク質と心筋が共通の抗原を有することで起こる自己免疫病と考えられています．

2) 肺炎レンサ球菌（ストレプトコッカス・ニューモニエ S. pneumoniae）

　肺炎レンサ球菌のことで，連鎖が短く2つ連結した形をしているので以前は肺炎双球菌と呼ばれたこともあります．形質転換が発見された細菌として有名です．肺炎や中耳炎の原因となります．最近，ペニシリン耐性肺炎レンサ球菌 penicillin-resistant S. pneumoniae (PRSP)の出現が問題になっています．

3) B群レンサ球菌（ストレプトコッカス・アガラクティエ S. agalactiae）

　β溶血（完全溶血）を示します．膣に常在しており，出産の際に新生児敗血症や髄膜炎を起こすことがあります．

4) 口腔レンサ球菌（Oral Streptococci）

　口腔内には多くのレンサ球菌が生息しています．ストレプトコッカス・サリバリウス S. salivariusのように非病原性のものもありますが，ストレプトコッカス・ミュータンス S. mutansやストレプトコッカス・ソブリナス S. sobrinusのように齲蝕の原因となるものや，ストレプトコッカス・サングイニス S. sanguinis のように亜急性細菌性心内膜炎の原因となるものもあります．

IX．コリネバクテリウム

ジフテリア菌（コリネバクテリウム・ジフテリア Corynebacterium diphtheriae）

　菌体内に，アニリン系色素による染色（Neisser の異染小体染色）で濃染される顆粒（異染小体またはボルチン顆粒という）がみられるのが特徴です．異染小体は，ポリリン酸からできています．本菌は，咽頭粘膜に感染し偽膜を形成します．そこで産生したジフテリア毒素が血流に入り，各所を侵すことになります．乳幼児に，三種混合ワクチンの1つとして予防接種が行われています．ワクチンはジフテリア毒素を無毒化したトキソイドです．

X．抗酸菌

X-1．結核菌（マイコバクテリウム・ツベルクローシス Mycobacterium tuberculosis）

　結核は現在地球の総人口の3分の1が感染し，年間800～1000万人が発病しているという非常に重要な感染症です．日本でも結核は1935～1950年にかけて死亡原因のトップであり，国民病といわれるほどに恐れられた感染症でした．第二次大戦後に抗生物質の使用や公衆衛生の向上などで死亡率は急激に低下しましたが，現在もなお年間約3万人台（2000年39384人，2001年35489人，2002年32828人）の患者が出ています．死亡率も欧米先進国に比べると高く，特に高齢者に

は危険な感染症です．

　本菌は，コッホによって発見されました（1882年）．グラム陽性菌に属しますが染色されにくい細菌です．チール・ネールゼン Ziehl-Neelsen法による抗酸性染色を行うと結核菌は赤く染まります．また，細胞壁に他の細菌には見られないミコール酸という長鎖脂肪酸を含有するのが特徴です．飛沫感染して肺を侵します．結核菌は通性細胞内寄生菌で，マクロファージに貪食（食菌）されても細胞内で増殖することができます．このとき細胞性免疫が働き，菌の増殖を抑えます．この場合は，ツベルクリン反応（発赤直径10 mm以上が陽性、9 mm以下が陰性）は陽性ですが発病しません．細胞性免疫が菌の増殖を抑えきれないと肺が侵され肺結核となります．病巣は空洞化し，出血して喀血することがあります．菌が血流に入り全身を回るようになると，髄膜炎，腸結核，腎結核，骨結核さらに粟粒結核など肺以外に病巣が広がります．結核菌は，ナイアシンを多量に産生するのが特徴で，ナイアシンテストが陽性になります．性状が結核菌に類似している非定型抗酸菌は，ナイアシンテストが陰性です（ナイアシンを産生しない）．

　結核の予防は結核予防法により，健康診断，予防接種，患者管理，結核医療が制度化されています．定期予防接種は、2005年4月から、6ヶ月未満の乳児にツベルクリン反応検査を行わずにBCG を接種するように変更されています．BCGとはBacille de Calmette et Guérinの略で、弱毒のウシ型結核菌 *M. bovis* です．治療は，リファンピシン，イソニアジド，ピラジナマイド，ストレプトマイシンなどを組み合わせた併用療法が行われています．因みに、イソニアジドの作用機序は前述のミコール酸の合成阻害です．ところが，アメリカではAIDS（エイズ）患者から、抗結核薬に対して多剤耐性を示す結核菌が分離されて問題になっています．

X-2. らい菌（*Mycobacterium leprae*）

　ハンセン病の病原体です．感染力は弱い．治療薬にプロミンがありますが，現在はジアミノジフェニルスルフォン（DDS），リファンピシン，クロファジミン，オフロキサシンの多剤併用療法が行われています．本菌は，未だに人工培地で培養できず，ヌードマウスやアルマジロなどの動物に接種して増殖させています．ナイアシンテストは陽性です．1996年に，らい予防法は廃止されました．

X-3. 非定型抗酸菌（Atypical *Mycobacteria*）

　結核菌とらい菌を除くマイコバクテリア属細菌を非定型抗酸菌と呼び，その中には結核様の症状を呈するものがあります．化学療法剤に抵抗性のものが多く治療が困難です．*M. kansasii, M. avium, M. intracellulare* などが分離されます．

XI. カビのような細菌 － 放線菌の仲間

　土壌に生息する細菌で，菌糸状に発育するためカビのように見えます．病原性を示すものは少なく，抗生物質を産生する有用な微生物という印象が強い．しかし，口腔内のアクチノミセス・

イスラエリイ Actinomyces israelii のように放線菌症を起こすものもいます．放線菌症は，化膿性膿瘍または肉芽腫性感染症で，頭頸部領域に限局して発症する場合が多い．膿汁中に硫黄顆粒（ドルーゼ）と呼ばれる粟粒大の菌塊がみられることがあります．

なお，放線菌の仲間には，抗生物質を産生する有用なストレプトミセス Streptomyces 属やノカルジア Nocardia 属などがあります．アクチノミセス属は通性嫌気性菌または嫌気性菌であるが，ストレプトミセス属とノカルジア属は好気性菌です．

XII. 細胞壁をもたない細菌 ― マイコプラズマ

肺炎マイコプラズマ（マイコプラズマ・ニューモニエ *Mycoplasma pneumoniae*）

原発性異型肺炎を起こす細菌です．細胞壁をもたないため，ペニシリン系やセフェム系の細胞壁合成阻害作用の抗生物質は治療効果がありません．マクロライド系やテトラサイクリン系の抗生物質が使われます．本菌の形成するコロニー（集落）は特徴があり，目玉焼き（フライドエッグ fried egg）状と形容されます．コロニーの中心部は寒天平板に埋まり込んでいます．

XIII. 長いらせん状の細菌 ― スピロヘータ

スピロヘータ科には5属ありますが，ヒトに病原性を示すのは，トレポネーマ属，ボレリア属，レプトスピラ属の3属です．

XIII-1. 梅毒トレポネーマ（トレポネーマ・パリダム *Treponema pallidum*）

性行為感染症で，直接接触で感染します．感染後，無痛性の硬い潰瘍（硬性下疳）を生じ，所属リンパ節の腫脹がみられます（第1期梅毒）．治療しない場合は，菌が血流にのり，全身に病変が現れます（第2期梅毒）．数年経過すると，大動脈炎，進行麻痺，脊髄癆などの症状がでます（第3期梅毒）．これを後天梅毒といいます．診断は，ワッセルマン反応（カルジオリピンという脂質を抗原として利用する非特異的方法）や，確定診断として FTA-ABS 反応や TPHA 反応が使われます．

妊婦が梅毒の場合に胎盤を通して胎児が感染することがあり，これを先天梅毒といいます．

XIII-2. 回帰熱ボレリア（ボレリア・レカレンチス *Borrelia recurrentis*）

回帰熱の病原体です．日本にはありません．ダニやシラミが媒介する感染症です．

XIII-3. ライム病ボレリア（ボレリア・バーグドルフェリイ *Borrelia burgdorferi*）

発熱，頭痛，紅斑などの症状がでる感染症で，マダニが媒介します．ライム Lime とは，本菌が発見された米国の地名です．ライム病は日本でも発生します．

XIII-4. 黄疸出血性レプトスピラ（レプトスピラ・インタロガンス・イクテロヘモラジイ *Leptospira interrogans* serovar icterohaemorrhagiae）

レプトスピラ属の中でヒトに病原性を示すものは，*Leptospira interrogans* の 1 種のみです．多数（100 をはるかに越える）の血清型（serovar）がありますが，この serovar icterohaemorrhagiae がワイル病の病原体として重要です．ネズミの尿中に排出され，それに触れることで感染が起こります．発熱，筋肉痛，出血，黄疸などの症状がでます．日本では，九州，関東，山陰地方に多くみられます．

比較的軽症のレプトスピラ症が他の血清型のもので起こります．地方によって，七日熱（なぬかやみ），秋疫（あきやみ），波佐見熱，作州熱などの名前で呼ばれています．それぞれ，福岡県，静岡県，長崎県，岡山県でみられるものです．

XIV. 偏性細胞内寄生性細菌 － リケッチアとクラミジア
XIV-1. リケッチア

偏性細胞内寄生性で，感染は必ずノミ，シラミ，ダニなどの節足動物（ベクター）を介して起こります．分類学的には細菌です．発熱，頭痛，発疹などの症状がでます．リケッチア症の診断に，プロテウス菌を用いるワイル・フェリックス Weil-Felix 反応があります．病原性のあるものとして，**リケッチア・ポロワゼッキイ** *Rickettsia prowazekii*（発疹チフス），**リケッチア・リケッチイ** *R. rickettsii*（ロッキー山紅斑熱），**リケッチア・ジャポニカ** *R. japonica*（日本紅斑熱），**オリエンチア・ツツガムシ** *Orientia tsutsugamushi*（ツツガムシ病）などが挙げられます．

Q 熱の病原体であるコクシエラ・バーネティ *Coxiella burnetii* は，以前はリケッチアとされていましたが，細胞外での増殖が示され，リケッチアからはずされています．もう一つリケッチアから除外されたものに *Bartonella* 属があり，本属には，南米アンデス地方で見られるオロヤ熱の病原体であるバルトネラ・バシリホルミス *B. bacilliformis* とネコひっかき病の病原体であるバルトネラ・ヘンゼレ *B. henselae* があります．

XIV-2. クラミジア

偏性細胞内寄生性です．細胞内では，網様構造体（reticulate body, RB）と呼ばれる形態をしており，二分裂で増殖します．感染して約 20 時間後に，基本小体（elementary body, EB）と呼ばれる堅い外被に包まれた形態に変化します．基本小体は細胞外に出て，再び他の細胞に感染します．大型のウイルスと思われた時期もありましたが，分類学的には細菌です．

1) **クラミジア・トラコマチス** *Chlamydia trachomatis*

トラコーマ（またはトラホーム）という眼疾の原因菌ですが，最近は性行為感染症の一つである性器クラミジア感染症の病原体として注目されています．

2) **クラミジア・シッタシ** *Chlamydia psittaci*

オウム病の原因菌で，オウムやインコなどの鳥類の糞から飛沫感染し肺炎を起こします．

3) **クラミジア・ニューモニア** *Chlamydia pneumonia*

　鳥類を介さないで，ヒトからヒトへ直接感染するクラミジア性肺炎の原因菌です．クラミジア・シッタシとは異なる新種のクラミジアです．

要　点

- 病原細菌を，グラム陽性やグラム陰性あるいは桿菌や球菌などに分類して，その代表的な菌名を覚えておくことが大切である．
- 放線菌，マイコプラズマ，スピロヘータ，クラミジア，リケッチアも細菌の仲間であり，病原性を示すものがいる．

確認問題

☐ ブドウ球菌属は，ヒトの皮膚・粘膜などの常在菌で，健康人からも MRSA を含めた黄色ブドウ球菌がしばしば分離される．(83-193)
☐ MRSA の感染経路は，主として接触感染である．(84-66)
☐ MRSA に感染すると，健常人でもほぼ 100％発症する．(84-210)
☐ メチシリン耐性黄色ブドウ球菌（MRSA）は，メチシリンだけに耐性を示す．(84-66)
☐ MRSA は，ペニシリナーゼを産生することにより耐性化した菌である．
☐ 空調設備の冷却塔や貯蔵タンク等のレジオネラによる汚染は，レジオネラ症の原因となる．(87-68)
☐ レジオネラ症は，下痢を主症状とする．(87-68)
☐ 破傷風菌は，皮膚の創傷面から感染する嫌気性菌で，毒素は産生しない．(82-53)
☐ 赤痢は，世界的に根絶された．(84-75)
☐ 腸管出血性大腸菌 O157 は，グラム陽性桿菌である．(87-77)
☐ 腸管出血性大腸菌 O157 による下痢症は，食品中で産生されたベロ毒素の摂取による．(87-77)
☐ 腸管出血性大腸菌 O157 の毒素遺伝子は，赤痢菌の志賀毒素遺伝子と相同性が強い．(87-77)
☐ 出血性大腸菌 O157 による感染症では，溶血性尿毒症症候群（HUS）を併発することがある．(82-80)
☐ コレラ菌は，グラム陽性桿菌である．(86-53)
☐ コレラの下痢症状は，菌が産生するマイコトキシンによる．(86-75)
☐ 我が国におけるコレラの発症は，海外での感染よりも国内での感染による例が多い．(84-75)
☐ コレラは，我が国では海外での感染が主であるが，渡航歴のない患者も発生している．(88-75)
☐ コレラの主な症状は，発熱である．(88-75)
☐ コレラの有効な治療法は，水分と電解質の補給である．(88-75)

- コレラの感染者の血液は，重要な感染源である．(88-75)
- リステリアは，空調の冷却水などを汚染して呼吸器系感染症を引き起こす．
- 破傷風菌は，土壌中に生息する嫌気性菌である．
- マイコプラズマは，間質性肺炎を起こしやすい．
- リケッチアによる感染症は，常に節足動物の媒介を必要とする．
- 現在，我が国の結核の死亡率は，先進諸国の中では高い．(84-63)
- 結核患者は，隔離のうえ治療しなければならない．(84-63)
- 結核菌は，肺にのみ病巣をつくり他の臓器を侵すことはない．
- 結核の初回治療には多剤療法が原則で，リファンピシンとイソニアジドを中心とした化学療法を9〜12ヶ月行う．
- ヘリコバクターは，アンモニアを産生することにより胃酸から自らを守る．(85-49)
- ヘリコバクター・ピロリは，胃粘膜以外の消化管にも広く分布している．(86-207)
- 消化性潰瘍患者の多くは，ヘリコバクター・ピロリ検出試薬で陽性を示す．(86-207)
- ヘリコバクター・ピロリの感染症の組織学的診断法は，尿素呼気試験に比べて，はるかに迅速に感度よく検出できるので，治療効果の判定に最適である．(86-207)
- ヘリコバクター・ピロリの感染と胃がん発症の因果関係を示す疫学データがある．(86-207)
- *H. pylori* は，グラム陽性桿菌であるが，低 pH 環境下では球状に変形し，増殖性が低い．(88-199)
- *H. pylori* を除菌すると，消化性潰瘍の治療のみならず，潰瘍の再発を抑えることができる．(88-199)
- *H. pylori* の除菌法としては，プロトンポンプ阻害薬，テトラサイクリン系抗菌薬，胃粘膜保護薬による3剤併用療法が標準となっている．(88-199)

第2節　ウイルス感染症とプリオン病

> キーワード
> DNA ウイルス
> 　　サイトメガロウイルス，EB ウイルス，ヒトヘルペスウイルス，アデノウイルス，パルボウイルス B19, B 型肝炎ウイルス）
> RNA ウイルス
> 　　ポリオウイルス，コクサッキーウイルス，エコーウイルス，ライノウイルス，A 型肝炎ウイルス，C 型肝炎ウイルス，インフルエンザウイルス，麻疹ウイルス，ムンプスウイルス，レトロウイルス（HIV, HTLV）
> 新しいタイプの病原体　　プリオン

I. DNA（1本鎖）ウイルス
I-1. パルボウイルス科
　B19：エンベロープなし．赤芽球で増殖するウイルスで，子供に伝染性紅斑を起こします．両頬が赤くなるので「りんご病」とも呼ばれる感染症の病原体です．

II. DNA（2本鎖）ウイルス
II-1. アデノウイルス科
　アデノウイルス：エンベロープなし．正二十面体でアンテナ様の突起物をもちます．アデノイド組織から分離されたのでアデノウイルスと名付けられました．咽頭結膜熱，急性熱性咽頭炎，流行性角結膜炎，乳児急性胃腸炎，急性出血性膀胱炎などを起こします．咽頭結膜炎は「プール熱」とも呼ばれます．

II-2. ヘルペスウイルス科
　ヒトヘルペスウイルスは，human herpesvirus 1～8（HHV-1～8)の8種類があります．
　　HHV-1：単純ヘルペスウイルス1型 HSV-1, herpes simplex virus 1 とも呼ばれます．口唇など上半身に感染します．ヘルペス性歯肉口内炎を起こします．三叉神経節に潜伏して，宿主の抵抗力が低下すると回帰発症します（潜伏感染）．
　　HHV-2：単純ヘルペスウイルス2型 HSV-2, herpes simplex virus 2 とも呼ばれます．性器など下半身に感染し，性器ヘルペスを起こします．仙骨神経節に潜伏して，回帰発症します（潜伏感染）．
　　HHV-3：水痘 - 帯状疱疹ウイルス VZV, varicella-zoster virus とも呼ばれます．小児期に水痘を起こした本ウイルスが神経節に潜伏感染し，成人になって再活性化して帯状疱疹を起こすことがあります．

HHV-4: エプスタイン・バー・ウイルス EBV, Epstein-Barr virus とも呼ばれます．Bリンパ球に感染して潜伏します．不顕性感染が多い．ウイルスは唾液中に排出されており，思春期後に初感染すると伝染性単核症を起こします．バーキットリンパ腫（熱帯地方にみられる小児がん）や上咽頭癌（中国東南部にみられる）などを起こすことがあります．

HHV-5: サトメガロウイルス CMV, cytomegalovirus とも呼ばれます．感染すると，核内封入体をもつ巨細胞が生じます．ほとんどが不顕性感染ですが，胎児が感染すると先天性巨細胞封入体症を起こします．唾液腺に潜伏感染します．

HHV-6: 1歳未満児に感染して突発性発疹を起こします．

HHV-7: 熱性発疹性疾患を起こします．

HHV-8: エイズ患者にみられるカポジ肉腫との関係が示唆されている新しいヘルペスウイルスです．

II-3. ポックスウイルス科

ウイルスの中で最も大型です．電子顕微鏡で観察すると，レンガ状で外層にひも状の構造がみられます．この外観はポックスウイルスの特徴です．最外層はリポタンパク質から構成されている外膜で，脂質二重膜から成る通常のエンベロープではありません．そのため，エンベロープをもつウイルスはエーテルに感受性ですが，ポックスウイルスはエーテル耐性です．増殖が細胞質でだけ行われるのも，ポックスウイルスの特徴です．このため，本科のウイルスは独自のDNAポリメラーゼをもっています．

1) **痘瘡ウイルス**： 天然痘（＝痘瘡 smallpox）の病原体です．ジェンナーは，天然痘の予防法として牛痘接種法（種痘）を確立しています（1796年）．WHO（世界保健機関）は痘瘡の根絶計画を実施し，1980年に根絶宣言を出しました．現在，世界に痘瘡の患者はいません．ところが，バイオテロや戦争で生物兵器として使用される可能性があることから再び注目されています．感染症法の一類感染症に分類されています．

2) **ワクシニアウイルス**： 牛痘接種法（種痘）のワクチンとして使用されてきた弱毒ウイルスですが，奇妙なことに牛痘ウイルスではありません．痘瘡ウイルスでもなく，両者の遺伝的組換え体と考えられています．

II-4. パピローマウイルス科

ヒトパピローマウイルス：70以上の遺伝子型があり，各種の疣贅（いぼ）の原因となります．通常は良性腫瘍ですが，子宮頚部癌の原因と疑われているものもあります．

II-5. ポリオーマウイルス科

ヒトポリオーマウイルス：BKウイルスとJCウイルスがあります．いずれもハムスターに腫

瘍をつくります．ＪＣウイルスは，進行性多巣性白質脳症を起こします．

> 補足： パピローマウイルスとポリオーマウイルスは，以前はSV40（バキュオレイティング・エイジェント vacuolating agent）とともにパポーバウイルス科として分類されていましたが，1999年に2つの新しい科として分類されています．パポーバウイルス科は消滅しています．なおSV40はポリオーマウイルス科に分類されています．ともに腫瘍原性があります．

II-6. ヘパドナウイルス科

　肝炎 hepatitis を起こす DNA ウイルスという意味で hepadna virus と名付けられています．核酸として，不完全な環状の2本鎖DNAをもっています（2本鎖環状構造の一部が1本鎖になっています）．

　B型肝炎ウイルス： 輸血後に起こる血清肝炎の原因として発見されました．電子顕微鏡でみると，デイン粒子（Dane's particle），管状粒子，小型球状粒子の3種類がみられますが，感染性があるのはデイン粒子だけです．デイン粒子は，コア由来のHBc抗原と表層抗原のHBsから構成されますが，管状および球状粒子はHBsタンパク質だけから成ります．最外層はエンベロープで覆われています．血液や体液を介して感染し，感染経路としては性行為，注射針による針刺しなどの医療事故あるいは母子感染などがあげられます．劇症肝炎と慢性肝炎があります．母子感染（垂直感染）の場合は，子供がキャリアーになることが多く，その5-10％は慢性肝炎に移行し，さらにその一部は肝硬変や肝がんになります．現在，母子感染はワクチンの投与で防ぐことができます（1985年からはB型肝炎の母子感染予防対策が始められています）．

　肝炎ウイルスは症状により名付けられた名前であり，起因ウイルスとしてはA型（HAV），B型（HBV），C型（HCV），D型（HDV），E型（HEV）の5種類があり，それぞれ属する科が異なることに注意しよう．

> 経口感染するもの　　　　　A型肝炎ウイルス　－　ピコルナウイルス科
> 　　　　　　　　　　　　　E型肝炎ウイルス　－　カリシウイルス科
> 血液や体液で感染するもの　B型肝炎ウイルス　－　ヘパドナウイルス科
> 　　　　　　　　　　　　　C型肝炎ウイルス　－　フラビウイルス科
> 　　　　　　　　　　　　　D型肝炎ウイルス　－　不明[1]
>
> （[1]HDVはHBVと共存し，増殖にはヘルパーウイルスとしてHBVが必要である）

III. RNA（1本鎖）でプラス鎖をもつウイルス

　ウイルスの核酸が，そのまま mRNA として機能する（例外としてレトロウイルス）．

III-1. ピコルナウイルス科

ピコ (pico) は「小さい」，ルナ (rna) は RNA，つまり小型の RNA ウイルスの意味です．エンベロープはなく，エーテル耐性を示します．本科のウイルスで病原性を示すものは，エンテロウイルス，ヘパトウイルス，ライノウイルスの3属です．

1) ポリオウイルス（エンテロウイルス属）： 急性灰白髄炎（ポリオ，小児麻痺）の病原体で，1，2，3型があります．神経細胞を侵すが，病原体の侵入門戸が腸管であるため消化器系感染症に分類されます．病型は，不顕性感染，不完全型ポリオ（かぜ様症状），非麻痺型ポリオ，麻痺型ポリオの4つがあります．予防接種が著効を示し，弱毒生ワクチン（1，2，3型ウイルスの混合ワクチン＝多価ワクチン）が乳幼児に経口投与されています．

2) コクサッキーウイルス（エンテロウイルス属）： ヘルパンギーナ herpangina（水疱性咽頭炎）や手足口病 hand, foot and mouth disease の病原体です．因みに，コクサッキーとは最初に本ウイルスが分離された米国の地方名に由来します．

エコーウイルス（エンテロウイルス属）： enteric cytopathogenic human orphan virus の頭文字をとって echovirus（エコーウイルス）と名づけられました．発見当時は病原性が不明であったため，orphan（孤児）virus と呼ばれました．現在では，無菌性髄膜炎などを起こすことが分かっています．

3) A型肝炎ウイルス（ヘパトウイルス属）： 流行性肝炎の病原体で，経口感染します．一過性の肝炎を起こし，B型肝炎やC型肝炎のように慢性肝炎へ移行することは殆どありません．したがって，肝硬変や肝がんへ移行する危険性はありません．

4) ライノウイルス（ライノウイルス属）： 鼻かぜの病原体です．

III-2. カリシウイルス科

エンベロープなし．伝染性下痢症の病原体ノーウォークウイルスやE型肝炎ウイルスがあります．ノーウォークウイルスは，2002年の国際ウイルス学会でカリシウイルス科ノロウイルス属ノーウォークウイルスと正式に命名されました．ノロウイルス属は．生牡蠣（かき）などが原因で冬季に起こる食中毒の原因ウイルスです．

III-3. トガウイルス科

エンベロープ有り．風疹の病原体である風疹ウイルスがあります．風疹は，「三日はしか」ともいわれ，それ自体は比較的軽症です．ただし，妊娠初期（3～4ヵ月）に感染すると，生まれた子供に先天性風疹症候群の症状（心臓病や聴力障害）が現れることがあるので注意が必要です．定期の予防接種が行われています．

III-4. フラビウイルス科

エンベロープ有り．大きく分けて，節足動物を介して感染する日本脳炎，黄熱，デング熱の病原体と，血液で感染するC型肝炎の病原体があります．

1) **日本脳炎ウイルス**： 日本脳炎は，コガタアカイエカが媒介する感染症です．ブタとコガタアカイエカでサイクルをつくり，ブタの体内でウイルスが増幅されます．ウイルスを保有する蚊に刺されても大部分は不顕性感染ですが，発症すると致死率は高く，3分の1は死亡します．

2) **黄熱ウイルス**： 黄熱は，中南米やアフリカで流行する感染症で，黄疸，出血，脳炎を起こします．都市型と森林型があり，都市型はネッタイシマカが媒介します．日本人医師，野口英世は黄熱の研究の途上で感染し死亡しました．検疫対象の感染症です．

3) **デング熱ウイルス**： デング熱は，東南アジア，ニューギニア，カリブ海沿岸などで流行する感染症で，ネッタイシマカが媒介します．デング出血熱というショック症状を起こすことがあります．

節足動物を介して感染するものとして，他にセントルイス脳炎ウイルス，西ナイルウイルスなどがあります．

4) **C型肝炎ウイルス**： 5種類の肝炎ウイルスの1つです．血液で感染します．持続感染し，慢性肝炎から肝硬変，肝がんへと移行する場合があります．B型肝炎も肝がんの原因となりますが，C型肝炎ウイルスが肝がんの主要原因と考えられています．ワクチンは現在のところありません．

III-5. コロナウイルス科

コロナウイルス： 形態が太陽のコロナあるいは王冠に似ていることから名付けられました．抗原性によって3群に分かれ，ヒト，ブタ，ネコ，マウス，ニワトリなどに感染します．ヒトコロナウイルスは鼻風邪の症状を起こすものと考えられてきました．ところが，2002年11月に中国で発生した致死率15%にも達した新型肺炎SARS（Severe Acute Respiratory Syndrome 重症急性呼吸器症候群）の病原体がコロナウイルスであることが判明しました．しかし，これまでの3群に該当せず，新たな4番目の群に分類されています．SARSは，感染症法の一類感染症に分類されています．

III-6. レトロウイルス科

レトロウイルスは，1本鎖プラス鎖RNAを2分子もちます（このように同じ核酸を2つもつウイルスは珍しいです）．プラス鎖ですが，そのままmRNAとして機能するのではなく，一旦自分の逆転写酵素でDNAにして宿主細胞の染色体に組み込ませ，それからmRNAに転写しタンパク質の

合成を行います．レトロウイルスには宿主細胞を悪性腫瘍化するものがあります．エイズの原因ウイルスであるHIVはレンチウイルス亜科に属し，これは腫瘍原性を示しません．

1) **Human immunodeficiency virus, HIV**： ヒト免疫不全ウイルス．エイズ（AIDS acquired immunodeficiency syndrome 後天性免疫不全症候群）の病原体です．アメリカの男性同性愛者の間で種々の日和見感染症を起こす病原体として注目され，1983年にフランスのモンタニエ Montagnier らによって発見された新しいウイルスです．1986年に抗原性や遺伝子構造が少し異なるタイプのウイルスが発見されたため，これをHIV-2とし，最初のものをHIV-1としました．HIV-1は世界的にみられるタイプですが，HIV-2は西アフリカに限局されています．これまでに，2000万人以上の人が亡くなっています．2004年の国連合同エイズ計画（UNAIDS）の報告では，2004年末推計でHIV感染者が3940万人に達するとしています．日本では，HIV感染者は6000人台と報告されています．

　$CD4^+$（CD4陽性）T細胞に感染し破壊して，細胞性免疫を低下させます．CD4+T細胞の血中濃度が200個/mm^3（200個/μL）以下になると種々の感染症を発症しやすくなります．すなわち宿主は免疫不全に陥り，通常は見られないニューモシスチス・カリニ肺炎などの日和見感染症やカポジ肉腫を起こしやすくなります．23種類あるエイズ指標疾患のいずれかを発症したときにエイズ発症としています．最初は男性同性愛者に限られると考えられていましたが，そうではないことが現在は分かっており，感染は世界的規模になっています．血液や体液で感染が起こりますが，日本では血液製剤による感染が起こりました．

　ワクチンはまだありませんが，抗HIV薬としてHIVの逆転写酵素とプロテアーゼの阻害剤が開発されており，治療にはそれらを3種類以上併用する強力抗HIV療法（HAART）が行われています．

2) **Human T-lymphotropic virus I, HTLV-1**： ヒトTリンパ球向性ウイルスI，成人T細胞白血病（ATL, adult T-cell leukemia）の病原体です．$CD4^+$のT細胞に感染しますが，HIVがT細胞を破壊するのとは違って，感染細胞を腫瘍化します．

IV．RNA（1本鎖）でマイナス鎖をもつウイルス

　ウイルスの核酸（RNA）が鋳型となりmRNAが合成されます．この仲間のウイルスはRNA依存性RNAポリメラーゼをもっています．

IV-1．オルトミクソウイルス科（分節遺伝子をもつ）

　インフルエンザウイルス： エンベロープ有り．抗原性の違いにより，A型，B型，C型の3種類があります．A型とB型は，いわゆるインフルエンザの病原体ですが，C型は散発性の呼吸器感染症を起こし，これは一年中発生しています．A型はヒト以外にトリ，ブタ，ウマなどに感染しますが，B型とC型はヒトにのみ感染します．3種とも分節遺伝子をもち，A型とB型が8本，C型は7本のRNAをもっています．

エンベロープに，ヘマグルチニン hemagglutinin （HA）（赤血球凝集素）とノイラミニダーゼ neuraminidase(NA)の 2 種類のスパイクタンパク質をもっています．HA は宿主細胞に吸着するときに，NA は宿主細胞から離れるときに働きます．HA の抗原型は 15 種類（H1～H15），NA の抗原型は 9 種類（N1～N9）あり，ウイルスの抗原型は HA と NA の抗原型の組み合わせで多数できることになります．ヒトの A 型ウイルスでは，HA は H1, H2, H3 のどれか，NA は N1, N2 のどれかの抗原型です（例えば，H1N1, H2N2, H3N2 などがあります）．これまでに，スペインかぜ（1918 年），アジアかぜ（1957 年），香港かぜ（1968 年）などの世界的な大流行を起こしているのは A 型のインフルエンザウイルスです．これは，種々の動物に感染するウイルスの分節遺伝子が混じり合って，新型のウイルスが生まれることによると考えられています．これを不連続変異といい 10～15 年ほどの周期で起こると考えられています．また毎年，HA や NA をコードする RNA に突然変異が起こっており，この変異を連続変異といいます．

2003 年以来アジア諸国でニワトリなど家禽に大被害をもたらしている高病原性鳥インフルエンザは，A 型で H5N1 の抗原型をしています．

IV-2. パラミクソウイルス科

1) **麻疹ウイルス**： エンベロープ有り．麻疹（はしか）は感染症法で五類感染症に分類されています．年間 1 万人前後の発生があります．主な感染経路は飛沫感染で，1～2 週間の潜伏期の後，発熱し，口腔内の頬粘膜に顆粒状の白色斑（コプリック斑）が現れるのが特徴です．その後全身に発疹します．乳幼児に感染した麻疹ウイルスによる遅発性感染症として亜急性硬化性全脳炎（subacute sclerosing panencephalitis, SSPE）があり，発症すると重症です．

2) **ムンプスウイルス**（流行性耳下腺炎ウイルス）： エンベロープ有り．流行性耳下腺炎（おたふくかぜ）の病原体です．「おたふくかぜ」は，唾液腺（耳下腺，舌下腺，顎下腺）が腫脹することから名付けられました．

その他に，パラインフルエンザウイルスと RS ウイルス（respiratory syncytial virus）があります．

IV-3. ラブドウイルス科

エンベロープ有り．弾丸状の形態が特徴です．**狂犬病ウイルス**があります．狂犬病はもともと犬の感染症ですが，ヒトにも感染を起こします．ペットの猫にも感染します．筋肉の痙攣が主症状で，呼吸器系の麻痺で死亡します．予防として，飼犬に毎年予防接種が行われています．

IV-4. フィロウイルス科

エンベロープ有り．紐状の長い形態が特徴です．感染症法の一類感染症に分類される**エボラ出血熱**や**マールブルグ病**の病原体が属します．

V. RNA（1本鎖）でアンビセンス型のウイルス

核酸上にプラス鎖あるいはマイナス鎖として機能する遺伝子が混在しています．

V-1. ブニヤウイルス科（分節遺伝子をもつ）

エンベロープ有り．ハンタウイルス（腎症候性出血熱，韓国型出血熱の病原体）やクリミア・コンゴ出血熱ウイルス（一類感染症）などがあります．

V-2. アレナウイルス科（分節遺伝子をもつ）

エンベロープ有り．西アフリカのナイジェリア（ラッサ村）で発見されたラッサ熱の病原体ラッサウイルスが属します．ラッサ熱は，ネズミ（チチネズミ *Mastomys natalensis*）の排泄物などに接触することで感染が起こります．

VI. RNA（2本鎖）ウイルス

レオウイルス科（分節遺伝子をもつ）

エンベロープなし．respiratory enteric orphan virus から名付けられました．「呼吸器系あるいは腸管系から分離されるが疾病との関係が不明のウイルス」という意味です．

ウイルス性下痢症（乳児嘔吐下痢症）の病原体であるロタウイルスがあります．

VII. 新しいタイプの病原体　プリオン

　ウイルスは代謝系の酵素をもたず，生きた細胞内に侵入してのみ増殖し，さらに結晶化するため生物か無生物かの論争があったほどです．しかし，ウイルスは独自の核酸をもっており，宿主細胞内で自律的に増殖します．ところが，核酸をもたず感染性を示すタンパク質が発見されました．伝染性海綿状脳症の原因がこれで，感染性タンパク質粒子（proteinaceus infectious particle）の意味で**プリオン**（prion）と名付けられました（プルシナーS. B. Prusiner によるプリオン説）．この奇妙な「病原体」を原因とする感染症が**プリオン病**と呼ばれます．ウイルスが病原体と考えられたこともあるのですが，現在ではタンパク質が原因であると考えられています．これは，病原体が微生物ではないという点で，全く新しいタイプの感染症です．

　代表的なプリオン病として，クールー，クロイツフェルト・ヤコブ病（Creutzfeldt-Jakob disease, CJD），ゲルストマン・ストロイスラー・シャインカー病（Gerstmann-Sträussler-Scheinker disease, GSS），致死性家族性不眠症（fatal familial insomnia, FFI）やスクレイピー（ヒツジの慢性致死性疾患），牛海綿状脳症（bovine spongiform encephalopathy, BSE, 狂牛病）があります．脳にスポンジ様の変化やアミロイド斑を呈し，家畜では運動障害や起立不能などの症状，ヒトでは痴呆，記憶障害，歩行障害などの症状がでます．

　正常なヒトにも存在する正常プリオンタンパク質（PrP^C）が感染型プリオンタンパク質（PrP^{Sc}）に変化することが発症に関係しているといわれています（**プリオン説**と呼ばれます）．

要 点

病原性のあるウイルスの構造による分類（ウイルスの科で表示）

		エンベロープ 有り			エンベロープ 無し	
		立体対称（球状）	らせん対称（らせん状）		立体対称（球状）	らせん対称（らせん状）
DNAウイルス	1本鎖			1本鎖	パルボウイルス	
	2本鎖	ヘルペスウイルス ヘパドナウイルス		2本鎖	アデノウイルス パピローマウイルス ポリオーマウイルス	
RNAウイルス	1本鎖	トガウイルス レトロウイルス	オルトミクソウイルス パラミクソウイルス ラブドウイルス フィロウイルス ブニヤウイルス コロナウイルス	1本鎖	ピコルナウイルス カリシウイルス	
	2本鎖			2本鎖	レオウイルス	

アレナウイルスとフラビウイルスは1本鎖で対象性が不明　　アストロウイルス（1本鎖）は対象性が不明

（注意）ポックスウイルスはDNAウイルス（2本鎖）だが、特別（エーテル耐性）のエンベロープをもち、立体対象でもらせん対象でもないユニークなウイルスである。

確認問題

☐ 痘瘡（天然痘）は，根絶され，これからも本病原体による感染症の危険性はない．
☐ アデノウイルスは，DNAを遺伝情報物質としてもっている．(89-52)
☐ パピローマウイルスとポリオーマウイルスには，腫瘍原性がある．
☐ 肝炎ウイルスは，すべてB型肝炎ウイルスと同じヘパドナウイルス科である．

- B型肝炎ウイルスは，ヒトに持続感染して増殖する．(82-53)
- 肝がんの原因となりうるB型肝炎ウイルスは、主に経口感染する．(85-50)
- C型肝炎ウイルス感染は、肝硬変や肝臓がんの原因となる．(84-51)
- 我が国の若年者の抗A型肝炎ウイルス抗体保有率は，発展途上国のそれと比べて低い．(84-75)
- サイトメガロウイルスは，間質性肺炎を起こしやすい．
- 水痘－帯状疱疹ウイルスは，潜伏感染して宿主の抵抗力が低下すると回帰発症する．
- A型インフルエンザウイルスの抗原変異には，連続変異と不連続変異の2種類がある．
- インフルエンザウイルスのエンベロープは、赤血球凝集素（HA）を含む．(85-50)
- 狂犬病ウイルスは，ヒトには感染しない．(83-63)
- 急性灰白髄炎は，ポリオウイルスによって起こる．(84-75)
- AIDSは，レトロウイルス感染症の1つである．(83-63)
- AIDSは，ヒト免疫不全ウイルス（HIV）がB細胞を傷害することにより発症する．(86-66)
- ヒト免疫不全ウイルス（HIV）は，DNAウイルスで，ゲノム中に逆転写酵素をコードしている．(88-51)
- エイズ（後天性免疫不全症候群）の原因ウイルスは，アデノウイルスである．(89-52)
- HIV感染は，結核のリスクファクターである．(84-63)
- DNA型ウイルスのDNAはレトロウイルスとは異なり，宿主細胞のDNAに組み込まれることはない．(85-50)
- 小児麻痺（急性灰白髄炎）は，ポリオウイルスによって引き起こされる．(88-51)
- エボラ出血熱は，「感染症の予防及び感染症の患者に対する医療に関する法律」（感染症法）において，（一類）感染症に指定されている．(86-66)
- プリオン（prion）は，核酸を含まないタンパク質で，感染性がある．(83-46)
- ウシ海綿状脳症（狂牛病）の原因である異常プリオンは，煮沸により失活しない．(87-76)

第3節　真菌感染症

> **キーワード**
> アスペルギルス，　クリプトコッカス，　カンジダ，　ムーコル，　カリニ肺炎

真菌が関係する感染症には，次のようなものがあります．

　真菌症　　**深在性真菌症（全身性真菌症）**　　deep mycosis (systemic mycosis)
　　　　　　　　血液で全身に播種し内臓を侵して生命を脅かす重篤な感染症
　　　　　皮下真菌症　　subcutaneous mycosis
　　　　　　　　外傷に真菌が侵入して皮下や皮内組織に起こる感染症
　　　　　皮膚真菌症　　cutaneous mycosis
　　　　　　　　皮膚のケラチン層（角質，髪，爪）に起こる感染症
　　　　　表在性真菌症　　superficial mycosis
　　　　　　　　皮膚角質層に限局して起こる（表在性）感染症（ふつう免疫応答も起きない）

I. アスペルギルス症

　起因真菌：アスペルギルス・フミガーツス *Aspergillus fumigatus*, *A. flavus*, *A. nidulans*, *A. terreus*

　アスペルギルス属真菌は，不完全菌類に属し，菌糸型で発育します．増殖過程で，頂嚢と呼ばれる膨らんだ部分に分生子を形成します．この分生子あるいは菌糸断片を吸入することで肺に感染を起こします．肺アスペルギルス症にはアレルギー型，菌球型（アスペルギローム），肺炎型の3病型があります．菌球型は肺結核に続発し，肺結核でできた空洞内に菌が増殖したものです．肺炎型は肺に限局するものと敗血症を起こし全身疾患になるものがあります．現在アスペルギルス症は増加しており，注目すべき真菌感染症です．

　　治療には，アゾール系抗真菌剤のイトラコナゾールが有効であるといわれている．

II. クリプトコッカス症

　起因真菌：　クリプトコッカス・ネオフォルマンス *Cryptococcus neoformans*

　クリプトコッカス症の原因真菌である *C. neoformans* は，長らく不完全菌類として扱われてきましたが，有性生殖相が発見され，現在は担子菌類に分類されています．*Filobasidiella neoformans* var. *neoformans* が正式名ですが，臨床では従来通り *C. neoformans* で呼ばれることが多いようです．鳥類（特にハト）の糞中に存在し，吸入することにより肺クリプトコッカス症を起こします．中枢神経系を侵して髄膜炎を起こしたり，皮膚クリプトコッカス症を起こすこともあります．

III. カンジダ症

起因真菌： カンジダ・アルビカンス *Candida albcains* が主要な起因菌ですが，他に *C. tropicalis, C. parapsilosis, C. guilliermondii, C. krusei, C. kefyr, C. glabrata* が原因となることもあります．また最近，カンジダ・デュブリニエンシス *C. dubliniensis* が新たに分離されました．

カンジダ・アルビカンス *C. albicans* は，口腔，腸管，膣内に常在する不完全菌類の二形性真菌で，易感染性宿主に内因感染を起こします．カンジダ症には，表在性と深在性があり，深在性カンジダ症は内臓を侵し生命を脅かす感染症でエイズ患者では終末感染を起こします．表在性には，皮膚や爪の感染および口腔カンジダ症の鵞口瘡などがあります．口腔カンジダ症は，エイズ発症の指標疾患の1つです．

治療にはポリエン系抗真菌剤であるアムホテリシンB，フルシトシン (5-FC)，アゾール剤などが使用されます．特にフルコナゾールなどのアゾール系抗真菌剤が有効でしたが，エイズ患者への大量投与などにより薬剤排出ポンプを誘導した高度耐性菌が出現して問題になっています．

IV. ムーコル症

接合菌類による接合菌症にはムーコル症とエントモルフ症がありますが，後者は中央アジアや東南アジアに多く，日本では少ない感染症です．

ムーコル症の起因菌は，ムーコル属 *Mucor*，リゾパス属 *Phizopus*，アブシジア属 *Absidia* などの糸状菌です．胞子の吸入により起こり，感染部位により鼻脳ムーコル症と肺ムーコル症があります．

V. 皮下真菌症 － スポロトリックス症

土壌中に生息する腐生菌で，これが傷口から侵入して皮下に感染を起こします．皮下真菌症の代表的なものです．また，原因真菌であるスポロトリックス・シェンキー *Sporothrix schenckii* は，*C. albicans* と同様に二形性真菌ですが，後者が37℃で菌糸型（25℃で酵母型）であるのに対して逆に25℃で菌糸型（37℃で酵母型）の細胞形態を示します．

VI. 皮膚真菌症

皮膚糸状菌 dermatophyte により，皮膚角質，髪，爪が侵される真菌症です．原因真菌として，白癬菌類 *Trichophyton*，小胞子菌類 *Microsporum*，表皮菌類 *Epidermophyton* の3菌類があります．

VII. 表在性真菌症 － トリコスポロン症

担子菌類系酵母であるトリコスポロン *Trichosporon* 属真菌によって起こる白色砂毛という表在性真菌症の原因真菌ですが，近年，易感染性宿主に播種性の深在性真菌症を起こすことが報告さ

れています.

表在性真菌症にはその他に,メラセッチア *Melassezia* 属による癜風があります.

VIII. カリニ肺炎

ニューモシスチス・カリニ *Pneumocystis carinii* が原因で起こる肺炎です.以前は原虫とされていたが,18S リボソーム RNA 遺伝子の塩基配列の比較から,現在は真菌(子嚢菌類)に分類されています.ヒトに常在しており,易感染性宿主に間質性肺炎を起こします.

エイズ患者にみられ,エイズ発症の指標疾患の 1 つになっています.

IX. 輸入真菌症

日本では見られないが外国には,コクシジオイデス症(原因真菌:コクシジオイデス・イミティス *Coccidioides immitis*),ヒストプラスマ症(原因真菌:ヒストプラスマ・カプスラーツム *Histoplasma capsulatum*),ブラストミセス症(原因真菌:ブラストミセス・デルマティディス *Blastomyces dermatidis*),マルネフェイ型ペニシリウム症(原因真菌:*Penicillium marneffei*)などの危険な真菌症があります.

ヒストプラスマ・カプスラーツムは,以前は不完全菌類に分類されていましたが,有性生殖相が発見されたため,新たに子嚢菌類に分類されました.分類学上の正式名は,アジェロミセス・カプスラータス *Ajellomyces capsulatus* です.

要　点

- 真菌症には，深在性真菌症，皮下真菌症，皮膚真菌症，表在性真菌症がある．
- 深在性真菌症には，アスペルギルスやクリプトコッカスによる肺真菌症やカンジダによる内臓真菌症などがある．
- エイズの指標疾患となっているカリニ肺炎の起因菌であるニューモシスチス・カリニは真菌に分類されている．

確認問題
- □ 最近，真菌感染症の治療薬として，細胞壁合成阻害薬が使われるようになった．
- □ 免疫抑制薬は，真菌症の治療に有効である．
- □ 真菌感染症は，表在性であり，生命を脅かすような危険なものはない．
- □ カンジダ・アルビカンスは，酵母型と菌糸型に形態転換する二形性真菌である．
- □ カンジダ・アルビカンスは，口腔や腸管などに常在しており内因感染を起こすことがある．
- □ アスペルギルスやクリプトコッカスは，主に肺に感染して呼吸器系疾患を起こす．
- □ 肺真菌症の原因菌は，アスペルギルスのみである．（86-197）
- □ 肺真菌症は，日和見感染であることがある．（86-197）
- □ 肺真菌症では，発熱，咳，喀痰の症状が徐々に出現する．（86-197）
- □ クリプトコッカスは，ハトの糞の中にいることがある．
- □ カリニ肺炎の起因菌ニューモシスチス・カリニは，真菌ではなく原虫である．
- □ コクシジオイデス症は，日本国内でみられる危険な真菌症である．

第4節　原虫感染症

> キーワード
> 赤痢アメーバ，　ジアルジア症，　マラリア，　クリプトスポリジウム

　ヒトに病気を起こすものは，根足虫類，鞭毛虫類，繊毛虫類，胞子虫類です．根足虫類の赤痢アメーバ，胞子虫類のマラリア原虫とクリプトスポリジウムなどは，注意すべき病原性の原虫です．

I. 根足虫類 *Rhizopoda*

　アメーバ赤痢：　赤痢アメーバ *Entamoeba histolytica* が大腸に寄生しておこる感染症で，赤痢様の症状（腹痛や膿粘血便）がでます．熱帯や亜熱帯地方で見られますが，外国で感染して帰国後発症する輸入感染症として日本でも見られるようになっています．感染症法の五類感染症に属します．

　その他に，コンタクトレンズの保存液がアカントアメーバ *Acanthoamoeba castellani* に汚染されていることを知らずに使用することで角膜炎を起こすことがあります．

II. 鞭毛虫類　*Mastigophora*（膣トリコモナス *Trichomonas vaginalis*, ランブル鞭毛虫 *Giardia lamblia*, トリパノゾーマ属 *Trypanosoma*, リーシュマニア属 *Leishmania*）

II-1. トリコモナス症：　女性に膣炎や尿道炎を起こす膣トリコモナスが原因の感染症です．性行為感染症（STD）の1つです．

II-2. ジアルジア症：　感染症法の五類感染症に属します．ランブル鞭毛虫が本症の原因であり，小腸に寄生して水様性の下痢を起こします．輸入感染症です．

II-3. トリパノソーマ症：　日本には見られない感染症です．吸血性昆虫のツェツェバエが媒介して睡眠病を起こすアフリカトリパノソーマ症（睡眠病）と，吸血性昆虫のサシガメが媒介して眼瞼浮腫や心不全を起こすアメリカトリパノソーマ症（シャーガス病）があります．前者はアフリカ中南部や東部で発生するもので，ガンビアトリパノゾーマ *T. brucei gambiense*, ローデシアトリパノゾーマ *T. brucei rhodesiense* が病原体，後者は中南米で発生し，病原体はクルーズトリパノゾーマ *T. cruzi* です．

II-4. リーシュマニア症：　リーシュマニア属にはヒトに病気を起こすものが3種類あり世界中に広く分布していますが，日本にはありません．3種ともサシチョウバエの吸血により感染が起こります．

1) ドノバンリーシュマニア *L. donovani* … 内臓リーシュマニア症
　　（症状）発熱，肝脾腫，貧血など
　　（流行地）アフリカ，アジア，南米などの熱帯，亜熱帯地域

2) 熱帯リーシュマニア *L. tropica* … 皮膚リーシュマニア症
　　（症状）皮膚や皮下組織の潰瘍
　　（流行地）アジアの熱帯地域

3) ブラジルリーシュマニア *L. braziliensis* … アメリカリーシュマニア症
　　（症状）皮膚や粘膜の肉芽腫形成
　　（流行地）中南米

III. 繊毛虫類 *Ciliophora*

大腸に寄生して赤痢様の症状を起こす大腸バランチジウム *Balantidium coli* があります．

IV. 胞子虫類 *Sporozoa*（マラリア原虫 *Plasmodium*，トキソプラズマ原虫 *Toxoplasma gondii*，クリプトスポリジウム *Cryptosporidium parvum*，サイクロスポーラ *Cyclospora cayetanensis*）

IV-1. マラリア：もともと熱帯や亜熱帯地方でみられる感染症で，日本では自然発生することはありませんが，世界的には年間150万〜270万人がマラリアで死亡していると推定されています．ハマダラカという蚊が媒介する感染症で，流行はこの蚊の生息に依存します．地球温暖化が進んで日本がハマダラカの生息可能な地域になれば自然発生する危険性がでてきます．感染症法の四類感染症に属します．

　熱帯熱マラリア(*P. falciparum*)，三日熱マラリア(*P. vivax*)，四日熱マラリア(*P. malariae*)，卵形マラリア(*P. ovale*)がありますが，致命率が高く最も危険なのは熱帯熱マラリアです．卵形マラリアは軽症です．

　症状の特徴は，周期的な発熱です．三日熱マラリアは48時間毎に発熱，四日熱マラリアは72時間毎に発熱が起こります．熱帯熱マラリアはやや不規則で36〜48時間という周期で発熱が起こります．これはマラリア原虫の赤血球内での増殖サイクルと密接な関係があります．(p78, 「マラリア原虫の生活環」参照)

IV-2. トキソプラズマ症：トキソプラズマ・ゴンディイ *T. gondii* はネコが宿主で，ネコの糞便に汚染されたものを介して経口感染します．眼の炎症を起こします．また，妊娠中の女性が初感染すると先天性トキソプラズマ症を起こし流早産や死産の原因ともなります．治療薬のピリメサシンは催奇形性があるので妊婦には用いてはならない．

IV-3. クリプトスポリジウム症：感染症法の五類感染症に属します．小腸に寄生するクリプトスポリジウム・パーブム *C. parvum* と胃腺に寄生するクリプトスポリジウム・ムーリス *C. muris* が知られていますが，ヒトに感染するのは前者の *C. parvum* です．塩素に抵抗性であるため，水道水を汚染して集団発生することがあります．ただし加熱には弱い．症状は水様性の下痢，嘔吐，発熱ですが、エイズや先天性免疫不全の場合は死亡例もあり危険です．日本でも，関東地方で水道水汚染による集団発生が起こっています．（p78,「クリプトスポリジウムの生活環」参照）

要　点

- 病原性を示す原虫には，根足虫類，鞭毛虫類，繊毛虫類，胞子虫類がある．
- 胞子虫類には，日本での発生はないが世界的には多数の死亡者を出しているマラリアや，日本でも水道汚染で問題になるクリプトスポリジウムなどがいる．

確認問題

☐ 赤痢には，細菌性赤痢とアメーバ赤痢がある．
☐ 赤痢アメーバは，根足虫類に属し，偽足を出して動き回る．
☐ 原虫感染症の治療薬であるメトロニダゾールは，嫌気性菌の治療薬として使用されることがある．
☐ マラリアは，感染症法の一類感染症である．
☐ マラリアは，世界的には毎年100万人以上が死亡している重要な感染症である．
☐ マラリアは，ハマダラカという熱帯・亜熱帯地方に生息する蚊によって媒介される感染症である．
☐ マラリアの中で，*Plasmodium falciparum* が原因の熱帯熱マラリアは，最も軽症である．
☐ 四類感染症のジアルジア症とは，トリパノゾーマが原因の睡眠病のことである．
☐ 四類感染症であるクリプトスポリジウム症は，水道水汚染による集団発生を起こすことがある．
☐ クリプトスポリジウムは，塩素に感受性が高い．

第5章　化学療法剤総論

第1節　化学療法剤の歴史

到達目標
◆　化学療法の歴史を説明できる．

> キーワード
> 化学療法剤，　選択毒性，　ペニシリン，　抗生物質，　半合成抗菌薬

I. 序論

化学療法 chemotherapy とは，化学物質を用いて病原となる寄生生物もしくは悪性腫瘍物を宿主の生体内で発育阻害・死滅させる治療法です．化学療法に用いる薬物を**化学療法剤** chemotherapeutics といいます．すなわち，化学療法剤は，体内に侵入した病原微生物を減らしたり（**殺菌作用** bactericidal action），増殖を抑制する（**静菌作用** bacteriostatic action）薬物です（p174参照）．最近，癌治療に用いられる抗悪性腫瘍薬も化学療法剤の範疇に入るので，抗細菌作用を示す化学療法剤を特に**抗菌薬**ともいいます．

化学療法を行う上で問題となってくるのは，用いる薬物が人体に対しどれだけ影響をおよぼすかということ，すなわち副作用の強度です．このことを表すキーワードが**選択毒性** selective toxicity で，選択毒性とは，「化合物が，宿主には毒作用をおよぼさず，寄生異物にだけ選択的に毒作用をおよぼす性質」と定義されます．すなわち，細菌が生存していくうえで必要な生化学的機構・構造はかならずしも人間には必要とされません．逆もいえます．ということは，人間には存在しない，細菌に特有の構造・生体機構を阻害する物質であれば，人間には影響を与えず細菌だけを攻撃することができるわけです．この考え方を推し進めて，化学療法の基礎を築いた人物がエールリッヒ Paul Ehrlich（1854〜1915，ドイツ）です．彼は生体組織に対して親和性が低く，原因微生物に対しては親和性が高い物質を探すという明確な方法論に徹して，これを実行しました．その結果，1904年にトリパノゾーマに対する**色素剤**，1910年には梅毒治療薬である**サルバルサン**を開発し，化学療法の発端を開いたのです．

しかし，一般細菌感染症に有効な抗菌薬の開発には，さらに20年間かかりました．その開発は，1929年のフレミング Alexander Fleming（1885〜1955，イギリス）による**ペニシリン** penicillin（p199参照）の発見，1935年のドマーク Gerhard Domark（1885〜1964，ドイツ）による**サルファ剤**（p227参照）の発見により，始まります．

ペニシリンの作用機序は後述しますが（p166参照），選択毒性はほぼ完璧であるといわれています．したがって，ペニシリンが1940年代に臨床に使われるようになって以来，化学療法のめざましい進歩，発展は感染症の終焉近しを思わせました．

しかしながら，選択毒性の理念のもと，かなり副作用の少ない多くの優れた抗菌薬の登場にもかかわらず，現代医療の問題点の中で，感染症の占める割合は相変わらず高い状況にあります．
化学療法剤の開発の歴史はそれぞれの時代にあって，まさにこれら問題点を解決すべく終わりなき戦いの最中にあるのです（表5.1）．

表5.1 化学療法剤の歴史

1910年	エールリッヒが選択毒性の概念により梅毒治療薬サルバルサンを創薬．門下生として秦左八郎や志賀潔が大きな貢献をした．
1929年	フレミングがペニシリンを発見．実用化には至らなかった．
1933年	ドマークが赤色プロントジルを合成し，細菌性疾患に対し有効であることを見い出した．これを機に種々のスルフォンアミド誘導体が合成され，サルファ剤として実用化された．
抗生物質時代の幕開け	
1946年	チェイン，フローリーなどがペニシリンの量産・実用化に成功した．
1950年	ワックスマンが結核菌に有効なストレプトマイシンを放線菌より発見した．ペニシリナーゼ産生のペニシリン耐性黄色ブドウ球菌が発見した．クロラムフェニコール（1950），テトラサイクリン（1954），エリスロマイシン（マクロライド系，1953），バンコマイシン（1956），カナマイシン（アミノグリコシド系：1958）などが発見・実用化された．イソニアジド（1952）の開発
1960年代	アンピシリン（グラム陰性菌に効く半合成ペニシリン），ナリジクス酸（キノロン系：1964），メチシリン（ペニシリナーゼ抵抗性ペニシリン），セファロリジン，セファロチン（第一世代注射用セフェム）の開発
多剤耐性菌が出現	
1970年代	セファレキシン（第一世代経口セフェム），リファンピシン（1971），ジベカシン（カナマイシンの耐性機構の研究から開発された薬剤），セフォキシチン（セファマイシン系，β-ラクタマーゼ抵抗性，第二世代），ピペラシリン（緑膿菌にも効く広域ペニシリン）の開発
1980年代	クラブラン酸（β-ラクタマーゼ阻害剤），ホスホマイシン（1980），セフロキシム（メトキシイミノ基の導入でβ-ラクタマーゼ抵抗性，第二世代），バカンピシリン（エステル化により吸収増大，プロドラッグ），セフォタキシム（メトキシイミノ基とアミノチアゾール基の導入，第三世代），セフタジジム（第三世代注射剤）の開発
MRSAによる院内感染	
	ノルフロキサシン，オフロキサシン（ニューキノロン），アズトレオナム（モノバクタム），フロモキセフ（オキサセフェム），イミペネム（カルバペネム）の開発
1990年代	クラリスロマイシン，ロキシスロマイシン（1991），セフポドキシムプロキセチル（経口の第三世代セフェム：バナン）の開発
院内感染対策の重要視（ペニシリン耐性菌肺炎球菌の出現・流行）	
2000年代	アジスロマイシン（2000），リネゾリド（2000，バンコマイシン耐性腸球菌（VRE）の治療薬，MRSA感染症に関しては現在第3相臨床試験を実施中）の開発

II. 一般細菌感染症に有効な抗菌薬の開発

　一般細菌感染症に有効な抗菌薬の開発は決して容易でありませんでした．1929 年のフレミングによるペニシリンの発見，1932 年のドマークによる**赤色プロントジル** prontosil rubrum の開発によって，ようやくその脚光を浴びました．赤色プロントジルは，実験的溶連菌感染症に有効でした．その効果は，生体内代謝産物であるパラアミノベンゼンスルファミド para-aminobenzenesulfonamide であることが明らかにされました．この発見によって，サルファ剤が次々と合成され，**抗生物質** antibiotics が登場するまでの短期間，一般細菌感染症の治療薬の主流をなしていました．抗結核薬である**パラアミノサリチル酸** para-aminosalicylic acid(PAS)が 1946 年に，また**イソニアジド** isoniazide(INH)（p234 参照）が 1952 年に，更に 1962 年には**キノロン剤**のナリジクス酸 nalidixic acid（p229 参照）がレッシャー George Y. Lesher(1926-1990 年，米国)によって合成され，**ニューキノロン剤**（p229 参照）への道を開いたのです．

III. 抗生物質の開発

　発見されたペニシリンの実用化は化学的に不安定なため困難をきわめました．治療薬として，臨床に供されたのは，1949 年のことで，チェイン Ernst B. Chain (1906-1979 年，イギリス)，フローリー Howard W. Florey (1898-1968 年，イギリス)らの協力を得ての結果でありました．グラム陽性球菌感染症に対する治療効果は優れたものでした．1945 年，フレミング，チェイン，フローリーの 3 人は「ペニシリンの発見，および種々の伝染病に対するその治療効果の発見」により，ノーベル生理学・医学賞を受賞しました．

　1944 年，土壌中の放線菌（*Streptomyces* 属）から初めて抗生物質の**ストレプトマイシン** streptmycin（p211 参照）が，ワックスマン Selman A. Waskman(1888-1973 年，米国)によって，発見されました．

　その後，種々の抗生物質の発見・検索が自然界に大いに求められました．1949 年テトラサイクリン系抗菌薬である**オシキテトラサイクリン** oxytetracyclin（p218 参照），1947 年には**クロラムフェニコール** chloramphenicol（p220 参照），1952 年にはマクロライド系抗菌薬である**エリスロマイシン** erythromycin（p215 参照），1962 年にはセフェム系抗菌薬である**セファロチン** cephalothin などが次々に臨床に供されたのでした．

　ペニシリンなどのように，微生物によって産生され，微生物の発育を阻止したり，殺滅する抗菌物質は，1942 年にワックスマンによって，微生物がつくる化学物質で，他の微生物の増殖を抑えるか殺菌するものという意味で，アンチ（対抗する）バイオ（生命）ティクス antibiotics，抗生物質と名づけられました．

IV. 半合成抗菌薬の開発

　20 世紀の化学療法の歴史が幕を上げ，初期の化学療法の歴史はもっぱら天然の物質を探す（というより抗生物質をつくるカビや放線菌などの微生物を探索する）という方向性でしたが，その試みは 20 年程度で失速し，その後は特定の抗生物質の化学構造を人工的に部分的に化学修飾して，より広い抗菌活性のある**半合成抗菌薬**をつくるという方向に変わりました．この方向性を促

したのは有機化学合成の進歩・発展でした．今日では，化学変換・修飾をほどこした人工合成化合物も，抗生物質に含まれていますが，一方で抗生物質の定義からはずれるため，抗菌薬と呼ばれることがあります．

1960年代にセフェムという天然β-ラクタム系抗生物質がこの半合成の素材として採用され，もともと一部の細菌だけに有効だったセフェム（第一世代セフェム）(p202参照)の構造を改変して，1970年代には第二世代セフェム（p203参照），1980年代には第三世代セフェム（p204参照）を作り出しました．第三世代セフェムに至って，黄色ブドウ球菌から緑膿菌に至るほとんどすべての菌種に効果のある化学療法が可能となりました．つまり，化学療法の歴史の大きな底流としては，一剤ですべての細菌感染症に対応できる抗生物質を作り上げることが世界中の目標となっていました．その意味で第三世代セフェムは科学の力の結晶として完成された半合成抗生物質でした．しかし，グラム陰性菌には効き目が弱い欠点は残ったままでしたので，その後，さらにグラム陽性・陰性菌双方に抗菌作用を持つ第四世代セフェム（p205参照）が開発されました．

V. 新しい化学療法の時代へ

抗菌薬開発の歴史は，1930年代以来，それぞれの時代の感染症の問題を解決してきたと同時に，新しい問題点をも提起しつつ今日におよんでいます．すなわち，1)抗菌薬の過信，汎用による多剤耐性菌の著しい増加，2)宿主条件の低下した患者の延命に伴う弱毒性感染症の顕在化，3)感染症の遷延化と共に化学療法も長期かつ多剤大量投与の傾向があり，薬剤アレルギーや，用量依存性の毒性の増加，更には他剤併用例も多いことから薬剤間相互作用による予期せぬ副作用の発現など安全性の問題は未解決のままです．

特に，耐性菌の時代を許さないためには以下のことが考えられます．1)予防投与などの無駄をなくして，現在病院で使用されている抗生物質の使用量を半減する．2)動物飼育に抗生物質を用いない，あるいはその種類を制限する．3)患者の感染症の原因菌と，その抗生物質耐性の有無を1時間以内に決定できる検査法をつくる（これはDNAチップを使った検査法で実現可能で，21世紀の感染症治療を大きく変革する革命的な技術であろう）．4)細菌のゲノム情報から従来にない新しい抗菌薬を開発する．5)ワクチンや細菌干渉（病気を起こしにくい「善玉の菌」を使って病原菌を追い出す方法）といった抗生物質によらない感染治療，予防法を開発する．

現時点では，抗菌薬の選択は医師の経験に基づいた判断に頼っていますが，21世紀には科学的データに基づいて適切な抗菌薬を選ぶことが可能になるでしょう．そして，今後も新しいニーズに応じて新薬が開発されていくことが期待されるでしょう．

要 点

- 化学療法とは化学物質を用いて病原となる寄生生物もしくは悪性腫瘍物を宿主の生体内で発育阻害，死滅させる治療法であり，この化学療法に用いる薬物を化学療法剤という．
- 選択毒性とは，人間には存在しない，細菌に特有の構造・生体機構を阻害する物質であれば，人間には影響を与えず細菌だけを攻撃することができる，という概念です．
- ペニシリンは世界で初めて発見された抗生物質である．
- 半合成抗菌薬が抗生物質の副作用を軽減する目的で開発された．特に，セフェム系抗菌薬の開発が盛んになされた．
- 現在，抗菌薬の選択は医師の経験に基づいた判断に頼っているが，21世紀には科学的データに基づいて適切な抗菌薬を選ぶことが可能になるだろう．

確認問題

☐ 選択毒性とは，化合物が宿主には毒作用をおよぼさず，寄生異物にだけ選択的に毒作用をおよぼす性質と定義される．
☐ ペニシリンは，ワックスマンによって発見された．
☐ ストレプトマイシンは，フレミングによって発見された．
☐ 抗生物質と命名したのは，ワックスマンである．
☐ 半合成抗生物質の代表は，セフェム系である．

第2節 化学療法剤の作用機序

到達目標
◆ 抗菌薬を作用点に基づいて分類できる.

キーワード
細胞壁合成阻害, 細胞膜機能阻害, タンパク質合成阻害, 核酸合成阻害, 葉酸合成阻害

前述のごとく,化学療法剤は病原微生物のみに存在する構造や代謝経路に働きかけて,それを破壊するものであることが望ましいでしょう.したがって,表5-2に示すように,細菌(原核細胞)と動物(真核細胞)の違いから,化学療法剤は,細胞壁,細胞膜,細胞質,リボゾーム,核(核酸)などに作用して(図5-1),その合成あるいは機能を阻害することにより殺菌的あるいは静菌的作用(p174参照)をもたらします.

表5-2. 細菌(原核細胞)と動物(真核細胞)の比較

	細胞壁	タンパク合成系	トポイソメレースⅡ型	RNAポリメラーゼ	葉酸
細菌	あり	70S (50S + 30S)	4量体(2A + 2B) DNAジャイレースとトポイソメレースⅣ型	1種類(コア酵素)	生合成
動物	なし	80S (60S + 40S)	2量体	I, II, III 3種類	食事から得られる

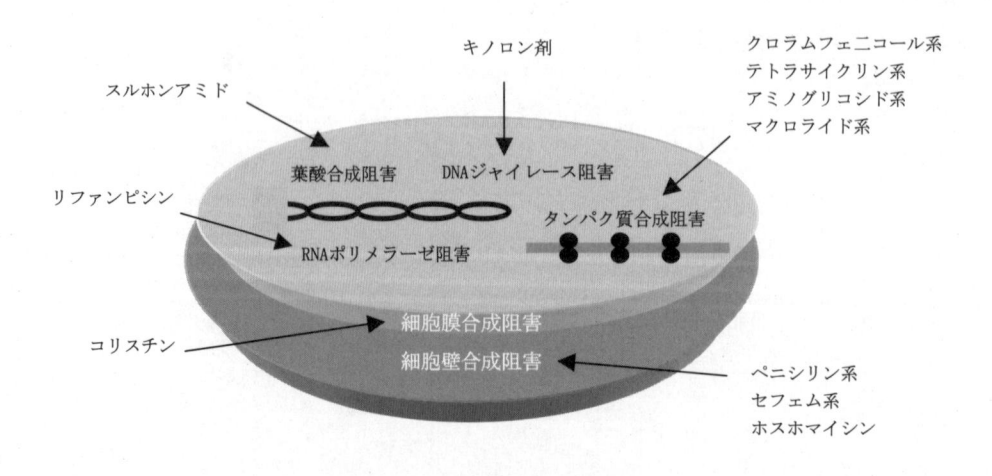

図5-1. 化学療法剤の作用点

I. 細胞壁合成阻害

　細胞が増殖するときに細胞壁の構成成分のペプチドグリカン（ムレイン，ムコペプチド，ムコポリマーともいう）が合成されますが，この生合成を阻害すると，細胞壁は消失し，細菌を溶菌，殺菌します．細胞壁のペプチドグリカンの生合成過程は第一段階（**細胞質内**），第二段階（**細胞膜上**），最終段階（**架橋形成反応**）に分けられます（p31 参照）．各段階において阻害作用を持つ化学療法剤を表 5-3 にまとめます．また，細胞壁ペプチドグリカン合成系と抗生物質の作用点を図 5-2 に示してます．

表 5-3. 細胞壁合成阻害の抗菌薬

作用点	分類		薬物
細胞質内（第一段階）の阻害	ホスホマイシン		ホスホマイシン
細胞膜上（第二段階）リピドサイクル系の阻害	グリコペプチド系		バンコマイシン，テイコプラニン
架橋酵素群の作用を抑制	β-ラクタム系	ペニシリン系	メチシリン，アンピシリン，アモキシシリン
		セフェム系	セファロチン，セファロリジン，セファマンドール，セフォタキシム，セフォペラゾン，セフォセリス，セファレキシン，セフジニル，セフメタゾール，ラタモキセフ
		ペネム系	イミペネム（＋シラスタチン）パニペネム（＋ベタミプロン）メロペネム，ファロペネム，ビアペネム

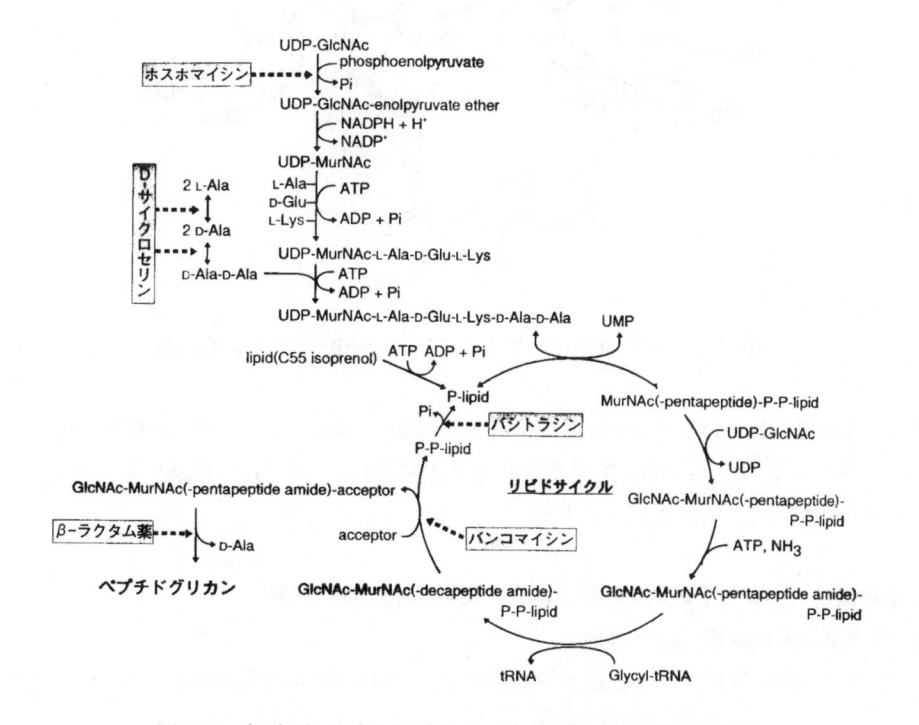

図 5-2. 細胞壁ペプチドグリカン合成系と抗菌薬の作用点

I-1. 第一段階（細胞質内，UDP-MurNAc ペンタペプチド合成まで）の阻害剤

①ホスホマイシン fosfomycin（p220 参照）

　ホスホマイシンは，細胞壁ペプチドグリカンの合成系で UDP-GlcNAc-pyruvatetransferase 反応を阻害（細胞壁合成初期段階での阻害）します．

②サイクロセリン cycloserin

　サイクロセリンは，細胞壁構成成分である D-アラニンと構造が類似し，ペプチドグリカン合成時に D-アラニンと競合します．

I-2. 第二段階（細胞膜上，リピドサイクル系）の阻害剤

バンコマイシン vancomycin（p41, p224 参照）

　バンコマイシンは，グリコペプチド系抗菌薬に分類され，メチシリン耐性黄色ブドウ球菌 methicillin-resistant *Staphylococcus aureus*，MRSA のように他の抗生物質が効かない菌にも効果があります．バンコマイシンは，細胞壁合成前駆体である D-アラニル-D-アラニンと結合し（図 5-3），グリコシド結合を阻害し，直鎖状ペプチドグリカンの生成を阻害することにより，細胞壁合成を阻害します（図 5-6）．

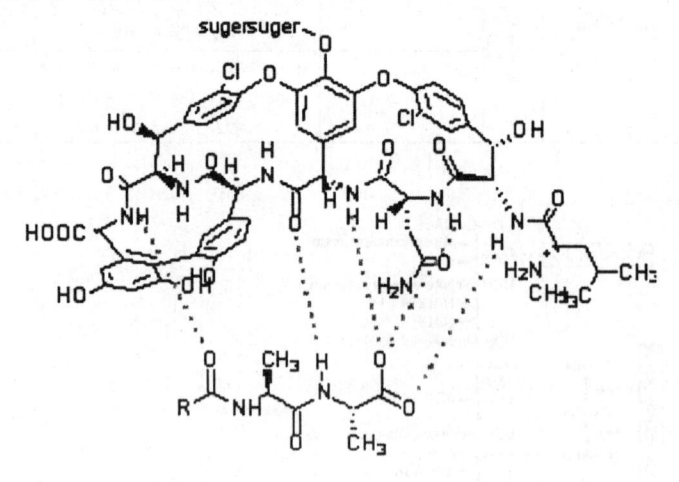

図 5-3．バンコマイシンと D-アラニル-D-アラニンの結合

　最近，問題視されているバンコマイシン耐性腸球菌 vancomycin-resistant *Enterococci*（VRE）は，D-アラニル-D-アラニンが，D-アラニル-D-乳酸に変化しているため（図 5-4），バンコマイシンとの親和性が低く，耐性をもちます．

I-3. 最終段階（ペプチド鎖による相互結合，架橋形成）の阻害剤

① β-ラクタム系抗菌薬（p198 参照）

　β-ラクタム系抗菌薬は，細胞壁合成の最終段階で架橋形成に必要な酵素であるペニシリン結

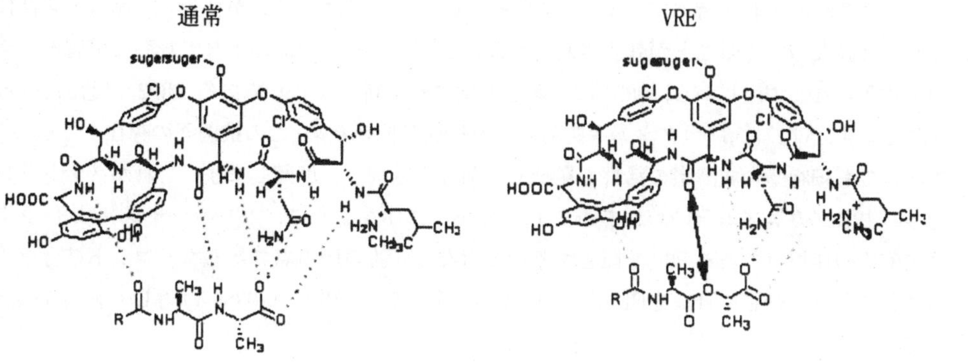

図 5-4. バンコマイシンと VRE との結合

合タンパク penicillin binding protein, PBP に結合することで，細胞壁合成を阻害します．β-ラクタム系抗菌薬の基本骨格の構造は，細菌の細胞壁を架橋する目的で生合成される D-アラニル-D-アラニンの立体構造に類似しています（図 5-5）．したがって，細菌内に存在する PBP の一種であるトランスペプチダーゼ（D-アラニル-D-アラニンカルボキシペプチダーゼ）が，ペニシリンとアラニン構造を誤って認識して，酵素活性を阻害して，細胞壁の架橋が行われなくなります．

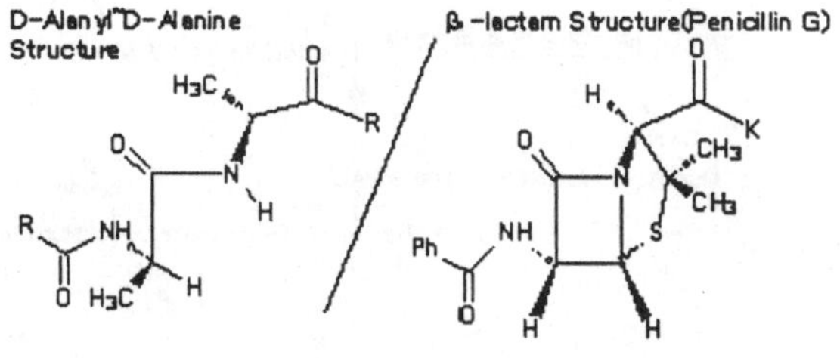

図 5-5. D-アラニル-D-アラニンと β-ラクタムの構造類似性

これにより菌の細胞壁が脆弱化し，浸透圧に耐えられなくなった菌は溶菌を起こし死滅します．ヒトの細胞にはこういった細胞壁の構造が存在しないため，ペニシリンは全く作用しないのです．この意味で選択毒性はかなり完璧であるといえます．しかしながら，β-ラクタム系抗菌薬の多くはグラム陽性菌にのみ作用するという選択性が生じています．その理由は，グラム陰性菌とグラム陽性菌では，どちらもペプチドグリカンを含んではいるが細胞壁の構成が異なるからです（p24 参照）．すなわち，グラム陽性菌はペプチドグリカンが何層にもなっており，細胞壁は厚くその 60〜90％をペプチドグリカンが占めていますが，グラム陰性菌はペプチドグリカンは薄く，細胞壁の 10〜20％を占めるに過ぎません．

PBP は単一のものではなく，いくつもの種類が存在し，例えば，黄色ブドウ球菌では 4 つの PBP，

大腸菌では7つのPBPを持っています．それぞれのPBPにペニシリンが結合した場合の細菌に与える影響は異なってくることが報告されており，これらが複合的に作用して細菌に障害を与えるものと考えられます．しかし，MRSAはPBPを変化させ，新たなPBPである**PBP2'**（遺伝子 *mecA*）を産生します．PBP2'はβ-ラクタム系抗菌薬に親和性が低いため，この抗菌薬の存在下で他のPBPが失活しても細胞壁合成酵素の活性を発揮し，菌は生き残り，増殖します．これがメチシリン耐性付与の主なメカニズムといわれています．図5-6に示すように，バンコマイシンはβ-ラクタム系抗菌薬の作用点であるPBPを阻害するのではなく，別の作用点であるグリコシド結合を阻害することにより，細胞壁合成を阻害します．したがって，この薬はMRSAは対して有効な薬となるのです．

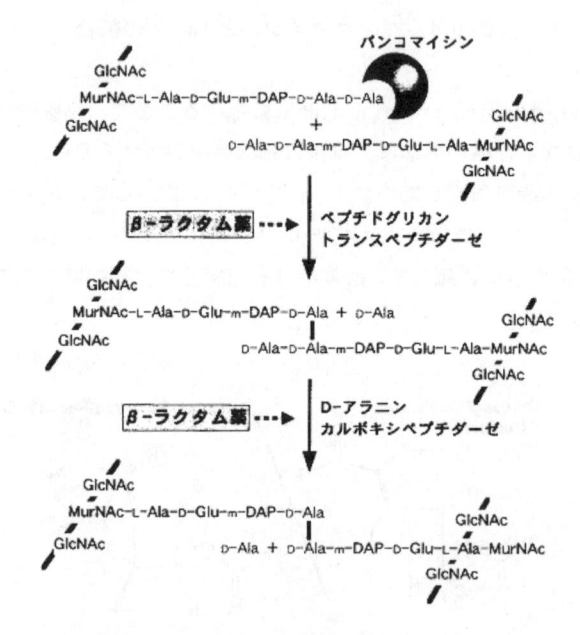

図5-6. ペプチドグリカン架橋反応とβ-ラクタム薬と
グリコペプチド系薬の作用点

②イソニアジド isoniazide（p234参照）

イソニアジドは，結核の治療薬で，結核菌細胞壁のミコール酸生合成の阻害が主な作用です．マイコバクテリウム属の共通した構造として，一般細菌と異なり，細胞壁の脂質にミコール酸という高級分岐鎖脂肪酸を含む点が挙げられます．その他，ビタミンB_6群酵素の阻害および糖やアミノ酸代謝の阻害が知られています．

II. 細胞膜機能阻害

細胞膜は細菌の生命維持に必要な物質の透過を支配していますが，この細胞膜を攻撃して選択的な透過性を変えると，細胞内成分を放出し細菌は死滅します．この作用を持つ化学療法剤には

ペプチド系の**ポリミキシンB** polymixin B, **コリスチン** colistin（p224参照）などがあります．コリスチンなどのペプチド系抗菌薬は，細胞膜のリン脂質と結合しホスホリパーゼ phospholipase を活性化し，リン脂質を分解します．

　細菌の細胞は構造が単純で，動物細胞であればミトコンドリアや小胞体のような膜状の細胞内小器官で行われているような機能が，すべて細胞膜に局在しているので，このように細胞膜の構造を乱す薬物は，動物細胞より細菌の細胞に強い毒性を与えます．

III. 核酸合成阻害

　細菌のリボ核酸(RNA)やデオキシリボ核酸(DNA)の合成を阻害されることにより，遺伝情報が発現しにくくなり，タンパク質合成が停止します．作用の強さにより静菌的あるいは殺菌的作用に分類されます．DNA 複製の阻害薬としてキノロン剤，RNA 合成の阻害薬としてリファンピシン rifampicin などがあります．

III-1. キノロン剤（p229参照）

　細菌の DNA は，動物と違い閉じた環状の分子なので，DNA を複製するための仕組みが動物と異なります．キノロン剤の作用機序は，細菌の DNA 複製過程において重要な酵素である細菌の DNA ジャイレース（生育には必須，環状 DNA の二本鎖両方を一時的に切断し，再びもとの通りに結合し直す活性をもった酵素）を阻害することで，結果として DNA の複製を阻害し，殺菌作用を示します．さらに付け加えると，DNA ジャイレースは A と B の二つのサブユニットに分けられますが，このうち A サブユニットがこの系列の薬剤の作用部位です．

III-2. リファンピシン rifampicin（p234参照）

　遺伝子 DNA の情報は，RNA という分子に転写されてタンパク質合成系に渡されます．その際，DNA を鋳型にして RNA を作るために，RNA ポリメラーゼという酵素が働きます．リファンピシンは，細菌の DNA 依存性 RNA ポリメラーゼに結合して，mRNA 合成を阻害します．RNA ポリメラーゼは α，β，β'のサブユニットに分けられますが，このうち β サブユニットにリファンピシンが結合することが知られています．

IV. タンパク質合成阻害

　細胞内で遺伝子からの情報に基づいて，タンパク質を合成するための装置がリボソームという粒子です．表5-2 (p164)に示したように，細菌のリボソームは，沈降定数 30S と 50S の粒子（サブユニット）からなり，動物細胞のリボソーム（40S と 60S のサブユニットからなる）とは明らかに異なります．**テトラサイクリン** tetracycline（p218参照）や**ストレプトマイシン** streptomycin（p211参照）などは 30S，マクロライド系抗菌薬（p214参照）は 50S に結合し，**ゲンタマイシン** gentamycin（p212参照）などは 30S と 50S の両者に結合することによって，細菌のタンパク質合成を阻害します（表5-3）．

IV-1. アミノグリコシド aminoglycoside 系抗菌薬（p211参照）

　アミノグリコシド系抗菌薬は，細菌のリボソーム 30S および 50S サブユニットに結合してタン

表 5-4. タンパク質合成阻害の作用点

標的リボソーム	分類	薬物
30S，50S	アミドグリコシド系	ストレプトマイシン，カナマイシン，ゲンタマイシン，ジベカシン，アミカシン，フラジオマイシン，アストロマイシン
30S	テトラサイクリン系	テトラサイクリン，ミノサイクリン，ドキシサイクリン
50S	マクロライド系	エリスロマイシン，クラリスロマイシン，ジョサマイシン，ロキタマイシン，アジスロマイシン
	クロラムフェニコール系	クロラムフェニコール，チアンフェニコール
	リンコマイシン系	リンコマイシン，クリンダマイシン
70S複合体	オキサゾリジノン系	リネゾリド

パク質合成を阻害しますが，実際には，この他の作用機序も存在すると考えられており，複合的に殺菌的作用を示すものと思われます．例えば，ストレプトマイシンは70S開始複合体を破壊し，**カナマイシン** kanamycin（p212参照）は30S開始複合体の形成を選択的に阻害します．また，ゲンタマイシンは，30Sと50Sの両者に結合することによって，細菌のタンパク質合成を阻害します．

IV-2. テトラサイクリン tetracycline 系抗菌薬（p218参照）

テトラサイクリン系抗菌薬は，30Sリボソームに結合してアミノアシル tRNA が mRNA・30S リボソーム複合体に結合するのを阻害し，またペプチド転移反応自身も阻害します．**ミノサイクリン** minocycline などのテトラサイクリン系は，リボソーム30Sに結合してタンパク質合成を阻害し，静菌的に作用します．

IV-3. マクロライド macrolide 系抗菌薬（p214参照）

マクロライド系抗菌薬は，50Sリボソームに結合して，アミノアシル tRNA の転移を阻害し，ペプチド転移酵素反応を阻止し，タンパク質合成を阻害します．テトラサイクリン系抗菌薬と同様に，静菌的に作用します．

IV-4. リンコマイシン lincomycin 系抗菌薬（p219参照）

リンコマイシン系抗菌薬は，マクロライド系抗菌薬と同様に，リボゾームの50Sサブユニットを阻害して，細菌のタンパク合成を抑制します．

IV-5. オキサゾリジノン oxazolidione 系抗菌薬（p219参照）

細菌がタンパク質合成を行う際に，mRNAとリボゾームなどが会合して翻訳開始複合体を形成し

ますが，オキサゾリジノン系抗菌薬は，その複合体形成以前の段階を阻害し，抗菌活性を発揮します．

IV-6. クロラムフェニコール chloramphenicol 系抗菌薬（p220 参照）

クロラムフェニコール系抗菌薬は，50S リボゾームに結合してポリペプチド合成の初期の段階を阻害します．この系列も静菌的に作用します．

V. 葉酸合成阻害

葉酸はアミノ酸を作るために必要な補酵素です．人でも葉酸は必須の物質で，食事から得られますが，細菌は自分で葉酸を作らなくてはならない仕組みになっています．したがって，葉酸合成の阻害は，細菌に対して選択毒性になります．サルファ剤（p227 参照）は，葉酸の構成成分のパラアミノ安息香酸と化学構造が似ているため，これと競合して介入し，葉酸合成経路のジヒドロプテロイン酸合成酵素 dehydropterorate synthetase を阻害します．トリメトプリム trimethoprim は，葉酸拮抗剤であるとともに，この代謝経路で別の酵素，チミジン酸合成酵素 thimidirate synthetase 阻害により DNA 合成も阻害します．また，スルファメトキサゾール sulfamethoxazole・トリメトプリム(ST 合剤，p228 参照)は，葉酸に関する作用点の異なる両者の併用により，葉酸の関与する諸反応(C1 転移)を阻害し，その結果，核酸合成およびタンパク質合成などを阻害します．

要 点

それぞれの作用点に働く化学療法剤は整理しておこう．
- 細胞壁合成阻害の作用点：細胞質内（第一段階），細胞膜上（第二段階），架橋形成反応（ペプチド鎖による相互結合　最終段階）
- 細胞膜機能阻害の作用点：細胞膜のリン脂質と結合
- 核酸合成阻害の作用点：DNA ジャイレースの A サブユニットや DNA 依存 RNA ポリメラーゼの β サブユニットの結合
- タンパク質合成阻害の作用点：リボソームおよび，30S と 50S サブユニットへの結合
- 葉酸合成阻害の作用点：パラアミノ安息香酸と化学構造が似ているため，拮抗剤として，葉酸合成経路の酵素反応を阻害

確認問題

<u>細胞壁合成系への作用</u>
- ☐ β-ラクタム系抗菌薬は，細菌の核酸合成阻害作用をもち，その効果は殺菌的である．(84-208)
- ☐ ペニシリン G など β-ラクタム系抗生物質は，細菌の細胞壁合成を阻害する．(81-56)
- ☐ ベンジルペニシリンカリウムは，N-アセチルグルコサミンにペンタペプチドを結合させるトランスペプチダーゼを阻害する．(86-144)
- ☐ セフェム系およびオキサセフェム系抗生物質は，ペニシリン結合タンパク質（PBP）に強い結合親和力を有し，細胞壁合成阻害を示す．(84-144)
- ☐ 塩酸バンコマイシンは，細胞壁のペプチドグリカン合成を阻害した．(83-147, 86-144)
- ☐ イソニアジドの作用機序は，N-アセチル転移酵素を阻害する．(88-147)

<u>蛋白質合成系への作用</u>
- ☐ 硫酸ストレプトマイシンの作用機序は，30S リボソームに結合してタンパク質合成を阻害を阻害する．(88-147)
- ☐ アミノグリコシド系抗菌薬は，細菌のリボソームの 30S サブユニットに選択的に結合し，殺菌的に作用する．(84-208)
- ☐ 緑膿菌による結膜炎に用いる硫酸ゲンタマイシンは，細菌の 80S リボソームに結合してタンパク質合成開始を阻害する．(86-139)
- ☐ テトラサイクリンは，30S リボソームに結合してアミノアシル tRNA が mRNA・30S リボソーム複合体に結合するのを阻害する．(86-144)
- ☐ 塩酸ミノサイクリンは，リボソーム 50S サブユニットに結合して，タンパク質合成を阻害する．(83-147)
- ☐ マクロライド系抗生物質は，細菌のリボソームの 50S サブユニットに結合して，タンパク質

合成を阻害する．(84-208)
- エリスロマイシンなどマクロライド系抗生物質は，細菌の核酸合成を阻害する．(81-56)
- エリスロマイシンは，30S リボソームに結合して，アミノアシル tRNA の転移を阻害する．(86-144)
- エリスロマイシンは，リボソーム 30S サブユニットに結合して，タンパク質合成を阻害する．(83-147)
- クラリスロマイシンは，リボソームの 50S サブユニットと結合し，タンパク質合成を阻害する．(90-144)

<u>核酸合成の阻害</u>
- キノロン系抗菌薬は，細胞壁合成阻害作用をもち，その効果は殺菌的である．(84-208)
- ニューキノロン系合成抗菌薬は，DNA ジャイレース（DNA gyrase）の阻害作用を有する．(81-144)
- リファンピシンは，細菌の RNA 合成を阻害する．(81-56)
- リファンピシンの作用機序は，DNA 依存性 RNA ポリメラーゼを阻害する．(88-147)

第3節　抗菌作用と抗菌活性

到達目標
◆ 抗菌作用を説明できる．
◆ 抗菌活性の指標である最小発育阻止濃度，最小殺菌濃度について説明できる．
◆ 臨床的ブレイクポイント MIC について，説明ができる．

> キーワード
> 殺菌的作用，　静菌的作用，　抗菌活性，　感受性，　最小発育阻止濃度，　最小殺菌濃度，
> 臨床的ブレイクポイント MIC

I. 抗菌作用

　抗菌作用とは，抗菌薬によって細胞が破壊あるいは溶菌して死滅する，すなわち増殖の不可逆的な阻止の作用，**殺菌的作用** bactericidal action がすぐに頭に浮かびます．しかしながら，抗菌薬の存在下，菌の増殖が見られないことは，必ずしも微生物が死滅してしまっていることを意味しません．細菌の分裂増殖は阻害されていますが，菌は死滅せず，菌数にも変化がない場合，すなわち増殖の可逆的な阻止の作用，**静菌的作用** bacteriostatic action も存在します．
　マクロライド系，テトラサイクリン系およびクロラムフェニコール系抗菌薬は静菌的に作用します．一方，殺菌的に作用する薬剤として，β-ラクタム系およびアミノグルコシド系抗菌薬，サルファ剤，ニューキノロン剤があります．しかし，多くの抗菌薬は，高濃度では殺菌的作用に，低濃度では静菌的作用を示します．このような様式の相違は，抗菌薬の作用機序または微生物の種の固有な細胞機能・構造に基づきます．

II. 抗菌活性

　選択毒性をもった抗菌薬が，実際に標的微生物に対して，どの程度抗菌作用があるかは重要です．この抗菌作用の強さを**抗菌活性** antimicrobial activity といい，微生物の抗菌薬に対する**感受性** susceptibility を意味します．抗菌活性の強さの指標には，感受性をみる簡便な方法として**ディスク法** disk method がありますが，その判定は感受性（Susceptible, S），中間（Intermediate, I），耐性（Resistant, R）と3段階で定性的です．それに対して，定量的には，微生物に対する**最小発育阻止濃度** minimum inhibitory concentration (MIC) および**最小殺菌濃度** minimum bactericidal concentration (MBC) があります．β-ラクタム系抗菌薬のような殺菌的に作用する抗菌薬は MIC と MBC は近い値を示しますが，マクロライド系およびクロラムフェニコール系抗菌薬のような静菌的に作用する抗菌薬では MBC は MIC よりも大きな値を示します．
　近年，臨床的に，抗菌薬は必ずしも一剤のみで投与されるとは限らず，複数薬の併用もよく行われます．2種類併用することで相乗効果 synergism を検査する**相乗効果測定**(FIC Index)もあります．

II-1. 最小発育阻止濃度 (MIC) 測定

MIC は微生物の発育を阻止するのに必要な抗菌薬の最小濃度（単位は，$\mu g/mL$）であり，この値が小さいほど抗菌力は大きいのです．すなわち，各濃度に調整された抗菌剤を含む培地での菌の発育状況をみることで，抗菌薬がどのくらいの濃度で微生物の発育を阻止（殺菌である必要はない）できるかを測定します．得られた数値が低いほどその抗菌薬の細菌に対する抗菌力は強く，有効な薬剤ということになります．本測定では 1，0.5，0.25，0.12，・・・$\mu g/mL$ などの定量的な検査結果が得られます．測定法には，寒天平板希釈法と液体希釈法があります．

MIC は，薬剤を選択する重要な指標の一つですが，治療上の臨床効果を示すものではありません．そこで，より有効な抗菌薬の選択指針として，日本化学療法学会は，我が国独自に臨床的ブレイクポイント MIC を設定しています．その定義では原因菌の MIC が設定されたブレイクポイント MIC 以下であれば，80％の臨床効果が期待できるとされています．すなわち，MIC がブレイクポイント以上の菌を「耐性」，以下の菌を「感受性」と見なし，「臨床効果が期待される」と判断されます．

表 5-5 に各種 β-ラクタム系抗菌薬の臨床的ブレイクポイント MIC を示しました．実際の感染症治療において β-ラクタム系抗菌薬を選択する際も，薬剤感受性試験の結果が MIC として得られる場合にはこのような臨床的ブレイクポイント MIC を薬剤選択の一指針として参考にしていくことが望ましいです．

表 5-5． β-ラクタム剤の臨床的ブレイクポイント MIC（呼吸器感染症）

グループ	薬剤	投与法	1回投与量	Breakepoint MIC($\mu g/ml$)	
				肺炎	慢性気道感染症
ペニシリン系	アンピシリン	注射	1.0g	2	1
	ピペラシリン	注射	2.0g	2	1
	スルバクタム/アンピシリン		1.5g	4	2
	アンピシリン	経口	500mg	0.5	0.125
	アモキシシリン	経口	250mg	1	0.5
セフェム系	セファゾリン	注射	1.0g	4	2
	セフォチアム	注射	1.0g	4	1
	セフロキシム・アクセチル	経口	500mg	1	0.5
	セフォチアム・ヘキセチル	経口	400mg	0.5	0.25
	セフィキシム	経口	200mg	1	0.5
モノバクタム系	アズトレオナム	注射	1.0g	4	2
	カルモナム	注射	1.0g	4	2
カルバペネム系	イミペネム・シラスタチン	注射	500mg	1	0.5

II-2. 最小殺菌濃度（MBC）測定

MBC は，抗菌薬が目的とする微生物に対する殺菌力を発揮できる最小濃度（単位は，μg/mL）であり，この値が小さいほど有効で，殺菌力が大きいです．得られた数値が低いほど，その抗菌剤が少量で微生物に殺菌的に作用することを意味します．測定法には，液体希釈法があります．

II-3. 相乗効果測定(FIC Index)

臨床的に複数薬の併用もよく行われる理由は，想定菌種が複数であったり，絞れ切れなかったりするためです．ある種の抗菌薬は，2種類併用することで相乗効果を生んだり，逆に効果を弱める事があります．これを *in vitro* で調べるのが本検査です．得られた FIC index の値が低いほど相乗効果が高いと判定されます．測定法として，チェッカーボード法が採用され，寒天平板希釈法と液体希釈法があります．相乗効果がみられる組合せと菌種の例として，MRSA に対するホスホマイシン＋**オフロキサシン** ofloxacin，**ノルフロキサシン** norfloxacin（p230 参照）などがあります．

要　点

- 殺菌的作用：細菌の増殖の不可逆的な阻止作用
- 静菌的作用：細菌の増殖の可逆的な阻止作用
- 抗菌活性：標的微生物に対しての抗菌作用の強さ
- 最小発育阻止濃度（MIC）：微生物の発育を阻止するのに必要な抗菌薬の最小濃度（単位は，$\mu g/mL$）．薬剤を選択する重要な指標の一つであるが，治療上の臨床効果を示すものではない．
- 臨床的ブレイクポイント MIC：より有効な抗菌薬の選択指針としての MIC．その定義では原因菌の MIC が設定されたブレイクポイント MIC 以下であれば，80％の臨床効果が期待できるとされています．
- 最小殺菌濃度（MBC）：抗菌薬が目的とする微生物に対する殺菌力を発揮できる最小濃度（単位は，$\mu g/mL$）

確認問題

☐ 細菌の増殖の不可逆的な阻止作用を殺菌的作用といい，可逆的な阻止作用を静菌的作用という．
☐ 薬剤を選択する重要な指標の一つに，臨床的ブレイクポイント MIC がある．
☐ 微生物の発育を阻止するのに必要な抗菌薬の最小濃度を最小殺菌濃度という．
☐ 抗菌薬が目的とする微生物に対する殺菌力を発揮できる最小濃度を最小発育阻止濃度という．

第4節　抗菌スペクトル

到達目標
◆ 抗菌スペクトルを説明できる．
◆ 代表的な菌交代症を挙げられる．

キーワード

抗菌スペクトル，　菌交代現象，　菌交代症

　ある抗菌薬が，増殖阻止作用を示す微生物の範囲を**抗菌スペクトル** antimicrobial spectrum といい，MIC により決められます．疾患の原因菌が分かれば，どのような抗菌薬が有効かを，抗菌スペクトル表（p179 参照）を見れば見当がつきます．さらに，感受性検査により，どの抗菌薬が最適かを選択できます．生体の正常細菌叢は，その中に生息している少数の病原菌の増殖を抑制している場合があります．感染症治療のために用いた抗菌薬，特に抗菌スペクトルの広い抗菌薬のために，正常細菌叢のバランスが崩れ，投与した抗菌薬に耐性であったり，または抗菌スペクトルから外れた細菌や感受性の低い真菌が異常増殖をを引き起こします．この現象を**菌交代現象**といい，その結果，起こる感染症を**菌交代症** microbial substitution（p90 参照）といいます．その代表的な例を，表 5-6 に示します．

表 5-6. 主な菌交代症

Clostridium difficile による偽膜性大腸炎	*Clostridium difficile* は，もともの大腸に常在している菌で，大人の場合 10％ぐらいの人はもっている．リンコマイシンやクリンダマイシンのような抗菌薬の連用によって腸内の正常細菌叢が崩れ，この菌が異常に増殖し，産生された毒素によって大腸に異常をきたし，下痢や腹痛を起こし，大腸の粘膜表面で偽膜を形成し出血便も見られる．
耐性ブドウ球菌による腸炎	広域性抗菌薬の経口投与により，消化管に存在していた多剤耐性で腸管毒産生能のある黄色ブドウ球菌が著しく増殖し発症する．偽膜性小腸結腸炎で重篤な症状を起こし高い致命率です．
難治性呼吸器感染症	β-ラクタム系およびアミノグリコシド系抗菌薬の投与により，菌交代現象で緑膿菌，セラチア，肺炎桿菌が出現して，なる場合があります．
結核の化学療法に伴う肺真菌症	抗結核薬の投与によりアスペルギルス *Aspergillus*，カンジダ *Candida* などが出現し，肺真菌症になる場合がある．
カンジダ症	カンジダ *Candida* は卵円形酵母性真菌であり，仮性菌糸の先端に厚膜胞子 chlamydospore を形成する．酵母と菌糸の2相性菌相をもつ性質がある．気道，胃，腸管，膣などの粘膜に常在するカンジダは栄養が多いと酵母状の形で分芽するが，抗菌薬の投与で栄養が乏しくなると発芽し菌糸状になり，発芽胞子を着生させる．小菌糸の先端には厚膜胞子というものを形成し，カンジダ症となる．カンジダの増殖は一般には一過性のものですが，抗菌薬を投与しつづけたり，免疫力が減弱するような状態では，カンジダは減少せずカンジダ症になる．
急性出血性下痢症	広域ペニシリン系抗菌薬の経口投与に続発する場合がある．

代表的な抗菌薬の抗菌スペクトルを表 5-7 に示します．

表 5-7. 抗菌スペクトル

			細胞壁合成阻害										蛋白合成阻害				核酸合成阻害
			β-ラクタム								グリコペプチド		ホスホマイシン系	アミノグリコシド系	マクロライド系	リンコマイシン系	テトラサイクリン系	ニューキノロン系
			ペニシリン系		セフェム系				カルバペネム系	ペネム系	バンコマイシン	テイコプラニン						
			狭域	広域	一世代	二世代	三世代	四世代										
グラム陽性球菌	ブドウ球菌属	黄色ブドウ球菌	○	○	○	○	△	○	○	○			○	○	○	○	○	○
		MRSA	○	○	○						○	○		△				
	連鎖球菌属	化膿連鎖球菌	○	○	○	○	○	○	○	○				○	○	○	○	○
		溶血性連鎖球菌	○	○	○	○	○	○	○	○				○	○	○	○	
		肺炎連鎖球菌	○			○	○	○	○	○				○	○	○	○	
	腸球菌							△	○	○								○
	ペプトコッカス属					△	○		○	○							○	○
	ペプトストレプトコッカス属					○	○	○	○	○						△	○	△
グラム陽性桿菌	クロストリジウム属	デフィシル									○							
	炭疽菌			○	△	△											△	△
	淋菌		○	△			△							△	△		○	○
	髄膜炎菌		○	○	○	○									△			
グラム陰性桿菌	大腸菌				○	○	△	○	○	○			○	○			○	○
	クレブシエラ属	肺炎桿菌	○	△	○	○	○	○	○	○				○	△		○	○
	インフルエンザ菌				○		○	○	○	○				○	△		○	○
	シュードモナス属	緑膿菌				△	○	○	○				○	○				○
	セラチア属					○	○	○					○	○				○
マイコプラズマ															○	○	○	△
リケッチャ																	○	△
クラミジア																○		△

○；有効，△；一部の抗生剤に有効，空白；無効，あるいは適応のないもの

要　点

- 抗菌スペクトル：ある抗菌薬が増殖阻止作用を示す微生物の範囲
- 菌交代現象：投与した抗菌薬に耐性であったり，または抗菌スペクトルから外れた細菌や感受性の低い真菌が異常増殖をを引き起こす現象
- 菌交代症：偽膜性大腸炎など

確認問題
- ☐ ある抗菌薬が増殖阻止作用を示す微生物の範囲を，抗菌スペクトルという．
- ☐ 抗菌スペクトルが広いということは，薬剤の効き目が悪いことを意味する．
- ☐ 菌交代現象は，日和見感染の一種である．
- ☐ 菌交代症としては，偽膜性大腸炎，難治性呼吸器感染症，結核の化学療法に伴う肺真菌症，カンジダ症などが挙げられる．

第5節　化学療法剤の副作用

到達目標
◆ 主要な化学療法剤をの副作用を挙げ，その症状を説明できる．

キーワード

アナフィラキシー・ショック，　薬疹，　再生不良性貧血，　胃腸障害，　第8脳神経障害，ジスルフィラム様作用

　化学療法剤には，個人による吸収の効率の差や体質により異なりますが，副作用が起こることがあります．この副作用は大部分が抗菌作用とは無関係なのですが，使用頻度が高いので重要です．化学療法剤の副作用の発症機序として，図5-7のような図式が考えられます．

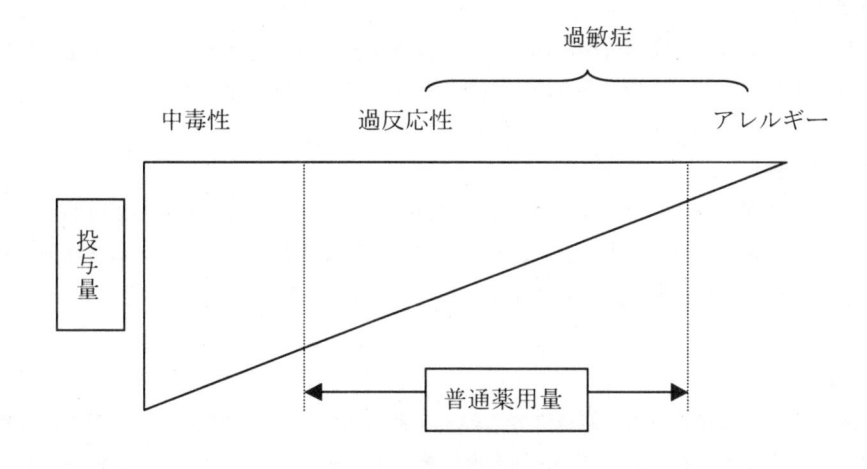

図5-7. 副作用の発症機序

　中毒性というのは，作用そのものは薬剤の薬理作用によるものですが，投与量が多すぎるために，それが強く発現したものです．**過反応性**のものは，個体の薬物に対する反応性が高いために，普通の投与量でも中毒様の症状が現れた場合，また**アレルギー性**というのは，薬剤が抗原となってそれに対する抗体ができ，次に薬剤が入ってきたときに抗原抗体反応を起こすものです．過反応性とアレルギー性では作用機序が異なりますが，実際の臨床ではその区別は難しいです．そこで，この二つは普通の投与量でも副作用を起こすということから**過敏症**といいます．表5-8に抗菌薬の主な副作用を示します．また，化学療法剤の抗菌作用そのものに由来する二次的副作用があります．例えば，菌交代現象（p178参照）の結果，腸内で有害細菌が増殖したために起こる偽膜性の腸炎などが挙げられます．

I. 過敏症

　化学療法剤の副作用として，もっとも高頻度にみられるのが過敏症です．とくに，β-ラクタ

ム系抗菌薬の副作用の大部分は，この過敏症で占められます．過敏症はアレルギー反応などによって起こり，ショックをはじめ，発疹・掻痒などの皮膚症状，発熱などがあります．

I-1. ショック

　代表的なものは，β-ラクタム系抗菌薬の投与によって起こるアナフィラキシーショックがあります．アナフィラキシーというのは，一度投与した薬剤によって，生体が抗体を作ってしまい（感作），二度目に投与された時に激しい抗原抗体反応を起こしてしまうという現象で，免疫グロブリンIgEが関与しています．頻度こそ高くないものの事前の予測が困難であり，かつ症状の経過が急激で，場合によっては生命の危険性さえあります．ショックを起こすと，不快感，口内異常感，めまい，喘鳴などに引き続いて，顔面蒼白，チアノーゼ，頻脈，または徐脈，呼吸困難，意識混濁，血圧降下などの重篤な症状が現れます．薬剤投与から症状発現までの時間は極めて短く，注射の場合は普通5分以内です．

I-2. 皮膚症状

　副作用として出現する発疹の型は様々です．湿疹型もあれば蕁麻疹型，固定疹型，紫斑型，紅斑型などがあります．発疹の型から原因薬剤を推定することは困難です．

I-3. 発熱（薬熱）

　薬剤のアレルギー反応が，どうして発熱と結びつくかは，それほど明らかではありません．おそらく，アレルギー反応の過程で白血球から内因性の発熱物質が生じ，それが発熱中枢を刺激することで出現するのであろうと思われます．

II. 血液障害

　血液障害には中毒性のものと過敏性のものとがあります．中毒性のものとしては，抗癌剤による骨髄抑制が良く知られていますが，化学療法剤による血液障害はほとんど過敏性のものであり，なかでもペニシリン系抗菌薬，セフェム系抗菌薬によるものが多く報告されています．

II-1. 溶血性貧血

　β-ラクタム系抗菌薬などの投与後，免疫学的機序によって赤血球が障害されるのが溶血性貧血です．

II-2. 顆粒球減少症

　薬剤による白血球障害は，顆粒球が障害されて減少するものがほとんどです．また，顆粒球の大部分は好中球ですので，顆粒球減少症は好中球減少症と同義と考えてよいです．本症は化学療法剤による血液障害の中でも最も発生率が高いです．

II-3. 血小板減少症

　血小板減少症も顆粒球減少症と並んで比較的高頻度に出現します．最も重要な臨床所見は幹，四肢，顔面などに見られる皮下出血斑ですが，ほかにも歯肉，鼻，性器，網膜などの出血，血尿

なども見られます.

II-4. 再生不良性貧血

赤血球,白血球,血小板のすべてが障害を受けた状態で,骨髄における多能性幹細胞の異常によります.クロラムフェニコール系抗菌薬に見られます.

III. 肝障害

多くの薬剤は肝臓で代謝されるので,それが原因で肝臓障害が起きます(中毒性肝障害).マクロライド系およびクロラムフェニコール系抗菌薬などがその障害を起こすことがあります.一方,β-ラクタム系抗菌薬の投与によって起こる肝障害は,ほとんどアレルギー性です.症状としては,消化器症状,黄疸,発熱,発疹,搔痒感などが見られます.

IV. 腎障害

腎組織への直接作用によるものとアレルギー反応によるものとに大別できます.腎臓は薬物やその代謝産物を排泄する機能を有しているため,これらによって直接の障害を受けることが多いです.セフェム系やアミドグリコシド系抗菌薬による腎障害はこうした作用機序で起こると考えられています.一方,ペニシリン系抗菌薬には直接作用による腎毒性はありませんが,アレルギー反応による血管炎から糸球体腎炎や急性間質性腎炎を引き起こすことがあります.最近,ニューキノロン剤による急性間質性腎炎の報告があります.

V. 消化器系障害

化学療法剤による消化器系の障害は,過敏症に次いで頻度が高いです.その症状は,下痢,軟便,悪心,嘔吐,食欲不振,腹痛,胃部不快感,胃部膨満感,口内炎,舌炎などがあります.注射剤よりも経口剤に多く見られます.発症機序としては,中毒性,アレルギー性のほか菌交代現象によるものもあります.その例として,偽膜性大腸炎があります.これは化学療法剤の投与によって腸管内で菌交代が起こり,*Clostridium difficile* が異常増殖してその毒素によって起こると考えられています.腸内にはビタミン類の合成や腸管吸収に深く関与している細菌も存在するので,薬剤投与によりこうした細菌が減少すると,そのための症状が出現します.比較的多いのはビタミン B_2 が欠乏する場合で口角炎,舌炎などの症状が現れます.

VI. 呼吸器系障害

呼吸器系障害の発現する頻度は低いです.しかし,一旦おこれば重篤な状態になりやすく,また原因薬剤との因果関係の有無を突き止めるのも難しいです.β-ラクタム系抗菌薬による呼吸器系障害としては,ショックに伴う症状として見られる喘息,喉頭浮腫などのほかにも肺障害を起こすことが知られています.β-ラクタム系抗菌薬による肺障害には,好酸球増多を伴う急性間質性細胞浸潤の型と,慢性びまん性間質性細胞浸潤を呈するものの2つがあります.前者は,pulmonary infiltration with eosinophilia, PIE症候群と呼ばれています.

VII. 神経障害

　アミノグリコシド系抗菌薬は内耳を障害して，めまい，平衡障害，聴力障害などの副作用を起こします．特に，腎機能の低下した患者に投与する場合や急速静注する場合に起こりやすいです．聴力障害は不可逆的である場合が少なくありません．また，神経・接合部をブロックして，重症筋無力症様の症状をもたらします．ペニシリン系，セフェム系およびカルバペネム系抗菌薬も多量投与すると頭痛，痙攣，意識障害などを引き起こします．また，ニューキノロン剤でも，めまい，ふらつき，痙攣などの神経・精神症状が出現します．

VIII. 菌交代症（p178 参照）

　菌交代症の原因となる薬剤耐性菌で臨床上重要なものは，ブドウ球菌（とくに MRSA），緑膿菌を主とするグラム陰性菌，カンジダを主とする真菌などです．高齢者，悪性腫瘍患者，いわゆる易感染性宿主 compromised host では感染しやすく，しかもその治療が困難で，そのうちに菌交代症をきたすことが少なくありません．

IX. 代謝障害

　一部のセフェム系抗菌薬投与中，またはその中止後まもなくアルコールを摂取すると，悪心，嘔吐，めまい，頻脈などの症状が出現することがあります．これを**ジスルフィラム様作用**，**アンタビュース様作用**と呼んでいます．セフェム系抗菌薬は 3 位側鎖に N-メチルテトラゾールチオメチル基をもち，これがアセトアルデヒド脱水素酵素を阻害することで血中アセトアルデヒド濃度が上昇してこのような作用が起こると考えられています（p202 参照）．

　ペニシリン系抗菌薬のようにナトリウムを含有する薬剤を大量投与すると，ナトリウム-カリウム交換により体内からのカリウム排泄が亢進して，脱力感，低血圧，食欲不振などの低カリウム状態は心臓にも悪影響をおよぼすので，とくに心疾患のある患者の場合は要注意です．

X. 出血傾向

　ラタモキセフ latamoxef（p204 参照）投与中に出血傾向が現れることがありますが，この場合の機序として血小板凝集阻害のほか，腸管内におけるビタミン K の合成阻害あるいはビタミン K の異常消費なども考えられています．

要 点

表 5-8. 抗菌薬の主な副作用

副作用		抗菌薬の種類
即時性アレルギー反応		ペニシリン系（ごくまれ）
薬疹		ペニシリン系，セフェム系
胃腸障害	下痢	ペニシリン系，セフェム系
	胃部不快感	マクロライド系
腎障害		アミドグリコシド系
大腸炎		リンコマイシン系
菌交代症		ペニシリン系，セフェム系，テトラサイクリン系
第8脳神経障害（聴力障害）		アミドグリコシド系
再生不良性貧血（造血障害）		クロラムフェニコール系
ジスルフィラム様作用		セフェム系

確認問題

☐ バンコマイシンは，点滴速度が速すぎるとレッドネック症候群（顔面，頸部，躯幹の紅斑性充血，かゆみなど）を生じる．(81-143)
☐ 塩酸バンコマイシンの急速静注は，ヒスタミン遊離に起因する血圧低下を起こすことがある．(85-146)
☐ 硫酸ストレプトマイシンは，再生不良性貧血を起こすことがある．(85-146)
☐ 塩酸エタンブトールは，聴力障害を起こすことがある．(85-146)
☐ 塩酸エタンブトールの副作用は，味覚障害である．(88-147)
☐ リファンピシンを服用している患者に，尿や糞便が赤橙色になることがあると説明した．(85-231)
☐ リファンピシンの副作用は，肝障害である．(88-147)
☐ イソニアジドの副作用は，肝障害である．(88-147)
☐ ピラジナミドの副作用は，第8脳神経障害である．(88-147)
☐ 硫酸ストレプトマイシンの副作用は，腎障害である．(88-147)
☐ ニューキノロン薬の重大な副作用として，痙れん，横紋筋融解症，中毒性表皮壊死症，急性腎不全，光線過敏症などが知られている．(87-230)
☐ ニューキノロン薬の副作用である中毒性表皮壊死症，急性腎不全を回避するための最善の方策は，原因となる薬の用量を減量することである．(87-230)
☐ スパルフロキサシンなどのニューキノロン系合成抗菌薬は，光線過敏症を起こすことがある．(81-144，85-146)

第6節　薬物間相互作用

到達目標
◆ 薬物動態に起因する相互作用の代表的な例を挙げることができる．
◆ 薬効に起因する相互作用を挙げることができる．

> キーワード
> 薬物動態学的相互作用，　薬動力学的相互作用，　CYP

　抗菌薬の投与により，性質の異なった薬物の吸収や薬効の増強あるいは拮抗が生じる場合があります．これらの薬剤の併用は注意すべきです．抗菌薬に関する薬物間相互作用の例を表5-9に示します．
　また，薬物間相互作用は，**薬物動態学的相互作用** pharmacokinetic drug interaction および**薬動力学的相互作用** pharamacodynamics drug interaction とに分けられます．

I. 薬物動態学的相互作用

　薬物動態学的相互作用は，薬物投与後の薬物吸収，分布，代謝および排泄過程における相互作用で，併用により作用部位での薬物濃度の変化や活性代謝物量の変化により，薬理作用に影響をおよぼす作用と定義されます．

　薬物動態学的相互作用には，特に，肝臓の薬物代謝酵素群であるシトクロムP450（CYP）が深く関与しています．抗菌薬に限ると，マクロライド系抗菌薬とアゾール系抗真菌薬（p250参照）はCYP3A，サルファ剤はCYP2C9，キノロン剤はCYP1A2を阻害します．一方，リファンピシンはCYP3Aを誘導します．したがって，これら抗菌薬によるCYPの代謝活性変動は，併用薬物を増強したり，または低下させたりします．

　テトラサイクリン系抗菌薬やニューキノロン剤では2価の金属を含む薬物と併用すると難溶性キレートを形成し，消化管吸収が低下します．したがって，Al^{3+}，Mg^{2+}，Ca^{2+}を含む健胃薬との併用は注意が必要です．

　薬物の排泄に関しては，薬物は未変化体，代謝物の形で腎から尿として排泄されます．例えば，ペニシリン，セファロスポリンの尿中排泄はプロベネシドの併用により阻害されます．

II. 薬動力学的相互作用

　薬動力学的相互作用は，併用した薬物が同一作用部位（受容体）に結合し，作用が相加的に現れたり，拮抗したり，さらに，受容体の異なる場合にも，ある薬物が受容体と結合することにより，他の薬物の受容体に変化が起こり，作用の増強，減弱が見られる現象と定義されます．

　薬動力学的相互作用において，2種の薬物を同時投与した場合，薬効や副作用が増強されることを協力作用といいます．効果が単純に2種の薬物の和のときには相加作用といい，効果が和以上なら相乗作用といいます．一般に相乗作用のときには作用点および作用機序は異なっていることが多いです．

要点

表5-9. 薬物間相互作用

薬物動態学的相互作用				
		薬物A	併用剤	
薬物の吸収に関する相互作用	pH変化による作用	テトラサイクリン	制酸剤, H_2-blocker	薬物Aの胃内吸収現象
	複合体・吸着による作用	テトラサイクリン	金属含有制酸剤	薬物Aの胃内吸収現象
		ノルフロキサシン	金属カチオン含有製剤	薬物Aの胃内吸収現象
薬物の分布に関する相互作用	血漿タンパク結合の作用	メトトレキサート	サリチル酸	汎血球減少（腎排泄障害による）
薬物代謝に関する相互作用	酵素（CYP）活性変化にもとづく代謝促進による作用	リファンピシン	ベンゾジアゼピン系睡眠薬（トリアゾラム），テオフィリン，インジナビルなど	薬物AのCYP3A4酵素誘導で，併用により薬物Bの代謝が促進される薬物の作用減弱
	CYP阻害にもとづく作用	イミダドール系抗真菌薬 マクロライド系	カルバマゼピン，シクロスポリン，テオフィリン，メチルプレドニゾロン，ワルファリンなど	薬物AのCYP3A，CYP2C9の活性阻害で，併用により薬物Bの薬効の作用増強が見られる薬物
	CYP以外の酵素阻害にもとづく作用	アロプリノール	アザチオプリン	薬物Aの酵素活性阻害，薬物併用により薬効の増強が見られる薬物
		ソリブジン	フルオロウラシル系薬剤	
		ジスルフィラム	イソニアジド，	
		クロラムフェニコール	トルブタミド，フェニトイン　など	
		イソニアジド	テオフィリン，プロプラノロールなど	
		ジドブジン（グルクロン酸抱合を競合する作用）	アセトアミノフェン，アスピリンなど	
排泄に関する相互作用	腎尿細管分泌における相互作用	プロベネシド	ペニシリン類，セファロスポリン類，サルファ剤	薬物Aにより，併用薬の排泄が阻害される薬物
薬動力学的相互作用				
		薬物A	薬物B	薬物Aと薬物Bの併用効果
協力作用	相加作用・相乗作用	エタンブトール	イソニアジド	抗結核作用の増強
		アミノ糖抗菌薬	ループ利尿薬	聴力障害の増強

確認問題

- メロペネム三水和物は，フェニトインの代謝を促進して血中濃度を低下させ，痙れん発作を誘発させることがある．(90-218)
- テトラサイクリンを牛乳とともに服用すると，テトラサイクリンの作用の減弱が見られる．(82-225)
- テトラサイクリン系抗生物質の胃腸管吸収は，カルシウムやマグネシウムを含む制酸剤の併用により阻害された．(80-168)
- 塩酸ミノサイクリンは，ケイ酸マグネシウムとキレートを作るが，他の金属カチオン含有制酸薬とは併用してさしつかえない．(90-218)
- マクロライド系抗生物質はシトクロム P450（CYP）3A4 を阻害するので，シクロスポリンとの相互作用が予想される．(86-216)
- エリスロマイシンは，シトクロム P450（CYP3A4）の代謝活性を阻害するため，カルバマゼピンの血中濃度が上昇する．(87-151)
- クラリスロマイシンとアルミニウム含有制酸剤を併用した場合，不溶性キレートが形成されるので，消化管吸収の低下が予想される．(86-216)
- リファンピシンによるトリアゾラムの作用減弱は，薬力学的(pharmacodynamic)相互作用と考えられる．(88-151)
- イソニアジド服用中にチーズなどチラミンを多く含有する食物を食すると，発赤，動悸，頭痛などが生じることがある．(82-225)
- ニューキノロン系合成抗菌薬は，金属カチオンとキレートを形成するので，消化管からの吸収が阻害される場合が多い．(81-144)．
- ノルフロキサシンの吸収は，空腹時に金属カチオン含有制酸剤と併用しても，ほとんど阻害されない．(82-146)
- エノキサシンは，非ステロイド性消炎鎮痛剤であるフェンブフェンとの併用により，重篤な中枢性けいれんを引き起こすために併用禁忌となっている．(82-146)
- ミコナゾールは，フェンブフェンとの併用により痙れんを起こすことがある．(85-146)
- クロトリマゾールは，シトクロム P450（CYP3A4）の代謝活性を誘導するため，タクロリムスの代謝が高進（亢進）し，血中濃度が減少する．(87-151)
- リトナビルは，エスタゾラムの代謝を阻害し血中濃度を上昇させ，呼吸抑制を起こすことがある．(90-218)
- アロプリノールは，メルカプトプリンの代謝を抑制してその血中濃度を上昇させ，骨髄抑制作用を増強することがある．(90-218)

第7節　抗菌薬の投与法

到達目標
- ◆ 特徴的な組織移行性を示す抗菌薬を列挙できる．
- ◆ 抗菌薬の投与法を説明できる．

> キーワード
> 抗菌薬の選択，　　投与の手順，　　多剤併用療法

I. 抗菌薬の選択

　原因菌がわかれば各種薬物の抗菌スペクトル（p179参照）から考えて，どの薬物を選択すればよいかある程度の見当がつきます．さらに，感受性検査の結果からさらに適当な薬物を選択することが可能となり，病巣との関連から薬物の体内動態を加味し，副作用（p181参照）について配慮した上で薬物が決定されます．表5-10にβ-ラクタム系抗菌薬の体内動態の特徴を示します．

表5-10．β-ラクタム系抗菌薬の体内動態の特徴

ペニシリン系薬	・全般に肝・胆道系や腎への移行が良い ・代謝を受けにくい ・腎排泄型である
セフェム系薬	・肝・胆道系への移行が良い（セフォペラゾン, セフピラミド, セフトリアキソン） ・全般に腎への移行が良い ・髄液への移行が良い（セフォタキシム, セフトリアキソン, ラタモキセフ, セフタジジム） ・血中半減期の良いものがある（セフピラミド, セフトリアキソン, セフォテタン） ・腎排泄型である（セフォペラゾン, セフピラミド, セフトリアキソンは肝排泄型）
モノバクタム系薬	・髄, 胆汁への移行が良い（アズトレオナム） ・代謝を受けにくい ・腎排泄型である
カルバペネム系薬	・DHP-Iにより不活化される（イミペネム, パニペネム） ・腎排泄型である

　アミノグリコシド系抗菌薬やバンコマイシンは腎障害の存在によりその排泄が変化し，薬剤の半減期が延長する可能性があります．血中濃度の過上昇は中毒症状を引き起こす可能性があるため，至適血中濃度をモニタリングしつつ投与量を調節する必要があります．これをTherapeutic drug monitoring, TDMと呼びます．治療開始の3〜5日目頃に血中濃度（ピーク値およびトラフ値）を測定します．

また，水溶性か脂溶性かによって細胞膜透過性，組織移行性が変化します．クロラムフェニコールやリファンピシンは脂溶性が高いため髄液中への移行性も高くなりますが，アミノグリコシド系やβ-ラクタム系抗菌薬では細胞外液中に留まったままです．

マクロライド系，クロラムフェニコール系，およびテトラサイクリン系抗菌薬は脂溶性が高いため，好中球やマクロファージなどにも移行しやすいため，偏性細胞内寄生菌にも有効です．

II. 投与の手順

①病原体の特定が特定できないとき，感染部位と既往歴を参考にして，先立って抗菌薬を選択し，投与します．このとき 1)グラム陰性菌および陽性菌のいずれにも作用する単一の広域性抗菌薬，2)グラム陰性菌および陽性菌に作用するそれぞれの抗菌薬の併用，のいずれかを採用して暫定的に投与します．

②病原体の特定は，染色による分析や菌の培養などにより行い，併せて薬剤感受性試験を行います．

③抗菌薬の投与において，感染部位に薬剤が到達できる十分な量を投与する必要があります．血液脳関門，前立腺には抗菌薬は到達しにくいので注意が必要です．

④投与後は，患者の状態を監視します．1)患者の免疫系が十分に作動しているか注意が必要です．2)腎不全の場合は薬剤が体外へ排泄されずに蓄積しますので注意が必要です．腎は抗菌薬の主要排泄臓器であり，薬物が腎排泄型の場合は腎機能の低下に合わせ用量を調節します．3)肝臓の機能不全では薬剤が代謝されずに蓄積します．肝障害時には，肝での排泄が主である薬物の使用に注意が必要です．4)胎盤は抗菌薬を透過させるので，妊娠初期には胎児死亡，催奇形性，中期には胎児発育抑制，末期には新生児への移行が問題となりますので，注意が必要です．

III. 多剤併用療法

原則として，その細菌にもっとも特異的に作用する単一の抗菌薬を投与することが望ましいです．重症感染症，難治性感染症においては，現在でも抗菌薬の併用療法が行われる症例が多いです．結核では耐性化の防止を主目的に多剤併用が行われていますが，一般菌での感染症では，2週間以内の治療を終了する場合が多く，無闇な併用療法はかえって耐性菌の増加につながるため慎重に行う必要があります．多剤併用を行う事例として，腸球菌心内膜炎（原因菌：*Enterococcal endocarditis*），結核（原因菌：*Mycobacteruim tuberculosis*）および髄膜炎（原因菌：*Cryptococcal meningitis*）などが挙げられます．

III-1. 多剤併用療法の長所

併用療法の条件は，1)複数の病原体の感染があるとき，2)病原体が特定できないとき，3)耐性菌が出現する恐れがあるとき，です．

一般的に殺菌作用を示す薬剤同士は協力作用を示します．β-ラクタム系およびアミノグリコシド系抗菌薬を併用すると相乗効果があります．実際，緑膿菌などで相乗作用が認められ，耐性菌の出現頻度が減少します．

III-2. 多剤併用療法の短所

　一般的に，殺菌的薬物と静菌的薬物との併用は，薬理作用上は拮抗作用があるとされ，殺菌作用が消滅します．なぜなら，殺菌性の薬剤は増殖中の菌を障害しますので，静菌性の薬剤によって菌の増殖が停止するとその効力がそがれます．

　殺菌性のβ-ラクタム系抗菌薬および静菌性のテトラサイクリン系抗菌薬の併用は，作用が減弱しますが，抗菌スペクトルの拡大を狙って臨床上併用がときに行われることがあります．β-ラクタム系抗菌薬同士の併用は，グラム陰性菌に対して拮抗作用を示します．

要 点

- 感染症に対する化学療法薬の選択の原則：①原因菌の検出，②感受性検査，③薬物体内分布，④副作用の検討
- 投与の手順：①病原体の特定に先だつ薬剤投与，②病原体の特定，③抗菌薬の投与，④患者の状態を監視
- 多剤併用療法の条件：①複数の病原体の感染があるとき，②病原体が特定できないとき，③耐性菌が出現する恐れがあるとき
- 多剤併用療法の注意：併用薬の薬理学的拮抗作用などに注意

確認問題

☐ ベンジルペニシリンカリウムは，吸収後肝臓で急速に代謝されて無効となるため経口投与は不適当である．(81-151)

☐ アンピシリンは，全身作用を目的として経口投与される．(85-220)

☐ 梅毒スペロヘータにペニシリンGは，無効である．(82-209)

☐ セファロジンは，全身作用を目的として経口投与される．(85-220)

☐ セファレキシンは，酸に安定なため経口剤として使用される．(81-151)

☐ 注射用イミペネムは，イミペネムの腎での代謝・不活性化を防ぐためにシラスタチンを含む．(81-143)

☐ ムピロシンカルシウム水和物は，鼻腔内のMRSAの除菌に使用される．(86-210)

☐ MRSA感染症の第一選択薬は，ホスホマイシンである．(83-193)

☐ MRSA感染症の治療薬として，塩酸バンコマイシンが使用される．(87-147, 86-210)

☐ 塩酸バンコマイシンは，全身作用を目的として経口投与される．(85-220)

☐ 塩酸バンコマイシン（VCM）は，腸管から吸収されやすいため，腸管内感染には適用されない．(85-210)

☐ 急性副鼻腔炎の第一選択薬として，エリスロマイシンやクラリスロマイシンなどのマクロライド系抗生物質が使用される．(86-204)

☐ クラミジアによる非淋菌性尿道炎には，ミノサイクリンが有効である．(82-209)

☐ ゲンタマイシン耐性緑膿菌による感染症には，アミカシンが有効なことが多い．(82-209)

☐ 硫酸カナマイシンは，消化管よりほとんど吸収されないが，腸内の殺菌の目的で経口投与されることがある．(81-151)

☐ ヘリコバクターピロリ菌の除菌には，プロトンポンプ阻害薬，アモキシシリンおよびクラリスロマイシンの3剤併用が除菌に有効である．(86-207)

☐ ニューキノロン系抗菌薬の体内からの消失は，肝臓における代謝が主であることから，腎障害時においてもその投与量を減ずる必要はない．(82-146)

第8節　薬剤耐性

到達目標
◆　主要な化学療法薬の耐性獲得機構を説明できる．
◆　MRSA，VRE の耐性機序について説明できる．

> キーワード
> 交叉耐性，　多剤耐性，　β-ラクラマーゼ，　メチシリン耐性黄色ブドウ球菌（MRSA），
> バンコマイシン耐性腸球菌（VRE）

　化学療法剤，特に抗菌薬の使用によって細菌感染症での死亡率が激減したことは確かですが，決して細菌感染症を制圧したわけではありません．薬剤耐性菌の出現が深刻な問題として顕在化しているのです．
　フレミングにより発見されたペニシリン（最初の抗菌薬）が「魔法の弾丸」として感染症治療に使われるようになって間もなく，ペニシリン耐性菌が出現しています．ペニシリンやセファロスポリンなどの β-ラクタム系抗菌薬が改良され多くの β-ラクタム系抗菌薬が創製された歴史は，この耐性菌対策が重要なものでした．そして現在，最強の薬剤耐性菌として登場してきたのがメチシリン耐性黄色ブドウ球菌（MRSA）です．β-ラクタム系抗菌薬に関しては，他にもペニシリン耐性の肺炎レンサ球菌（PRSP）の出現が問題になっています．さらに薬剤耐性の結核菌の出現も深刻になっています．
　細菌を含む病原微生物は，これまでに開発された有用な化学療法薬に対して何らかの機序で耐性化して，われわれに向かって立ち向かってきています．ここでは，薬剤耐性の基本用語の説明のあと，各種の耐性化の機序と耐性菌出現に対する対策をみてみましょう．

I. 薬剤耐性 drug resistance

　ある種の細菌（例えば緑膿菌 *Pseudomonas aeruginosa* などのシュードモナス属の細菌にみられます）には，もともと薬剤（化学療法薬）に対して他種の細菌より抵抗性を示すものがいます．これを自然耐性といいます．これも薬剤耐性ですが，通常は，もともとは感受性の細菌が何らかの機序によって薬剤に対して抵抗性を示すようになるときに使います．これを**薬剤耐性化**といい，「薬剤耐性菌の出現」などと呼ばれます．

II. 交叉耐性 cross resistance

　何らかの機序で，細菌がある薬剤に耐性化したとします．そのとき，他の薬剤に対しても耐性を示すことを交叉耐性と呼びます．この場合の耐性化の機序は1つです．全く構造的に関連性のない薬剤に対して耐性を示すこともあります．これは，これらの薬剤の作用点がたまたま同一であるときに起こります．
　例えば，タンパク質の合成装置であるリボソームのある部位が変化することにより，同じタンパク質合成阻害剤ですが構造的に異なるタイプであるマクロライド系抗菌薬，リンコマイシン，

ストレプトグラミンに対して耐性化することがあります．ちなみに，この耐性は頭文字をとって**MLS耐性**と呼ばれています．

III. 多剤耐性 multiple drug resistance

細菌が，多数の薬剤に対して耐性化することをいいます．この場合は，耐性化の機序は1つとは限らず，それぞれのタイプの異なる薬剤に対してそれぞれの耐性機序があることもあります．

例えば，薬剤耐性プラスミド（R因子やRプラスミドともいいます）に耐性化に関する遺伝子が多数乗っている場合は，薬剤耐性プラスミドが接合（p45参照）によって移ると一度に多数の抗菌薬（ストレプトマイシン，クロラムフェニコール，テトラサイクリンなど）に対して耐性を示すことになります．

IV. 薬剤耐性の機序

薬剤耐性は，細菌の形質が変化することによって起こります．形質が変化するには，染色体DNAに変異が起こる場合と薬剤耐性プラスミドなどにより耐性化に関与する遺伝子を獲得する場合があります．ここでは，どのような形質の変化が薬剤耐性化をもたらすのかを見てみましょう．

```
1) 不活化酵素による薬剤の不活化
      薬剤の分解
      薬剤の修飾 － アセチル化．リン酸化，アデニル化
2) 薬剤の作用点の変化による薬剤の親和性の低下
3) 薬剤の標的酵素の過剰産生
4) 薬剤が拮抗する反応基質の過剰産生
5) 薬剤の細胞内濃度の低下
      細胞内への薬剤透過性の低下
      細胞外への薬剤の能動的排出
```

1) 不活化酵素による薬剤の不活化

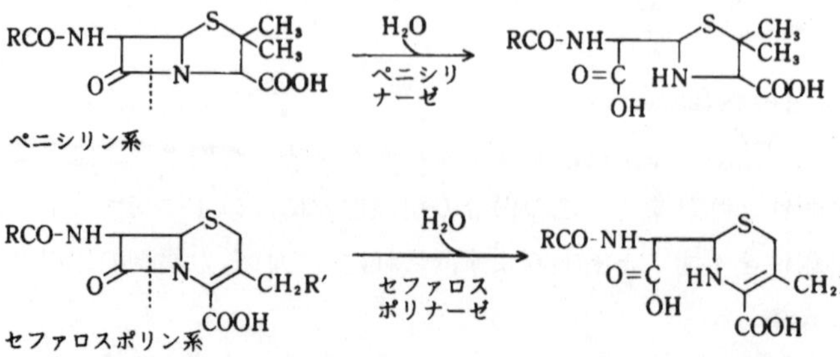

図5-8．β-ラクタマーゼによるβ-ラクタム環の開裂

①薬剤の分解
　β-ラクタム系抗菌薬に見られる耐性で，β-ラクタマーゼという酵素によるβ-ラクタム環の開裂により，薬剤が分解されます（図5-8）．β-ラクタマーゼの中で，ペニシリン系抗菌薬に働くものをペニシリナーゼ，セファロスポリン系抗菌薬に働くものをセファロスポリナーゼといいます．酵素の活性中心にアミノ酸のセリンをもつ酵素をクラスA（ペニシリナーゼ），C（セファロスポリナーゼ），Dに，金属の亜鉛をもつものをクラスBに分類することがあります．

②薬剤の修飾
　クロラムフェニコールに見られるアセチル基転移酵素による水酸基のアセチル化です（図5-9）．

図5-9. クロラムフェニコールのアセチル化

　アミノグリコシド系抗菌薬では，リン化酵素によるリン酸化（*），アセチル化酵素によるアセチル化（**），アデニリル化酵素によるアデニリル化（***）が生じます（図5-10）．

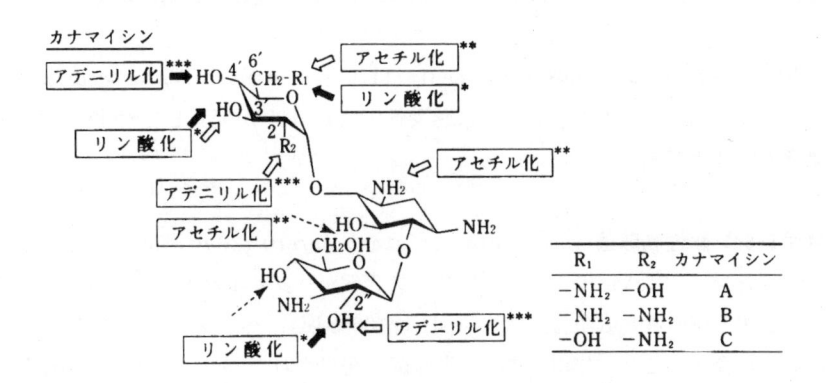

図5-10. アミノグリコシド系抗菌薬の修飾

R_1	R_2	カナマイシン
$-NH_2$	$-OH$	A
$-NH_2$	$-NH_2$	B
$-OH$	$-NH_2$	C

2）薬剤の作用点の変化による薬剤の親和性の低下
　ストレプトマイシンで見られるリボソームのタンパク質の変化（*rpsL*遺伝子の変異）やキノロン系薬剤でのDNAジャイレースという酵素の変化などが認められます．

3）薬剤の標的酵素の過剰産生
　病原真菌カンジダ・アルビカンスのアゾール系抗真菌剤に耐性化の例として，標的酵素である

ステロール14位脱メチル化酵素（P450の1種）の過剰産生が考えられています．

4) 薬剤が拮抗する反応基質の過剰産生
　サルファ剤での薬剤と拮抗する反応基質であるパラアミノ安息香酸の過剰産生によるものがあります．

5) 薬剤の細胞内濃度の低下
① 細胞内への薬物透過性の低下
　グラム陰性菌における外膜タンパク質ポーリンの変化によって生じます．
② 細胞外への薬剤の能動的排出－薬剤排出ポンプの発現
　テトラサイクリンの排出ポンプ，マクロライド系抗菌薬の排出ポンプ，真菌に場合のアゾール系抗真菌薬の排出ポンプなどがあります．

V. 注意すべき薬剤耐性菌
1) メチシリン耐性黄色ブドウ球菌 methicillin-resistant *Staphylococus aureus* (MRSA)
　細胞壁合成の最後の段階は架橋反応であり，これはトランスペプチダーゼ活性をもつペニシリン結合タンパク質（PBP penicillin binding protein）によって触媒されます．黄色ブドウ球菌には，4種類のPBPがありますが，MRSAはこれらとは異なるPBP（PBP2'）を獲得することによって耐性化しています．PBP2'の設計図である *mecA* という遺伝子を新たにもっています．

2) ペニシリン耐性肺炎レンサ球菌 (PRSP penicillin-resistant *Streptococcus pneumoniae*)
　肺炎レンサ球菌はもともとペニシリンに感受性ですが，PBPが変異して耐性化しています．MRSAは別の機序の耐性化です．

3) バンコマシシン耐性腸球菌 vancomycin-resistant *Enterococcus* (VRE)
　バンコマイシンは，GlcNAc-MurNAc-ペンタペプチドがペプチドグリカンの成長末端に付加される反応を阻害する細胞壁合成阻害剤です（p41, p166参照）．ペンタペプチド末端のD-Ala-D-Alaの部分に水素結合することで作用します．腸球菌で発見されたバンコマイシン耐性菌の耐性化機序は驚くようなものでした．*vanA* 遺伝子産物によってペンタペプチド末端がD-Ala-D-Alaではなくて D-Lactate-D-Ala のものがつくられます．こうなるとバンコマイシンが結合できなくなって細胞壁合成阻害作用を発揮できなくなります．さらに正常な D-Ala-D-Ala は *vanX* や *vanY* 遺伝子産物によって分解してしまいます．これらの遺伝子はプラスミドにのっています．
　バンコマイシンはMRSA感染症の特効薬として使用されていますが，バンコマイシン耐性のMRSAの出現が危惧されています．最近（2002年），アメリカでVRSA vancomycin- resistant *Staphylococcus aureus* が分離されたという報告があります．

要　点

- 1つの耐性機序で複数の薬剤に対して耐性化することを交叉耐性という．
- 多数の薬剤に対して耐性化することを多剤耐性といい，この場合の耐性機序は1つとは限らない．
- MRSAは，新たなペニシリン結合タンパク質を産生することでメチシリンを含むβ-ラクタム系抗菌薬に耐性化している．
- VREは，細胞壁合成でペンタペプチドの末端のD-Ala-D-AlaをD-Lactate-D-Alaに変えることによりバンコマイシンに耐性化している．

確認問題

- □ 耐性菌の出現は，抗菌薬の長期連用とは関係ない．(82-52)
- □ 耐性菌は，感受性菌の突然変異や耐性遺伝子の獲得などにより出現する．(82-52)
- □ 耐性機構には，薬物の不活化，薬物標的部位の構造変化，薬物の細胞膜透過性の変化などがある．(82-52)
- □ β-ラクタマーゼは，β-ラクタム系抗生物質の活性部位を不活化する酵素である．(84-210)
- □ β-ラクタム系抗生物質に対する耐性菌では，ペニシリン結合タンパク質が変化している場合がある．(83-38)
- □ β-ラクタマーゼを産生するβ-ラクタム抗生物質耐性菌では，β-ラクタムの膜透過性が変化する．(82-52)
- □ MRSAは，ペニシリナーゼを産生することにより耐性化した菌である．
- □ MRSAの耐性機構は，β-ラクタム系抗生物質に対して著しく結合力の低い細胞壁合成酵素を産生することによる．(85-210)
- □ メチシリン耐性黄色ブドウ球菌 (MRSA) は，メチシリンだけに耐性を示す．(84-66)
- □ MRSAは，従来の黄色ブドウ球菌に有効であったペニシリン系やセフェム系抗生物質などに耐性を示す．(83-193)
- □ メチシリン耐性黄色ブドウ球菌(MRSA)は，多くの抗菌剤に耐性であるが，β-ラクタム剤に対しては感受性である．(90-51)
- □ MRSAの耐性化機構は，ペニシリン結合タンパク質の変化によるため，β-ラクタム系以外の抗生物質への耐性は生じない．(86-210)
- □ メチシリン耐性黄色ブドウ球菌 (MRSA) は，細胞壁を合成する酵素が変異を起こしている．(87-147)

第6章　化学療法剤各論

第1節　細胞壁合成阻害抗菌薬

到達目標
- 代表的な細胞壁合成阻害抗菌薬の基本構造を示すことができる．
- 代表的なβ-ラクタム系抗菌薬を抗菌スペクトルに基づいて分類し，有効な感染症を列挙できる．

キーワード

β-ラクタム系抗菌薬，　ペニシリン，　セフェム，　オキサセフェム，　カルバペネム，モノバクタム，　ペネム，　細胞壁合成阻害，　アナフィラキシーショック

　細胞壁合成阻害抗菌薬の代表であるβ-ラクタム薬は，1)ペニシリン（ペナム薬），2)セフェム薬（セファロスポリン薬，セファマイシン薬，オキサセフェム薬），3)ペネム薬，4)カルバペネム薬，5)モノバクタム薬のように分類され，図6-1に示すような基本構造を有しています．

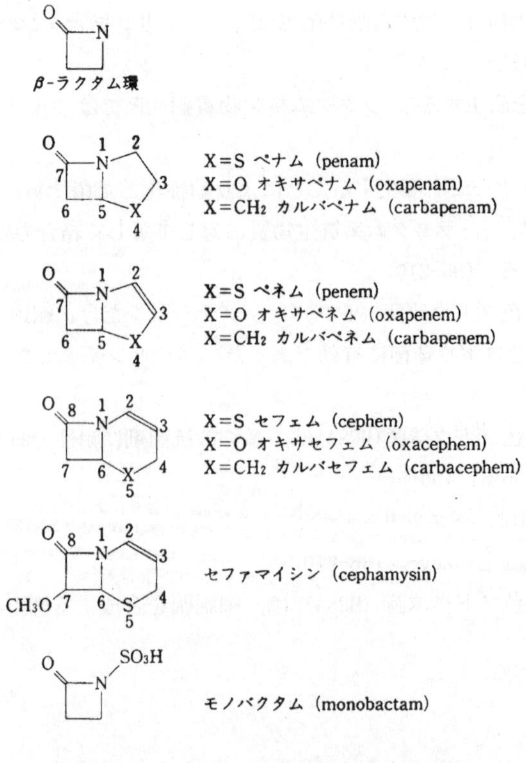

β-ラクタム環

X=S　ペナム（penam）
X=O　オキサペナム（oxapenam）
X=CH₂　カルバペナム（carbapenam）

X=S　ペネム（penem）
X=O　オキサペネム（oxapenem）
X=CH₂　カルバペネム（carbapenem）

X=S　セフェム（cephem）
X=O　オキサセフェム（oxacephem）
X=CH₂　カルバセフェム（carbacephem）

セファマイシン（cephamysin）

モノバクタム（monobactam）

図6-1．β-ラクタム抗菌薬の基本構造

I. ペニシリン系抗菌薬

　天然のペニシリンでは，**酸に弱い**という欠点があり，内服では胃酸で分解されてしまうため効果を期待出来ません．さらに，耐性菌の問題，つまり，多くの細菌がペニシリンでは，殺菌されないような機構を獲得してしまっているという問題点もあります．こうした問題点を解決するために，ペニシリンの基本骨格の一部を，別の形に変える（置換）操作によって，酸に対して安定で内服としても使用できる製剤にしたり，耐性菌に対する有効性を増すという工夫がなされ，こうした製剤を半合成ペニシリンと呼んでいます．また半合成ペニシリン製剤では，天然ペニシリンと比較して抗菌スペクトルも拡大されてきています．

【作用機序】細菌の細胞壁合成を阻害することによって，細菌を殺す働きがあります．細胞壁は，ヒトの細胞に存在しないため，細胞壁を有する細菌に対して，選択的に作用することができるわけです．また，逆に細胞壁を持たないマイコプラズマなどには抗菌力を発揮しないことになります．細胞壁合成を阻害する機序は，p166を参照してください．

【副作用】1)過敏症，特にアナフィラキシーショックには注意が必要となります．アナフィラキシーショックを未然に防ぐためには，「**ペニシリン系抗菌薬は感作された患者さんには投与をしない**」が大原則となります．2)蕁麻疹や発疹などの皮膚症状が見られ，注意すべき重篤な皮膚症状として，スティーブンス・ジョンソンStevens-Johnson症候群とライエルLyell症候群と呼ばれるものがあります．3)エプスタイン・バー・ウイルス(EBV)の初感染が原因でおこる伝染性単核球症があります．4)皮膚以外の副作用として，偽膜性大腸炎，ビタミン欠乏症などがあります．

【適用】グラム陽性球菌用，ペニシリン耐性ブドウ球菌用，広域ペニシリンに分類されます．グラム陽性球菌用は，現在，特殊な用途以外には用いられていません．ペニシリン耐性ブドウ球菌用はセフェム薬（p201参照）の開発後，使用頻度は少なくなりました．広域ペニシリンはグラム陽性菌に対する効果を維持しながら，大腸菌，インフルエンザ菌などのグラム陰性菌，さらに腸球菌にも有効です．抗緑膿菌効果を有するピペラシリンなどの広域ペニシリン系抗菌薬は，最小発育阻止濃度は高いながら，緑膿菌，セラチアにも有効となっており，大量ないし併用療法で，いわゆる易感染性宿主に合併する緑膿菌感染症に用いられていますが，残念ながらペニシリナーゼによって分解されます．

1)狭域ペニシリン

　ペニシリン系の基本骨格を図6-2に示します．以下の化合物の構造式はRを示します．

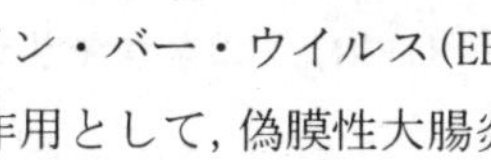

図6-2. ペニシリン系の基本骨格

i)ペニシリナーゼ感受性

ベンジルペニシリン benzylpenicillin (PC-G)

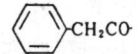

【特徴】ペニシリナーゼで分解されやすく，胃酸で分解されます．したがって，経口では使用できず，注射で用いられます．
【抗菌スペクトル】グラム陽性菌（ブドウ球菌，溶血連鎖球菌，肺炎球菌），グラム陰性球菌（淋菌，髄膜炎菌），スピロヘータなどに有効です．
【適応】髄液への移行性良好のため，髄膜炎菌の第一選択薬として用いられます．
【副作用】ペニシロ酸による過敏症（ショック）があります．

ii) 耐酸性
フェネチシリン pheneticillin (PE-PC)
【特徴】経口を使用できるように，耐酸性をもつ合成ペニシリンです．
【適応】グラム陽性菌に有効です．

iii) ペニシリナーゼ抵抗性
【適応】ペニシリナーゼ産生ブドウ球菌に有効です．
①メチシリン methicillin (DMP-PC)（注射），②クロキサシリン cloxacillin (MCI-PC),

③フルクロキサシリン flucloxacillin (MFI-PC)（経口）

2) 広域ペニシリン
i) 緑膿菌無効
【抗菌スペクトル】グラム陽性菌，グラム陰性菌（インフルエンザ菌，大腸菌，サルモネラ菌，赤痢菌），スピロヘータに有効です．ペニシリナーゼに対して感受性なのでペニシリナーゼ耐性菌には無効です．
【適応】梅毒・淋病，溶血連鎖球菌，肺炎球菌およびインフルエンザ菌による呼吸器感染症の第一選択薬に用いられます．
①アンピシリン ampicillin (AB-PC)（注射，経口），②アモキシシリン amoxicillin (AM-PC)

③シクラシリン ciclacillin (AC-PC)

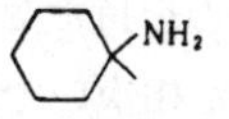

④バカンピシリン bacampilillin (BA-PC), ⑤タランピシリン talampicillin (TA-PC)

ii)緑膿菌有効

【抗菌スペクトル】グラム陽性およびグラム陰性桿菌（緑膿菌，クレブシェラ）に有効です．グラム陽性菌，特にブドウ球菌に対する作用は弱いです．

【適応】グラム陰性桿菌感染症の第一選択薬です．

①スルベニシリン sulbenicillin (SB-PC)

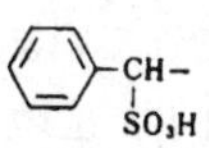

②ピペラシリン piperacillin (PI-PC)：ペニシリナーゼ抵抗性です．

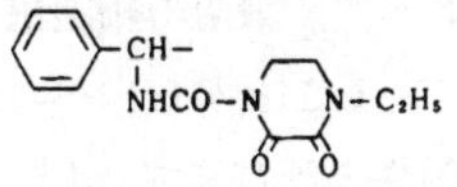

II. セフェム系抗菌薬

1)セファロスポリン類

セファロスポリンは，最初，$Cephalospolim\ acremonium$ というカビから産生される物質として分離されました．これは，ペニシリン系に比べて，抗菌性は劣りますが，耐酸性であり，抗菌スペクトルが広く，しかもペニシリナーゼで分解されにくいです．基本骨格を図6-3に示します．

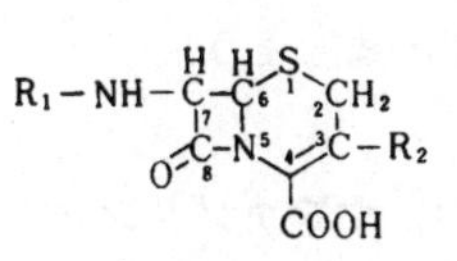

図 6-3. セファロスポリン類の基本骨格

2)セファマイシン類

セファマイシンCは $Streptomyces$ 属の放線菌により産生されます．β-ラクタマーゼ（ペニシリナーゼおよびセファロスポリナーゼ）に対して非常に安定で，緑膿菌を除く広範囲のグラム陰性菌（大腸菌，肺炎桿菌，セラチア，変形菌など）やバクテロイデスに強い抗菌活性を示します．いずれもナトリウム塩で，注射剤として，繁用されています．

図6-4に示しますように，母核構造としては，7-α-メトキシ-7-ACA (aminocephalosporanic

acid)をもつ.特に,ペニシリンやセファロスポリン耐性菌に対して,構造上の工夫を加える(C-7位のアミノ基やC-3位のアセトキシメチル基を化学修飾)ことによって,抗菌力を持たせ,さらに,多くのグラム陰性菌まで抗菌スペクトル(有効菌種の範囲)を広げた製剤が相次いで開発されています.

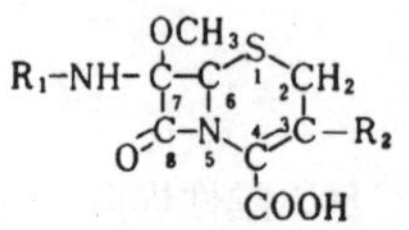

$$R_1-NH-\underset{O}{\underset{\|}{C}}-\underset{7}{C}H-\underset{6}{C}H-\underset{1}{\overset{OCH_3}{\underset{|}{C}}}\underset{5}{\overset{S}{\diagdown}}\underset{2}{\overset{CH_2}{\diagup}}$$
$$\underset{O=C-N}{}\underset{5}{\underset{}{}}\underset{4}{C}-R_2$$
$$COOH$$

図6-4.セファマイシン類の基本骨格

　副作用が少ないうえ,適応症が多く使いやすいので,各科領域で頻繁に使用されています.注射用セフェムは,便宜的に,第一世代から第四世代に分類されています.いずれも,広域スペクトル抗菌薬ですので,使用時は,菌交代症に十分気をつける必要があります.特に,易感染性宿主に合併した感染症の反復・長期抗菌化学療法には注意が必要です.
【作用機序】ペニシリン系抗菌薬と同様に,PBPに結合することによって,細菌の細胞壁合成過程を阻害することで,殺菌効果を示します.しかし,構造が類似していることから,ペニシリン耐性菌に対しては,セフェム系でも耐性となってしまう(これを**交叉耐性**と呼びます,p193参照),あるいは,逆に,セフェム系抗菌薬耐性菌は,ペニシリン系抗菌薬に対して耐性となるということがほとんどです.また,MRSAに対しても効かないという点でも有名になりました.
【副作用】ペニシリン系抗菌薬とほぼ同様なので,相違点についていくつかピックアップしてみます.ここで一つ問題なのが**交叉性**,つまり構造の類似によって,ペニシリン系抗菌薬に過敏症を有する人では,セフェム系抗菌薬に対して過敏症を持ってしまう可能性が高いという事が挙げられます.ペニシリン系抗菌薬では指摘されていなくて,セフェム系抗菌薬で指摘されている副作用として,肺の疾患である間質性肺炎やPIE症候群と呼ばれる副作用の報告があります.
　では,それぞれのセフェム薬を見てみましょう.
i)**第一世代**(セファロスポリン系)
　セファロリジン cefaloridine (CER),**セファゾリン** cefazolin (CEZ)で代表されます.いずれも注射剤です.また,経口薬として,**セファレキシン** cefalexin (CEX),**セファクロル** cefaclor (CCL)があります(図6-5).
【抗菌スペクトル】第一世代は,グラム陰性菌に対する抗菌力は弱いのですが,グラム陽性菌に対して強い抗菌力を持っています.グラム陽性から陰性にいたる広範囲の抗菌スペクトルを有しますが,緑膿菌,セラチアには無効です.β-ラクタマーゼには不安定です.第二世代および第三世代を使用することが増えたこともあり,処方される機会はずいぶん減っています.グラム陽性菌に対する抗菌力は変わらないか,むしろ強いので,風邪などの急性の軽い上気道炎には,第三世代より適しているともいえます.
【副作用】アレルギー,腎障害などがあります.

【適応】ペニシリン耐性ブドウ球菌，大腸菌，肺炎桿菌に有効です．

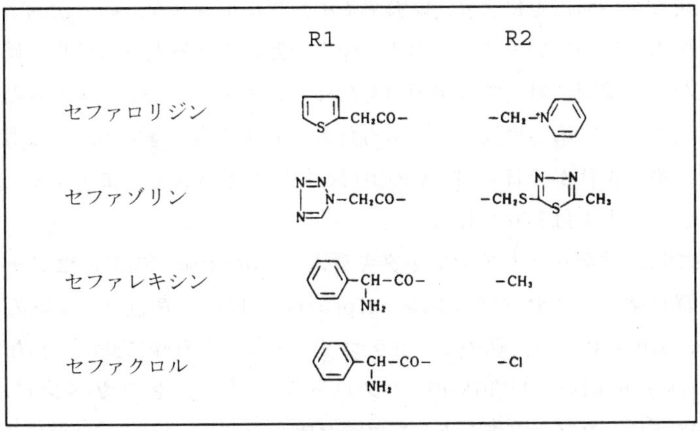

図 6-5．第一世代セフェム系抗菌薬（基本骨格はセファロスポリン類）

ii) 第二世代

セファロスポリン系の**セフォチアム** cefotiam (CTM)，**セフロキシム** cefuroxime (CXM) に代表され，それらは経口，注射のいずれにも使用されます．また，注射剤として，セファマイシン系の**セフメタゾール** cefmetazole (CMZ)，**セフブペラゾン** cefbuperazone (CBPZ) があります (図 6-6)．

【抗菌スペクトル】大腸菌や肺炎桿菌などの病原性の強い一次感染菌のグラム陰性菌に抗菌力を持ち，グラム陽性菌に抗菌力を保っています．β-ラクタマーゼに対する安定性，グラム陰性菌に対する抗菌力は増しましたが，逆に，グラム陽性菌に対する抗菌力はやや低下しました．緑膿菌には第一世代と同様に無効です．

【適応】グラム陽性およびグラム陰性菌感染症に有効です．

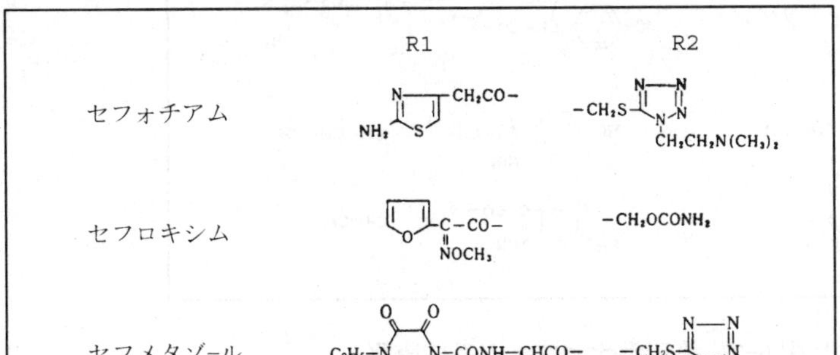

図 6-6．第二世代セフェム系抗菌薬
（基本骨格は上 2 つがセファロスポリン類，下 2 つがセファマイシン類）

iii)第三世代

β-ラクタマーゼに抵抗性を示すことにより，緑膿菌やインフルエンザなどの二次感染のグラム陰性菌に対して強い抗菌力を持っています．その他，今まで無効であったプロテウス属，セラチア属，クレブシエラ属などの細菌に対しても抗菌力を持っています．しかし，グラム陽性菌に対する抗菌力は，第一世代ならびに第二世代よりも劣るため，単純に第一選択薬として用いるのは好ましくないばかりか，第三世代が今日の MRSA の出現を招いたとされています．また，内服剤では，緑膿菌に有効とされるものはありません．

セファロスポリン系では，注射剤として**セフォタキシム** cefotaxime (CTX)，**セフォペラゾン** cefoperazone (CPZ)，経口薬として**セフプロジル** cefprozil (CFPZ)，黄色ブドウ球菌への抗菌力も強い**セフジニル** cefdinir (CFDN)，初めてバクテロイデス属，百日咳に適応された**セフジトレンピボキシル** cefditoren pivoxil(CDTR-PI)，プロドラッグで，**セフカペンピボキシル** cefcapene pivoxil (CFPN-PI)，**セフポドキシム・プロキセチル** cefpodoxime proxetil (CPDX-PR) などがあります（図6.7）．

【抗菌スペクトル】第二世代の抗菌スペクトルに加えて，緑膿菌に有効ですが，グラム陽性球菌に対する抗菌力が低下しました．また，β-ラクタマーゼに抵抗性を示します．

【体内動態】1) 多くの薬物の消化管からの吸収は悪いです．2) 排泄または代謝されず，そのまま腎から排泄されるものが多いです．胆汁排泄型として，尿道感染症の第一選択薬であるセフォペラゾンがあります．

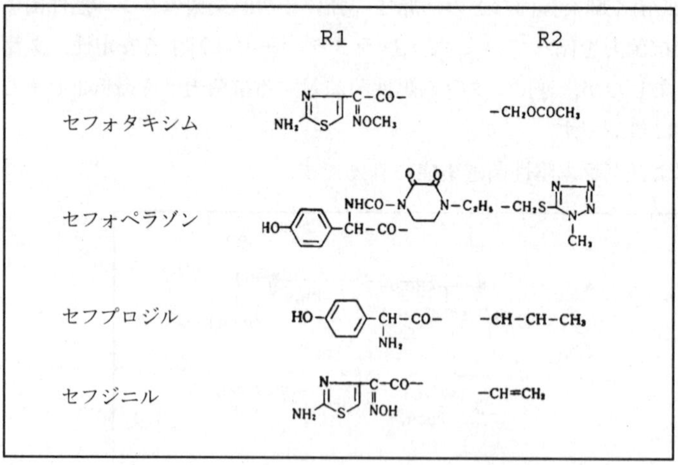

図6-7. 第三世代セフェム系抗菌薬
（基本骨格はセファロスポリン類）

オキサセフェム系では，**ラタモキセフ** latamoxef (LMOX)，**フルモキセフ** flomoxef (FMOX)があります（図6-8）．

【抗菌スペクトル】グラム陰性桿菌に対する抗菌力が増加し，β-ラクタマーゼに対して優れた安定性を持ちます．

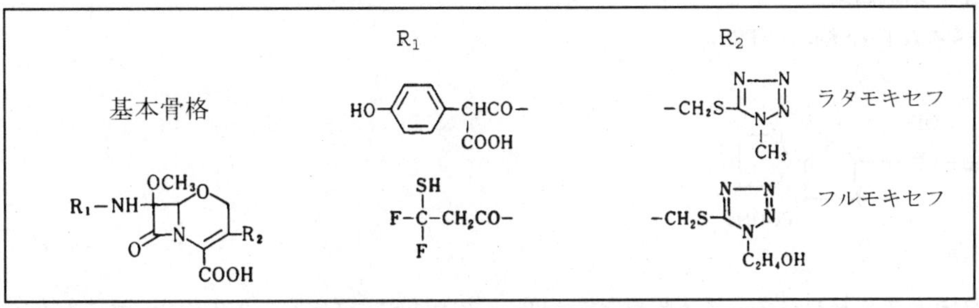

図 6-8. オキサセフェム系抗菌薬

iv)第四世代

　グラム陽性菌（ブドウ球菌を含む）と緑膿菌を含むグラム陰性菌の双方に抗菌力を持っています．注射剤として，**セフピロム** cefpriome(CPR)，**セファゾプラン** cefozopran (CZOP)，**セフェピム** cefepime(CFPM)，**セフォセリス** cefoselis(CFSL)などがあります（図 6.9）．
【抗菌スペクトル】注射剤で，黄色ブドウ球菌にも緑膿菌にも抗菌力を示します．ただし，セフォセリスは，腎不全患者には，発痙攣性が強いので禁忌で，高齢者にも原則として禁忌です．

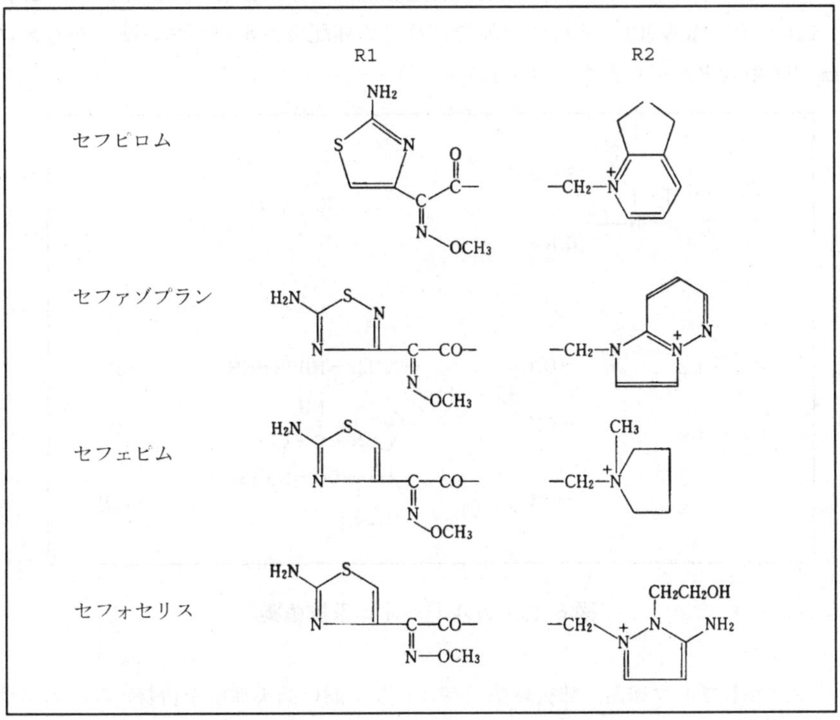

図 6-9. 第四世代セフェム系抗菌薬
　　（基本骨格はセファロスポリン類）

III. ペネム系抗菌薬

ファロペネム feropenem（FRPM）

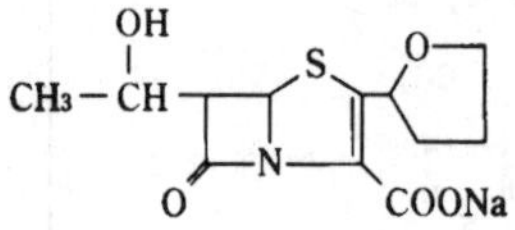

世界で初めての経口ペネム系抗菌薬です．PBPへの親和性が高くβ-ラクタマーゼにも安定で，緑膿菌を除くグラム陰性菌・グラム陽性菌に安定した抗菌力を示すほか，バクテロイデスなど嫌気性菌にも有効です．

IV. カルバペネム系抗菌薬

カルバペネム類は，図6-10に示すように，ペネム環の1位のSがメチル基に換わった構造のものです．2位と3位に二重結合をもつ**イミペネム** imipenem（IPM）は，β-ラクタム環の不活化酵素(開裂)デヒドロペプチダーゼ dehydropeptidase-I に対する阻害薬シラスタチン cilastatin（CS）との1:1合剤(IPM/CS)に使用されたのが最初です．

また，**パニペネム** panipenem（PAPM）と腎毒性を軽減する作用をもつ**ベタミプロン** betamipron（BP）との 1:1 合剤(PAPM/BP)，それに世界で初めての非配合カルバペネム薬である**メロペネム** meropenem（MEPM）などがあります（図6-10）．

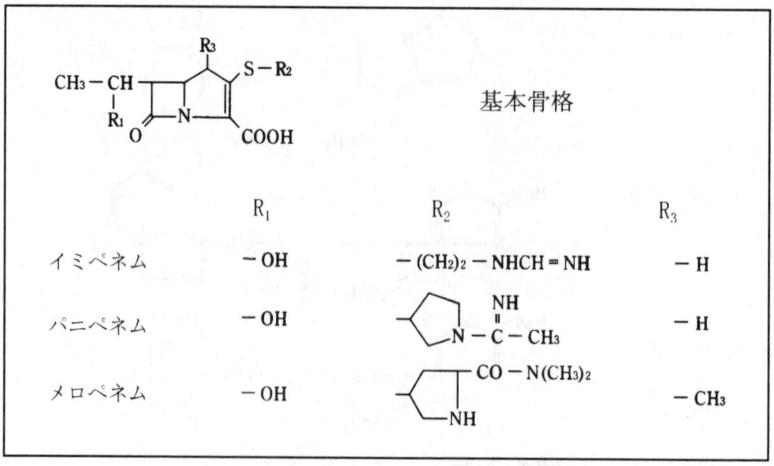

	R_1	R_2	R_3
イミペネム	$-OH$	$-(CH_2)_2-NHCH=NH$	$-H$
パニペネム	$-OH$	ピロリジン-$C(=NH)-CH_3$	$-H$
メロペネム	$-OH$	ピロリジン(NH)-$CO-N(CH_3)_2$	$-CH_3$

図6-10．カルバペネム系抗菌薬

【抗菌スペクトル】ブドウ球菌，肺炎球菌（ペニシリン耐性肺炎球菌を含む）などのグラム陽性菌から，大腸菌，肺炎桿菌，緑膿菌などのグラム陰性菌，バクテロイデスなどの嫌気性菌など，きわめて広範なスペクトルと強力な抗菌力を有します．メロペンは，抗緑膿菌活性が強く，カルバペネムは広基質性β-ラクタマーゼにも安定ですが，メタロ・β-ラクタマーゼを産生する

Stenotrophomonas maltophilia には，抗菌力を示しません．
【適応】各種の耐性菌感染症に有効です．
【副作用】悪心・嘔吐・下痢・皮疹・中枢神経毒性（パニペネムは毒性が少ない）などのほか，一部，ペニシリンと交差アレルギー反応を起こすことがあります．

V. モノバクタム系抗菌薬

カルモナム carumonam (CRMN)，**アズトレオナム** aztreonam (AZT) などがあります（図 6-11）．

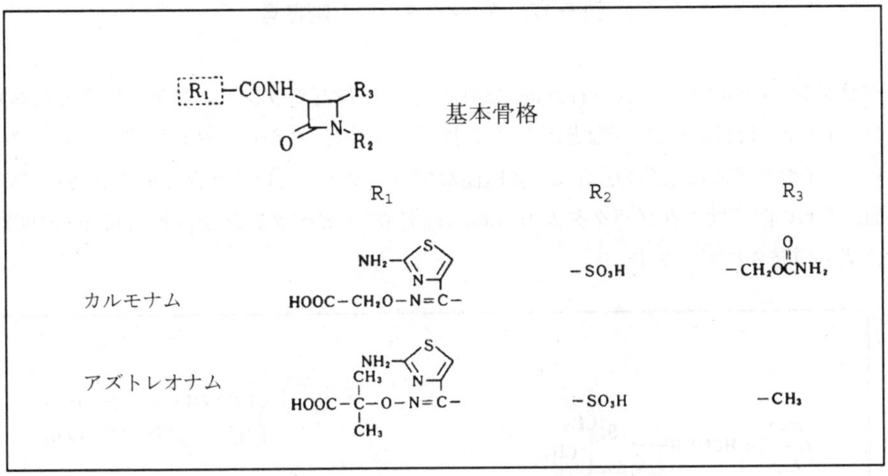

図 6-11．モノバクタム系抗菌薬

【抗菌スペクトル】グラム陰性菌に限定されたスペクトルを有し，またグラム陰性菌の各種の産生する各種 β-ラクタマーゼに安定であるほか，その誘導も少ないのが特徴です．一方，グラム陽性菌には無効です．

【適応】グラム陰性菌による肺炎，慢性気道感染症，複雑性尿路感染症に有効ですが，グラム陰性菌にのみ抗菌力を有するので，起因菌不明の中など症以上の感染症には，グラム陽性菌に有効な薬剤との併用が重要です．エリスロマイシン，バンコマイシンなどは併用による拮抗がなく，また，アミノグリコシド系抗菌薬のゲンタマイシン，トブラシン，アミカシンなどの併用は，緑膿菌に対する相乗効果が期待できます．

VI. β-ラクタマーゼ阻害薬

β-ラクタマーゼ阻害薬を β-ラクタマーゼに弱い β-ラクタム薬に併用すると，β-ラクタマーゼの作用が抑制されて，β-ラクタム薬本来の効果が増強されることがわかりました．このことが，耐性菌対策として有用であることが確認されたため，多くの製剤が創られました．放線菌から発見された**クラブラン酸** clavulanic acid (CVA) と**アモキシシリン** amoxicillin (AMPC) とを 1:2 に混合している**オーグメンチン**などがあります（図 6-12）．その他，全合成された**スルバクタム** sulbactam sodium (CBT) では，これと**セフォペラゾン** cefoperazone (CPZ) を 1:1 に混合している

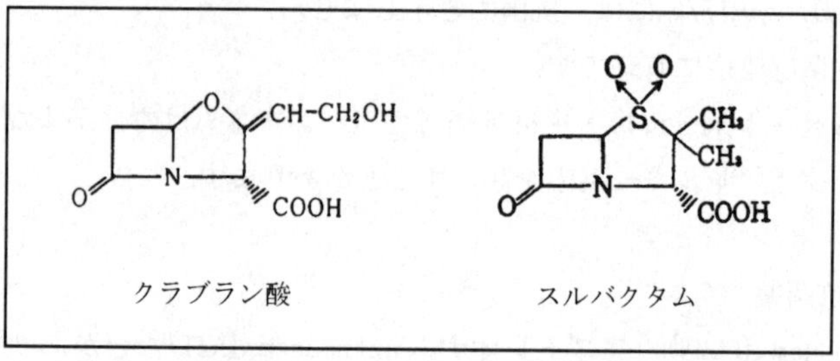

図 6-12. β-ラクタマーゼ阻害薬

スルペラゾン sulbactam・cefoperazone (SBT/CPZ), **アンピシリン**とエステル結合した**スルタミシリン** sultamicillin (SBTPC)などがあります (図 6-13). スルバクタム自体は, アシネトバクター属, ナイセリア属に抗菌力を示し, 多機能なプロドラッグという新たな側面を持っています. その他, 新しい阻害薬の**タゾバクタム** tazobactam(TAZ)と**ピペラシン** piperacillin (PIPC)の 1:4 の配合薬も開発されています.

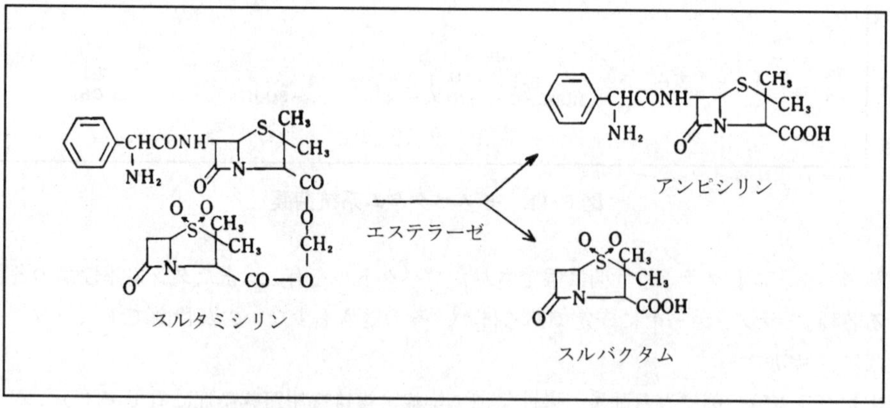

図 6-13. スルタミシリンの病巣部における開裂

要 点

- β-ラクタム系抗菌薬の作用機序は，ペニシリン結合タンパク質(PBP)と結合し，トランスペプチダーゼを阻害することによるペプチドグリカンの架橋形成を阻害する．
- ペニシリン系抗菌薬は，内服での胃酸で分解されてしまうため，また，耐性菌の問題などがある．
- ペニシリンの基本骨格の一部の置換によって，酸に対して安定で内服としても使用できる製剤にしたり，耐性菌に対する有効性を増している半合成ペニシリン製剤が登場した．
- 半合成ペニシリン製剤では，天然ペニシリンと比較して抗菌スペクトルも拡大されてきている．すなわち，グラム陽性球菌用，ペニシリン耐性ブドウ球菌用，広域ペニシリンに分類される．
- セファロスポリンは，ペニシリン系抗菌薬に比べて，抗菌性は劣るが，耐酸性であり，抗菌スペクトルが広く，しかもペニシリナーゼで分解されにくい．
- セファマイシンはβ-ラクタマーゼに対して非常に安定で，緑膿菌を除く広範囲のグラム陰性菌（大腸菌，肺炎桿菌，セラチア，変形菌など）やバクテロイデスに強い抗菌活性を示す．
- ファロペネムは，世界初の経口ペネム系抗菌薬で，β-ラクタマーゼにも安定で，緑膿菌を除くグラム陰性菌・グラム陽性菌，嫌気性菌にも安定した抗菌力を示す．
- カルバペネムは，グラム陽性菌からグラム陰性菌，嫌気性菌など，きわめて広範なスペクトルと強力な抗菌力を有す．
- モノバクタム薬は，グラム陰性菌に限定されたスペクトルを有し，β-ラクタマーゼに安定であるほか，その誘導も少ないのが特徴である．グラム陽性菌には無効である．
- β-ラクタマーゼ阻害薬は，β-ラクタマーゼに弱いβ-ラクタム系抗菌薬に併用すると，β-ラクタマーゼの作用が抑制されて，β-ラクタム系抗菌薬本来の効果が増強される．

確認問題

☐ β-ラクタマーゼは，β-ラクタム系抗生物質の活性部位を不活化する酵素である．(84-210)
☐ β-ラクタマーゼを産生するβ-ラクタム抗生物質耐性菌では，β-ラクタムの膜透過性が変化する．(82-52)
☐ β-ラクタム系抗菌薬はキノロン系抗菌薬に比し，組織移行性が優れているので深在性の疾患にも有効である．(84-208)
☐ ベンジルペニシリンカリウムは，吸収後肝臓で急速に代謝されて無効となるため経口投与は不適当である．(81-151)
☐ マイコプラズマによる肺炎には，β-ラクタム系抗生物質が有効である．(82-209)
☐ マイコプラズマは，細胞壁をもたないが，ペニシリンにより増殖が抑制される．(87-52)
☐ ペニシリナーゼ産生グラム陽性菌感染症には，アンピシリンが有効である．(82-209)

- □ アンピシリンは，全身作用を目的として経口投与される．(85-220)
- □ 梅毒スペロヘータにペニシリンGは，無効である．(82-209)
- □ セフェム系およびオキサセフェム系抗生物質は，ペニシリン結合タンパク質(PBP)に強い結合親和力を有し，細胞壁合成阻害を示す．(84-144)
- □ セフェム系抗生物質は，グラム陽性菌にのみ有効であり，このために耐性菌が出現し難い．(81-143)
- □ セファロリジンは，セファロスポリナーゼによりラクタム環が破壊される．(86-144)
- □ 塩酸セフォチアムは，セファロスポリナーゼ産生菌にも有効である．(87-147)
- □ 第二世代および第三世代セフェム系抗生物質のグラム陽性菌に対する抗菌力は，一般に第一世代セフェム系抗生物質に優る．(84-144)
- □ 一般に，第一世代より第二世代が，第二世代より第三世代のセフェム系抗生物質の方が，グラム陰性桿菌に対する抗菌力が低下している．(84-144)
- □ セファロジンは，全身作用を目的として経口投与される．(85-220)
- □ セファレキシンは，酸に安定なため経口剤として使用される．(81-151)
- □ 塩酸セフカペンピボキシルの活性体は，ヒトA型及びB型インフルエンザウイルスのノイラミニダーゼを阻害する．(90-144)
- □ ラタモキセフナトリウムは注射剤として使用し，β-ラクタマーゼに対して極めて安定である．(84-144)
- □ 注射用イミペネムは，イミペネムの腎での代謝・不活性化を防ぐためにシラスタチンを含む．(81-143)

第2節 タンパク質合成阻害抗菌薬

到達目標
◆ 代表的なタンパク質合成阻害抗菌薬の基本構造を示すことができる.
◆ アミノグリコシド系抗菌薬を抗菌スペクトルに基づいて分類し,有効な感染症を列挙できる.
◆ マクロライド系抗菌薬を抗菌スペクトルに基づいて分類し,,有効な感染症を列挙できる.
◆ テトラサイクリン系抗菌薬を抗菌スペクトルに基づいて分類し,有効な感染症を列挙できる.

> キーワード
> タンパク質合成阻害機序, アミノグリコシド系, 第8脳神経障害, マクロライド系, CYP3A4阻害作用, テトラサイクリン系, 光線過敏症, リンコサミド系, クロラムフェニコール系, 再生不良性貧血, ホスホマイシン系

I. アミノグリコシド系抗菌薬

【作用機序】細菌のリボゾーム30Sおよび50Sサブユニットに結合してタンパク質合成を阻害することが挙げられていますが,実際には,この他の作用機序として,細胞膜障害も存在すると考えられており,複合的に殺菌作用を示すものと思われます.

【抗菌スペクトル】特に,β-ラクタム薬の作用しにくい緑膿菌,セラチアなどにも有効であるため開発が進められた.しかし,嫌気性菌には取り込まれず,無効です.

【体内動態】腸管吸収が悪く,腸管感染症以外では非経口的(筋注・点滴静注)に用います.一般に,組織間液への移行は良いのですが,脂肪,髄液,胆汁への移行は悪いです.大部分は代謝されず,腎排泄です.

【相互作用】ループ利尿薬との併用で 腎障害・聴覚障害が増大します.

1)抗結核作用のあるもの

①ストレプトマイシン streptomycin (SM):結核菌,グラム陰性・陽性球菌,グラム陰性桿菌に有効です(図6-14).

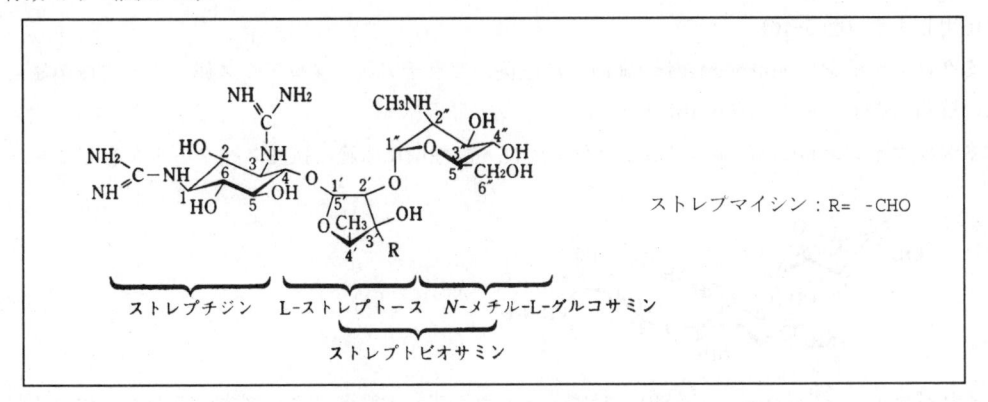

図6-14. ストレプマイシン類

②カナマイシン kanamycin (KM)：グラム陽性・陰性菌，結核菌に有効です（図6-15）．

```
                          R₁     R₂     R₃    R₄      R₅
カナマイシン        —OH   —NH₂  —OH  —OH     —H
アミカシン          —NH₂  —OH   —OH  —OH     —CO—CH—(CH₂)₂NH₂
                                                              |
                                                              OH
トブラマイシン      —NH₂  —NH₂  —H   —OH     —H
ジベカシン          —NH₂  —NH₂  —H   —H      —H
アルベカシン        —NH₂  —NH₂  —H   —H      —CO—CH—(CH₂)₂NH₂
                                                              |
                                                              OH
```

図6-15．カナマイシン類

2) 抗緑膿菌作用のあるもの

①アミカシン amikacin (AKM)：緑膿菌，変形菌，セラチア，大腸菌，クレブシェラなどに強い抗菌力を示します（図6-15）．

②トブラマイシン tobramycin (TOB)，③ジベカシン dibekacin (DKB)：特に緑膿菌，変形菌などに有効です（図6-15）．

④ゲンタマイシン gentamicin (GM)：緑膿菌，変形菌などのグラム陰性桿菌による感染症を中心に使用します（図6-16）．

⑤ミクロノマイシン micronomicin (MCR)：緑膿菌，セラチア属，プロテウス属，ブドウ球菌属に強い抗菌力を示します（図6-16）．

⑥ネチルマイシン netimicin (NTL)：グラム陽性・陰性菌に広範な抗菌スペクトルを有します．

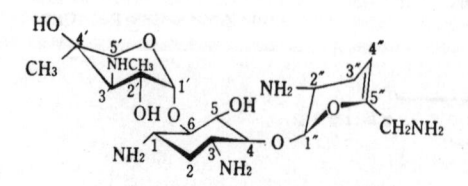

⑦イセパマイシン isepamicin (ISP)：緑膿菌，セラチア，大腸菌，クレブシエラなどに強い抗菌力を示します．他のアミノグリコシド系抗菌薬の耐性菌にも有効です．

⑧ベカナマイシン bekanamycin（AMK）：ブドウ球菌，レンサ球菌，肺炎球菌，大腸菌，変形菌，緑膿菌などグラム陰性・陽性菌に有効です．

	R_1	R_2
ゲンタマイシン	$-CH_3$	$-CH_3$
ミクロノマイシン	$-H$	$-CH_3$

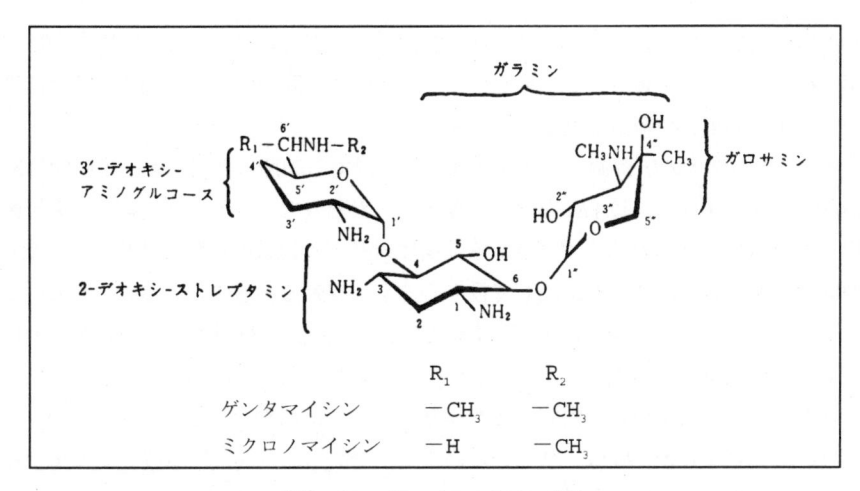

図 6-16．ゲンタマイシン類

3）抗緑膿菌作用のないもの

①フラジオマイシン fradiomycin（FRM）：大腸菌，赤痢菌，腸炎ビブリオに有効で，腸管からはほとんど吸収されません．

$R_1=-NH_2$　　$R_2=-H$　　$R_3=-CH_2NH_2$

②リボスタマイシン ribostamycin（RSM）：ブドウ球菌，レンサ球菌，肺炎球菌，淋菌，肺炎桿菌，大腸菌，変形菌に有効です．

③アストロマイシン astromicin（ASTM）：主として，グラム陰性菌・黄色ブドウ球菌に強い抗菌力があり，ゲンタマイシン耐性プロテウス，セラチアに有効です．臓器毒性は，アミノグリコシド系抗菌薬で最も弱いです．

4) MRSA に効果のあるもの

アルベカシン arbekacin（ABK）：MRSA による敗血症，肺炎に有効です（図 6-15）．

【適応】重症感染症では，β-ラクタム系抗菌薬との併用もしばしば行われますが，β-ラクラム系抗菌薬，特にペニシリン薬とアミノグリコシド系抗菌薬を同一ボトルに混入すると活性低下が生じるので，両者の混注は避ける必要があります．

最近，MIC 以上の濃度の抗菌薬に短時間接触するだけでも細菌の再増殖が一定時間抑制されるという postantibiotic effect, **PAE** という現象が明らかとなり，アミノグリコシド系抗菌薬は，この作用がグラム陽性菌のみならずグラム陰性菌に対しても比較的明瞭に認められたため，従来の投与間隔よりも，さらに間隔を延長して投与しても，有効であることが示唆されています．また，この方法で耐性菌の出現が抑止できる可能性もあり，さらにβ-ラクタム系抗菌薬の併用で，これらの効果を増幅できる可能性もあり，本治療法が勧められています．

アミノグリコシド系抗菌薬は，内服で使われることは非常に少ないものです．というのは，この系の薬は，消化管から殆ど吸収されないためです．しかし，一部が内服薬として用いられています．1) 腸管の感染症，2) 肝性昏睡におけるアンモニア生成の抑制の目的でも使用されます．この目的に，カナマイシンのシロップ剤などがよく用いられています．

【副作用】第 8 脳神経障害の多くは不可逆的であり，しかも高音域から始まるので日常会話では気づきにくい．腎毒性，ショックなどがあります．内服ではこれらの副作用は勿論少なく，腸内細菌の殺菌作用に基づくビタミン K および B 欠乏症，食欲不振などの消化器症状が起こることがあるくらいです．

II. マクロライド系抗菌薬

【作用機序】細菌の 50S リボゾームサブユニットと結合してタンパク質合成を阻害することによります．

【抗菌スペクトル】主に，グラム陽性菌に効きますが，その 40〜50％は耐性といわれています．しかし，耐性菌以外の菌には，依然として強力に作用し，細胞内移行性が高いので，特に，β-ラクタム系やアミノグリコシド系抗菌薬が効きにくいマイコプラズマやクラミジアなどの細胞内寄生菌の感染症に対して用います．これらの感染症には，テトラサイクリン薬も用いられますが，幼小児では，テトラサイクリン薬による歯の着色などの副作用が問題となるため，本薬が第一選択となります．

また，カンピロバクター・ジェジュニ *Campylobacter jejinni* による下痢にも用います．グラム陰性菌でも，モラクセラ（ブランハメラ）・カタラーリス，インフルエンザ菌，レジオネラ菌にも有効です．嫌気性菌にも作用するので，歯科領域での有用性も評価されています．球菌に対する抗菌力は強いですが，大型なために外膜のポーリンを通過できず，桿菌には無効です．

【特徴】大環状ラクトンの数個の糖が結合したものを総称します．

マクロライド類は以下ように分類できます．

1)14 **員環**

①**エリスロマイシン** erythromycin (EM)：ブドウ球菌，マイコプラズマ，レンサ球菌，肺炎球菌，髄膜炎菌，淋菌，ジフテリア菌，梅毒トレポネーマに有効です（図 6-17）.

②**クラリスロマイシン** clarithromycin (CAM)：ブドウ球菌，レンサ球菌，カンピロバクター，マイコプラズマ，クラミジア，肺炎球菌，インフルエンザ菌，ブランハメラ・カタラリスなどに有効です（図 6-14）.

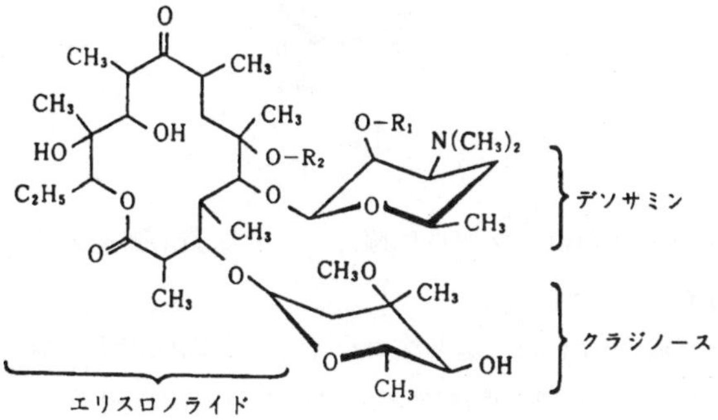

	R_1	R_2
エリスロマイシン	H−	−H
クラリスロマイシン	H−	$-CH_3$

図 6-17. 14 員環マクロライド類

③**ロキシスロマイシン** roxithromycin (RXM)：ブドウ球菌，レンサ球菌，肺炎球菌，マイコプラズマ，ブランハメラ・カタラリースなどに有効です.

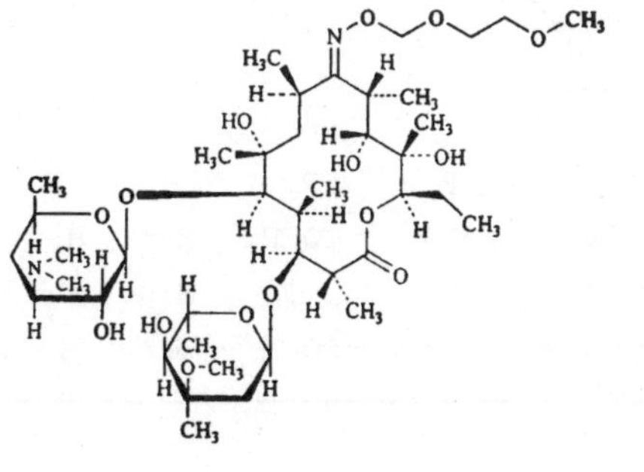

2)15 **員環**

アジスロマイシン azithromycin (AZM)：グラム陽性・陰性菌に抗菌力を有し，嫌気性菌，クラミジア，マイコプラズマに強い抗菌力を示します．インフルエンザなどのグラム陰性菌には，既存のマクロライド系抗菌薬より強い抗菌力を有します.

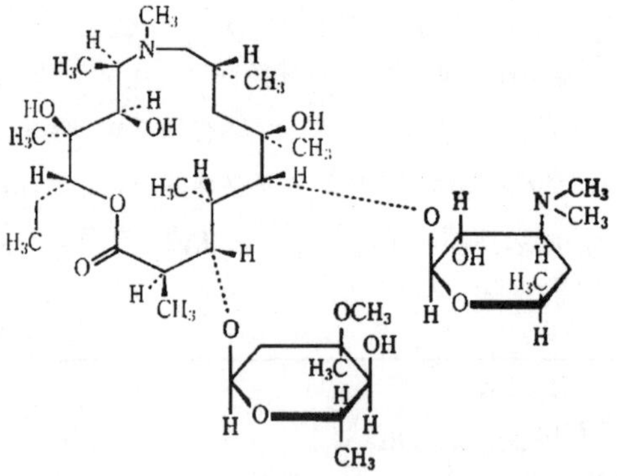

3) 16員環：

①**ジョサマイシン** josamycin (JM)：ブドウ球菌，レンサ球菌，肺炎球菌，赤痢菌，マイコプラズマに有効です（図6-18）．

②**キタサマイシン** kitasamycin (LM)：エリスロマイシンと同様です（髄膜炎菌は除く，梅毒トレポネーマは錠のみ）．また，百日咳にも有効です（錠のみ）（図6-18）．

③**ミデカマイシン** midecamycin (MDM)：ブドウ球菌，レンサ球菌，肺炎球菌，マイコプラズマに有効です（図6-18）．

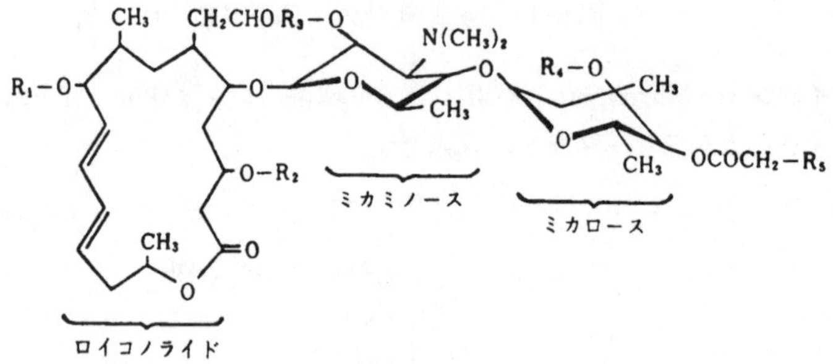

	R_1	R_2	R_3	R_4	R_5
ジョサマイシン	H—	—COCH$_3$	H—	H—	—CH(CH$_3$)$_2$
キタサマイシン	H—	—H	H—	H—	—CH(CH$_3$)$_2$
ミデカマイシン	H—	—COCH$_3$	H—	H—	—CH$_3$

図6-18. 16員環マクロライド類

④**スピラマイシン** spiramycin (SPM)：ブドウ球菌，レンサ球菌，肺炎球菌，梅毒トレポネーマに有効です．

⑤ロキタマイシン rokitamycin (RKM)：グラム陽性菌，嫌気性菌，マイコプラズマ，クラミジアに有効です．

【副作用】重篤なものが少ないのですが，ペニシリン系抗菌薬の項で取り上げた Stevens-Johnson 症候群，Lyell 症候群，急性腎不全などの重篤な副作用も海外で報告されています．

マクロライド系抗菌薬で注意したい大切な事に，他の薬物との相互作用に関する注意が多いという点があります．これはエリスロマイシンを中心として，よく研究・報告されています．

マクロライド系抗菌薬が薬物代謝酵素 CYP3A4 を阻害することが知られています．上述のように，マクロライド系の環を構成する炭素の数により 14〜16 員環のものがあります．代表的なマクロライド系抗菌薬であるエリスロマイシンや，比較的新しい薬のクラリスロマイシン，ロキシスロマイシンが 14 員環構造を有しているのですが，これら 14 員環構造を持つ薬物において，特に，薬物代謝酵素阻害作用が強いとされています．もともと，これらのマクロライド系抗菌薬自体が，CYP3A4 で代謝を受ける薬物なのですが，これらが代謝をうける際に CYP3A4 との間で複合体を形成してしまい，その複合体形成反応が不可逆的であることから，結果として CYP3A4 の作用を抑制してしまうという，作用機序が明らかにされています．という事は，これらマクロライド系抗菌薬と同じように，CYP3A4 を介した代謝を受ける薬物の効力を増強してしまう，ということになるわけです．

実際の例を挙げれば，1)睡眠薬で有名なトリアゾラムでも，同じ CYP3A4 による代謝を受ける薬物であるため，エリスロマイシンなどと併用することで，睡眠作用が増強されることが知られており，併用には注意が必要になります．2)同じようにエリスロマイシンと併用する場合に，抗アレルギー薬であるテルフェナジンとアステミゾールは併用禁忌です．3)他にも消化運動改善剤のシサプリドという薬剤との併用で，同じような重篤な不整脈発現の報告もあります．

III. テトラサイクリン系抗菌薬

【作用機序】細菌のリボゾーム 30S サブユニットに結合して，タンパク質合成を阻害させることによって静菌的に作用します．テトラサイクリン系抗菌薬では，β-ラクタム系のような細胞壁の合成過程を阻害するわけではないので，細胞壁を持たない微生物に対しても抗菌力を発揮します．

【抗菌スペクトル】広範囲の抗菌スペクトルを有し，マクロライド系抗菌薬と違って，グラム陽性菌のみならずグラム陰性菌に対しても効果を示し，他にマイコプラズマ，リケッチア，クラミジアに対しても有効です．

【適応】リッケチア，クラジミア感染症の第一選択薬で，マイコプラズマ肺炎に有効です．
【体内動態】1)水に難溶性で，消化管からの吸収が悪いです．2) Ca^{2+}，Mg^{2+}，Al^{3+}（制酸剤）とキレート形成するので，消化管吸収が低下します．3)腎排泄です．
【副作用】1)連用による正常常在菌が，カンジダ，耐性ブドウ球菌に代わる二次感染症（モニリア症，カンジダ症）や菌交代現象が生じます．2)薬剤が吸収された後に，骨や歯のカルシウムと結合して，キレート形成をする事があります．その結果，色素が沈着します．3) アナフィラキシーショックなどの過敏症の一つである，**光線過敏症**と呼ばれる皮膚症状があらわれることがあります．4) 消化管に対する刺激作用があり，具体的な症状としては，悪心，嘔吐，食欲不振，腹痛，下痢などがあらわれることがあります．
【禁忌】妊婦

①**テトラサイクリン** tetracycline (TC)：グラム陰性・陽性球菌，グラム陰性桿菌，リッケチア，クラミジア属に有効です（図6-19）．
②**オキシテトラサイクリン** oxytetracycline (OTC)：テトラサイクリンを参照してください（図6-19）．
③**デメチルクロルテトラサイクリン** demethylchlortetracycline (DMCTC)：リッケチア，鼠径リンパ肉芽腫症ウイルス，ブドウ球菌，レンサ球菌，肺炎球菌，淋菌，大腸菌，クレブシエラ，プロテウス属，インフルエンザ菌に有効です（図6-19）．
④**ドキシサイクリン** doxycycline (DOXY)：テトラサイクリンを参照してください，クラミジア属に有効で，持続性を有します（図6-19）．
⑤**ミノサイクリン** minocycline (MINO)：テトラサイクリンを参照してください，クラミジア属に有効で，持続性を有します（図6-19）．

	R_1	R_2	R_3	R_4	R_5
テトラサイクリン	−H	−OH	−CH₃	−H	−H
オキシテトラサイクリン	−H	−OH	−CH₃	−OH	−H
デメチルクロルテトラサイクリン	−Cl	−OH	−H	−H	−H
ドキシサイクリン	−H	−H	−CH₃	−OH	−H
ミノサイクリン	−N(CH₃)₂	−H	−CH₃	−OH	−H

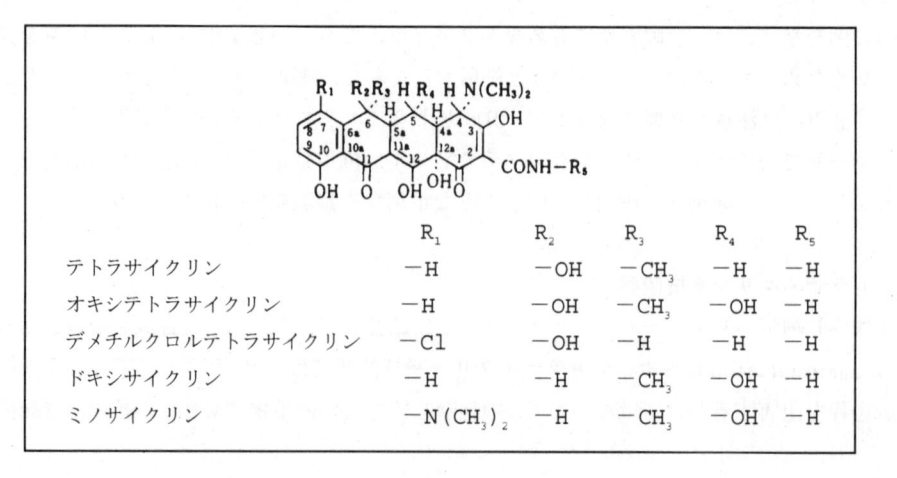

図6-19．テトラサイクリン系

IV. リンコマイシン系抗菌薬

【作用機序】50S リボゾーム結合によるタンパク質合成を阻害します.

【抗菌スペクトル】マクロライド抗菌薬に類似する薬物ですが，β-ラクタム系が進歩した現在では，これに次ぐ第二次選択薬と考えて良いです．クリンダマイシンは，嫌気性菌に最もよい適応となりますが，ペニシリン耐性肺炎球菌にも優れた抗菌力を示します.

①**リンコマイシン** lincomycin (LCM)：グラム陽性菌に有効です（図 6-20）.

②**クリンダマイシン** clindamycin (CLDM)：ブドウ球菌，レンサ球菌，肺炎球菌，ペプトコッカス，バクテロイデス，マイコプラズマに有効です（図 6-20）.

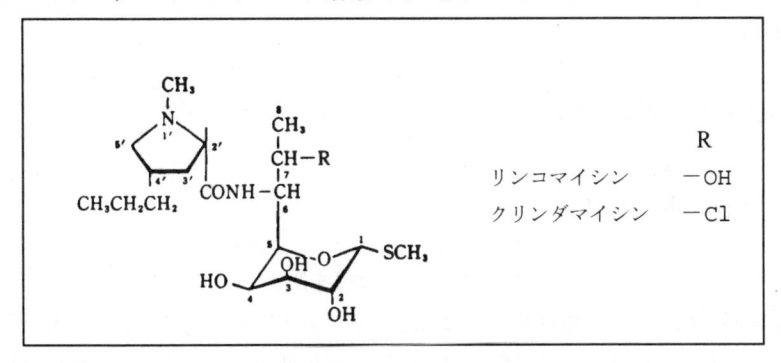

図 6-20. リンコマイシン系

【体内動態】一般に，肺などの組織内への取り込みが多く，白血球への浸透も高く，その貧食・殺菌能の亢進作用も確認されています.

【適応】β-ラクタム系抗菌薬が効かない症例に有効です．また，β-ラクタマーゼ産生の抑制作用を示す場合があり，β-ラクタム系抗菌薬との併用が期待されています．最近，クリンダマイシンには，A 群レンサ球菌の M 蛋白産生を抑制し，その病原性を弱めるとの報告もあり，注目されています.

【副作用】偽膜性大腸炎（重篤な下痢）に気をつけます.

V. オキサゾリジノン系抗菌薬

オキサゾリジノン系抗菌薬には，バンコマイシン耐性腸球菌（VRE）感染症の治療薬として，新規に開発された**リネゾリド** linezolid があります.

【抗菌スペクトル】グラム陽性菌に対して広い抗菌スペクトルを有し，バンコマイシンとほぼ同程度の抗菌活性を示します．特に，バンコマイシン耐性 *Enterococcus faecium*, VRE に有効で，MRSA にも有効とされています．

【作用機序】グラム陽性菌のリボゾーム 50S サブユニットの 23SrRNA に結合し，タンパク質合成の開始段階を阻害します．マクロライド系，テトラサイクリン系，アミノグリコシド系，クロラムフェニコール系抗菌薬などのタンパク合成阻害薬は，30S および 50S リボソームに結合してタンパク合成の伸長過程を阻害するのに対し，リネゾリドは 70S 開始複合体の形成を阻害します．しかし，伸長過程を阻害しません．したがって，交差耐性もありません．また，リネゾリドの抗菌作用は静菌的です．

VI. クロラムフェニコール系抗菌薬

$$NO_2-\text{C}_6\text{H}_4-\underset{OH}{CH}-\underset{NHCO-CHCl_2}{CH}-CH_2OH$$

【作用機序】50S リボゾーム結合によるタンパク質合成を阻害します．

【適応】グラム陽性菌，グラム陰性菌のみならず，リケッチアやクラミジアにも有効です．細胞内移行性も高く，特に，腸チフスやパラチフスの第一選択薬です．副作用に，再生不良性貧血があるため，腸（パラ）チフス，リケッチア，鼠径リンパ肉芽腫（*Chlamydia trachomatis*）などに限られます．近年，VRE が問題になってきましたが，その感染症に対して，欧米ではクロラムフェニコールを用いています．

【体内動態】消化管からの吸収がは速やかで，抗菌力も強いです．血中では 60％がタンパク質と結合しています．髄液への移行率は高く，肺炎球菌，髄膜炎菌による髄膜炎患者，および *Bacteroides fragilis* などの嫌気性菌による腹腔・骨盤腔内感染症ならびにこれに由来する敗血症で，ペニシリン過敏症のある場合は，本薬が適応となります．しかし，一般に他薬で代用可能であり，第一選択薬となる場合は少ないです．

【副作用】再生不良性貧血，グルクロン酸抱合能低下による新生児のグレー症候群 Gray syndrome（腹部膨満感に始まる嘔吐，下痢，皮膚蒼白，虚脱，呼吸停止など）があります．

【禁忌】妊婦．骨髄抑制を起こす可能性のある薬剤との併用は，禁忌です．免疫抑制薬のアザチオプリン（アザニン，イムラン），免疫強化薬（IFNα，IFNβ，IFNγ），抗サイトメガロウイルス薬のガンシクロビル，抗 HIV 薬のジドブジン，抗ウイルス薬のビダラビンが，その例です．

VII. ホスホマイシン

$$\underset{CH_3}{CH}-\underset{O}{CH}-PO_3H_2$$

【作用機序】細胞壁合成過程の初期の段階を阻害します．これは，ホスホマイシン fosfomycin (FOM) の構造が，ホスホエノールピルビン酸と良く似ているため，細胞壁合成酵素のホスホエノ

ールピルビン酸酵素 phosphoenolpyruvate にホスホマイシンが不可逆的に結合して，この酵素の働きを止める事によります．その作用は，殺菌的です．

【抗菌スペクトル】抗菌スペクトルは比較的広いのですが，抗菌力は少し弱いという欠点もあります．しかし，最近，見直されてきているのも事実です．というのは，他の抗菌薬との間に交叉耐性がないため，例えば，ペニシリン系抗菌薬に対して耐性を獲得した細菌が，セフェム系抗菌薬に対しても耐性である，というような現象が，ホスホマイシンにはあてはまらないわけです．

このため，有名な MRSA などに対してセフメタゾール，セフォチアムなどの β-ラクタム系抗菌薬と併用しうるほか，アミノグリコシド系抗菌薬やシスプラチンなどの腎毒性薬物に対する腎障害の軽減作用があるといわれています．また，腸管出血性大腸菌(O157)にも有効です．

【特徴】ホスホマイシンは，放線菌の産生物ですが，極めて簡単な構造式であるため，化学合成されました．その事もこの薬剤の特徴と関係があります．というのは，抗原性が少ないという点なのですが，通常私たちの体で抗原性を発揮する物質は，ある程度以上の大きさが必要です．一説には，分子量 5000 以上ともいわれています．ですから，簡単な構造式の物質では，抗原性は発揮しないわけですが，実は単純にそうはいきません．先に取り上げたペニシリン系抗菌薬の場合，タンパク質と結合した複合体が抗原性を発揮してしまって，過敏反応を起こすということになります．この論でいえば，ホスホマイシンもタンパク質と結合すれば抗原性を発揮することになります．ところが，ホスホマイシンは，「タンパク質とほとんど結合しない」という特徴も持っています．したがって，過敏反応という点だけをみれば，非常に安全な薬であるといえます．

【適応】変形菌，セラチア，緑膿菌にも有効です．

【副作用】偽膜性大腸炎に注意するほか，菌交代症による口内炎などもあります．副作用は軽微なものが多いので，安心して使いやすい代表的な薬であるともいえます．

要点

- アミノグリコシド系抗菌薬は，1)抗結核作用のあるもの，2)抗緑膿菌作用のあるもの，3)抗緑膿菌作用のないもの，4)MRSAに効果のあるもの，に分類される．
- マクロライド系抗菌薬は，大環状ラクトンの数個の糖が結合したものを総称する．
- マクロライド系抗菌薬が，薬物代謝酵素CYP3A4を阻害することが知られている．睡眠薬のトリアゾラム，抗アレルギー剤であるテルフェナジン，アステミゾール，消化運動改善剤のシサプリドなど併用には注意を要する．
- テトラサイクリン系抗菌薬は，広範囲の抗菌スペクトルを有し，マクロライド系抗菌薬と違って，グラム陽性菌のみならずグラム陰性菌に対しても効果を示し，他にマイコプラズマ，リケッチア，クラミジアに対しても有効である．静菌的に作用する．
- リンコマイシン系抗菌薬は，マクロライド系抗菌薬に類似する薬剤である．特に，クリンダマイシンは，嫌気性菌に最もよい適応となるが，ペニシリン耐性肺炎球菌にも優れた抗菌力を示す．
- リネゾリドは，バンコマイシンとほぼ同程度の抗菌活性を示し，VREやMRSAにも有効です．70S開始複合体の形成を阻害し，静菌的に作用します．
- クロラムフェニコール系抗菌薬は，副作用に再生不良性貧血があるため，腸（パラ）チフス，リケッチア，鼠径リンパ肉芽腫（$C.\ trachomatis$）などに限られる．サルモネラ感染症の第一選択薬である．
- ホスホマイシン系抗菌薬は，抗菌スペクトルは比較的広いのですが，反面抗菌力は少し弱いという欠点もある．他の抗菌薬との間に交叉耐性がないことが特徴で，腸管出血性大腸菌(O157)にも有効である．

確認問題

- アミノグリコシド系抗菌薬は，細菌のリボソームの30Sサブユニットに選択的に結合し，殺菌的に作用する．(84-208)
- アミノグリコシド系抗生物質に対する耐性菌では，主にアセチル化，アデニル化およびリン酸化による不活性化が知られている．(83-38)
- アミドグリコシド系抗生物質の血中モニタリングに関する次の記述は？(84-163)
    ① 高齢者ではクレアチニンクリアランスが低下するため，血中消失半減期が延長する．
    ② 点滴（静脈内定速注入）終了10分前の血中濃度が最高血中濃度の指標とされる．
    ③ 腎障害と聴器障害は，血中濃度に依存した副作用である．
    ④ 血中濃度測定用の試料としては，ヘパリンを含まない血清が用いられる．
- 硫酸ストレプトマイシンは，再生不良性貧血を起こすことがある．(85-146)
- 硫酸カナマイシンは，消化管よりほとんど吸収されないが，腸内の殺菌の目的で経口投与さ

- れることがある．(81-151)
- 硫酸フラジオマイシンは，全身作用を目的として経口投与される．(85-220)
- ゲンタマイシン耐性緑膿菌による感染症には，アミカシンが有効なことが多い．(82-209)
- 緑膿菌による結膜炎に用いる硫酸ゲンタマイシンは，細菌の80Sリボソームに結合して，タンパク質合成開始を阻害する．(86-139)
- 放線菌の生産する抗生物質テトラサイクリンの基本炭素骨格は，酢酸-マロン酸経路により生合成される．(85-34)
- テトラサイクリンは，30Sリボソームに結合してアミノアシルtRNAがmRNA・30Sリボソーム複合体に結合するのを阻害する．(86-144)
- 塩酸ミノサイクリンは，リボソーム50Sサブユニットに結合して，タンパク質合成を阻害する．(83-147)
- クラミジアによる非淋菌性尿道炎には，ミノサイクリンが有効である．(82-209)
- クラミジア肺炎には，テトラサイクリン系やマクロライド系抗菌薬が用いられる．(87-192)
- マクロライド系抗生物質は，細菌のリボソームの50Sサブユニットに結合して，タンパク質合成を阻害する．(84-208)
- エリスロマイシンなどのマクロライド系抗生物質は，細菌の核酸合成を阻害する．(81-56)
- エリスロマイシンは，30Sリボソームに結合して，アミノアシルtRNAの転移を阻害する．(86-144)
- エリスロマイシンは，リボソーム30Sサブユニットに結合して，タンパク質合成を阻害する．(83-147)
- クラリスロマイシンは，リボソーム50Sサブユニットに結合し，タンパク質合成を阻害する．(90-144)
- 急性副鼻腔炎の第一選択薬として，エリスロマイシンやクラリスロマイシンなどのマクロライド系抗生物質が使用される．(86-204)
- エリスロマイシンは，シトクロムP450（CYP3A4）の代謝活性を阻害するため，カルバマゼピンの血中濃度が上昇する．(87-151)

第3節　ペプチド系抗菌薬

到達目標
◆ ペプチド系抗菌薬を作用機序に基づいて分類できる．
◆ ペプチド系抗菌薬の抗菌スペクトルに基づいて，有効な感染症を列挙できる．

> キーワード
> ポリペプチド薬，　細胞膜障害，　グリコポリペプチド薬，　細胞壁合成阻害

　ポリペプチド薬とグリコポリペプチド薬に大別される．ポリペプチド薬には，**ポリミキシンB** polymyxin B (PL-B)，**コリスチン** colistin (CL) などがあり，細胞膜リン脂質に作用して抗菌活性を発揮するが，腎および神経毒性が強いです．グリコポリペプチド薬には，**バンコマイシン** vancomycin (VCM)，**テイコプラニン** teicoplanin (TEIC) などがあり，いずれも経口では吸収されないので，腸管感染では経口的に用いられます．

①**ポリミキシンB**，②**コリスチン**（図6-21）
【作用機序】細胞膜のリン脂質と結合し，細菌細胞膜の透過性を亢進し，細胞膜機能を障害します．
【抗菌スペクトル】グラム陰性桿菌，特に，緑膿菌，大腸菌に強い抗菌力を示します．
【適応】腸管感染症（ポリミキシンB）に有効です．
【副作用】腎障害があります．

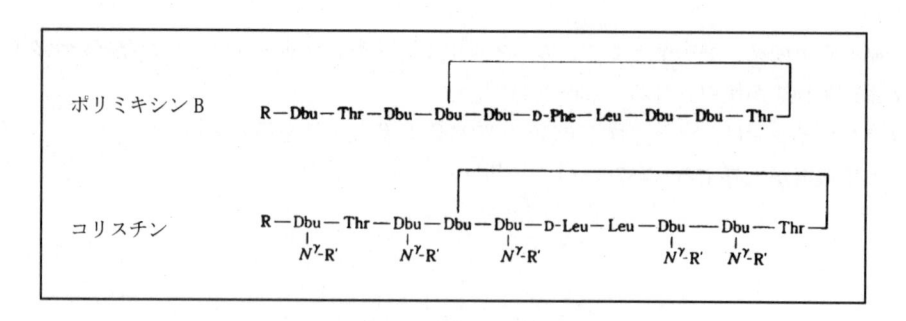

```
ポリミキシンB   R—Dbu—Thr—Dbu—Dbu—Dbu—D-Phe—Leu—Dbu—Dbu—Thr

コリスチン     R—Dbu—Thr—Dbu—Dbu—Dbu—D-Leu—Leu—Dbu—Dbu—Thr
                  $N^\gamma$-R'    $N^\gamma$-R'    $N^\gamma$-R'         $N^\gamma$-R'   $N^\gamma$-R'
```

図6-21．ポリペプチド薬

③**バンコマイシン**
【作用機序】トランスグリコシダーゼ阻害によるペプチドグリカンの形成を阻害し，細胞壁の合成を阻害します．
【抗菌スペクトル】グラム陽性菌に強い抗菌力を有し，MRSA，破傷風菌に有効です．
【適応】中耳炎，関節炎などでの注入薬や噴霧薬，または，膀胱洗浄などの局所投与薬としての使用が多いです．欧米ではバンコマイシン，テイコプラニンがMRSAに優れた抗菌力を有する点

が注目されていましたが，わが国でも全身投与が承認されています．なお，バンコマイシン低感受性MRSAやバンコマイシン耐性のE. faeciumも出現しており，日和見感染症の起炎菌として問題となってきています．MRSAでは点滴静注され，偽膜性大腸炎には経口投与されます．
【副作用】 1)レッドネック症候群：顔面，頸部，躯幹の紅斑性充血，かゆみなど（ヒスタミン遊離作用），2)腎毒性，3)第8脳神経障害などがあります．

④テイコプラニン
【特徴】バンコマイシンと同様にグラム陰性菌には抗菌力を示しませんが，MRSAに対する抗菌性はバンコマイシンより優れています．
【副作用】発熱，発疹，アナフィラキシー様ショックなどの過敏症が特徴的ですが，バンコマイシンと類似しています．

要 点

- ペプチド系抗菌薬は，ポリペプチド薬とグリコポリペプチド薬に大別される．
- ポリペプチド薬は，細胞膜リン脂質に作用するが，腎・神経毒性が強く，ポリミキシンB，コリスチンなどがある．
- グリコポリペプチド薬には，バンコマイシ，テイコプラニンなどがある．いずれも，経口では吸収されないが，腸管感染では経口的に用いられる．MRSA に適応される．

確認問題

☐ MRSA 感染症の治療薬として，塩酸バンコマイシンが使用される．(86-210, 87-147)
☐ 塩酸バンコマイシンは，細胞壁のペプチドグリカン合成を阻害した．(83-147, 86-144)
☐ 塩酸バンコマイシンは，全身作用を目的として経口投与される．(85-220)
☐ バンコマイシンは，点滴速度が速すぎるとレッドネック症候群（顔面，頚部，躯幹の紅斑性充血，かゆみなど）を生じる．(81-143)
☐ 塩酸バンコマイシンの急速静注は，ヒスタミン遊離に起因する血圧低下を起こすことがある．(85-146)
☐ 塩酸バンコマイシン（VCM）は，腸管から吸収されやすいため，腸管内感染には適用されない．(85-210)
☐ 塩酸バンコマイシン(VCM)に対する細菌の耐性は，短期間で消滅するため，VCM の MRSA に対する抗菌力が保持されている．(85-210)
☐ MRSA には，テイコプラニンは無効である．(86-210)

第4節　合成抗菌薬

到達目標
◆ サルファ薬（ST 合剤も含む）の有効感染症を列挙できる．
◆ ピリドンカルボン酸系抗菌薬の抗菌スペクトルと，有効な感染症を列挙できる．

> キーワード
> サルファ剤，　ピリドンカルボン酸系，　キノロン剤，　葉酸合成阻害，　DNA ジャイレース阻害，　重大な副作用

　合成抗菌薬には，サルファ剤，キノロン剤，ニトロフラントインなどがあります．現状ではニューキノロン剤とスルファメトキサゾール・トリメトプリム sulfamehoxazole/trimethoprim(ST 合剤)が臨床上，繁用されています．

I. サルファ剤（スルホンアミド類）
　サルファ剤は，プロントジルの活性代謝物スルファミン p-aminobenzenesulfonamide の抗菌作用が見い出されてから開発された薬物です．基本構造のスルファミンを基本骨格とし，パラアミノ安息香酸 para-aminobenzoic acid(PABA)に類似した構造を持ちます．
【作用機序】PABA と拮抗し，ジヒドロプテロイン酸合成酵素 dihydropteroate synthetase を阻害して，葉酸の合成を阻止します．この結果，プリン合成が阻害されます．
【特徴】主に，急性の尿路感染症に対して用いられます．消化管から速やかに吸収され，全身の組織に分布します．大部分は，アセチル化などの代謝を受けて不活化されます．
【抗菌スペクトル】広い抗菌スペクトルをもち，グラム陽性球菌（連鎖球菌，肺炎球菌），グラム陰性球菌および一部の陰性桿菌に，静菌的に作用します．スピロヘータ，グラム陽性桿菌（結核菌，ジフテリア菌），ウイルス，リケッチアには，無効です．
【副作用】本剤のタンパク質結合性が大きいため，血漿アルブミンと結合して，ビリルビンを遊離することで，高ビリルビン血症を来たすことがあるので，妊婦や新生児には禁忌となります．新生児では，核黄疸の原因となります．その他，再生不良性貧血，溶血性貧血，PIE 症候群，Stevens-Johnson 症候群などがあります．

サルファ剤合剤
①スルファドキシン・ピリメタミン sulfadoxine.primethamine（SP 合剤）

スルファドキシン　　　　　　　ピリメタミン

【作用機序】葉酸の合成および活性化を阻害します．
【副作用】胃腸障害，顆粒球減少，結晶尿などが見られ，まれに，Stevens-Johnson症候群などの重篤なアレルギー反応を発現します．また，妊婦，生後2カ月以内の乳児，サルファ剤アレルギー患者への投与は禁忌です．
【相互作用】スルホニルアミド系やスルホニル尿素糖尿病薬，ワルファリンなどの併用で，併用薬の作用が増強されます．

②ST合剤

スルファメトキサゾール　　　　　トリメトプリム

【作用機序】スルファメトキサゾールは，PABAと拮抗することにより，葉酸の生合成を阻害します．トリメトプリムは，ジヒドロ葉酸還元酵素を阻害することにより，葉酸の活性化を阻害します．両者を併用することで相乗効果があります．
【抗菌スペクトル】抗菌スペクトルが拡大し，各種のグラム陰性菌と陽性菌に対して抗菌力を持ちます．
【応用】ニューモシスチス・カリニ肺炎に有効です．
【副作用】再生不良性貧血，溶血性貧血，巨赤芽球性貧血，無顆粒球症などがあります．

II. ピリドンカルボン酸誘導体（キノロン剤）

ピリドンカルボン酸誘導体は，ナリジクス酸 nalidixic acid を原型に開発された合成抗菌薬で，ピリドンカルボン酸を基本骨格とする一連の化合物で，キノロン系抗菌薬とも呼ばれています．ナリジクス酸は，もっぱら尿路感染症など一部の限定された用途として使用されました．その後，このキノロンの構造に，フッ素を導入することによって，幅広い抗菌スペクトルを持たせることができることが発見され，以後，フッ素を導入したキノロン剤をニューキノロン剤と呼ぶようになりました．
【作用機序】細菌において，DNAジャイレースを阻害することです．その結果，DNAの複製を阻害し，殺菌作用を示します．なお，DNAジャイレースはAとBの二つのサブユニットに分けられますが，このうちAサブユニットがこの系列の薬剤の作用部位であるとされています．
【副作用】ニューキノロン系の薬剤は，当初は抗菌スペクトルが広いことに加えて安全性も高いとされ，非常によく使われていましたが，徐々に，副作用の報告があり，過敏症（発疹，光過敏症，掻痒感）や中枢神経系症状（頭痛，眠気，全身倦怠感，けいれん）などに注意が必要となりました．特に，非ステロイド性鎮痛消炎剤を併用投与した場合に，痙攣発作誘発の報告があります．小児や妊婦への使用は勧められません．

II-1. キノロン剤

①ナリジクス酸 nalidixic acid

【抗菌スペクトル】グラム陽性菌には無効であり，グラム陰性桿菌（大腸菌，肺炎桿菌，変形菌，赤痢菌）に対して殺菌的に作用します．但し，緑膿菌には無効です．
【適応】尿路感染症，胆道感染症，腸管感染症に有効です．

②ピペミド酸 pipemidic acid

【抗菌スペクトル】グラム陰性桿菌に対する抗菌力は，ナリジクス酸より強く，緑膿菌にも有効ですが，グラム陽性菌には無効です．
【適応】尿路感染症，腸管感染症，前立腺炎，中耳炎にも有効です．

II-2. ニューキノロン剤

【抗菌スペクトル】グラム陽性菌，グラム陰性桿菌に対して，非常に広い抗菌スペクトルをもちます．特に，緑膿菌やMRSAに対して抗菌力を示します．
【特徴】組織移行性が高く，大部分が未変化体のまま腎排泄されるので，腎障害患者に対する使用に注意が必要です．
【適応】呼吸器，尿路，腸管，胆道，性器感染症（経口）に有効です．
【副作用】腎・肝障害，日光過敏症，中枢神経症状（痙攣，頭痛），横紋筋融解症などがあります．
【禁忌】妊婦，小児
【相互作用】1)フェニル酢酸系またはプロピオン酸系非ステロイド性抗炎症薬（フェンブフェン）との併用で，けいれんを誘発します．この原因は，GABA受容体に対する作用を抑制するためです．2)制酸剤（アルミニウムやマグネシウムを含むもの）あるいは鉄剤との間の相互作用により，ニューキノロン剤の吸収が著しく低下します．3)ニューキノロン系とアミノグリコシド系抗菌薬の併用で，アミノグリコシド系抗菌薬の腎毒性を軽減します．その機序として，アミノグリコシド系抗菌薬の腎皮質内の蓄積濃度が低下し，その結果，アミノグリコシド系抗菌薬により生じる尿細管壊死などの細胞障害を，著明に抑制していることが強く示唆されています．4)CYP1A2阻害作用をもちます（エノキサシンとのテオフィリン併用でテオフィリン血中濃度を上昇させます）．5)カルウム保持性利尿薬との併用で，高カリウム血症を起こします．

①オフロキサシン ofloxacin，②エノキサシン enoxacin，③ノルフロキサシン norfloxacin

オフロキサシン　　　　　エノキサシン　　　　　ノルフロキサシ

【抗菌スペクトル】広域スペクトルで，グラム陽性菌，グラム陰性桿菌（緑膿菌，大腸菌），インフルエンザ菌，淋菌，クラジミア，マイコプラズマ，レジオネラに有効です．但し，グラム陽性肺炎球菌に対する効果が弱いです．

④レボフロキサシン levofloxacin，⑤フレロキサシン ofleroxacin，⑥スパルフロキサシン sparfloxacin

レボフロキサシン　　　　フレロキサシン　　　　スパルフロキサシン

【抗菌スペクトル】グラム陰性菌（緑膿菌，大腸菌）全般に対する抗菌力が向上され，グラム陽性菌では肺炎球菌，黄色ブドウ球菌，連鎖球菌，腸球菌に有効です．

要 点

- サルファ剤は，PABA と拮抗し，ジヒドロプテロイン酸合成酵素 dihydropteroate synthetase を阻害して，葉酸合成を阻止する．この結果，プリン合成が阻害される．
- スルファメトキサゾールとトリメトプリムを併用することで相乗効果がある．ニューモシスチス・カリニ肺炎に有効である．
- キノロン剤は，細菌において，DNA ジャイレースを阻害する．DNA ジャイレースの A サブユニットが，この系列の薬剤の作用部位である．
- キノロン剤の副作用
  ①フェニル酢酸系またはプロピオン酸系非ステロイド性抗炎症薬（フェンブフェン）との併用で，けいれんを誘発する．
  ②制酸剤（アルミニウムやマグネシウムを含むもの）あるいは鉄剤との相互作用により，ニューキノロン剤の吸収が著しく低下する．
  ③ニューキノロン系とアミノグリコシド系抗菌薬の併用で，アミノグリコシド系抗菌薬の腎毒性軽減する．
  ④CYP 1 A2 阻害作用をもつ．
  ⑤光線過敏症がある．

確認問題

サルファ剤

☐ サルファ剤の作用点はたん白質合成で，作用機序はアミノアシル tRNA に拮抗することである．(84-53)

☐ サラゾスルファピリジンは，腸内細菌で代謝されるサルファ剤で，潰瘍性大腸炎に用いられる．(87-139)

☐ ニューモシスチス・カリニやトキソプラズマによる肺炎の治療には，ST（スルファメトキサゾール・トリメトプリム）合剤やイセチオン酸ペンタミジンを用いる．(87-192)

ピリドンカルボン酸誘導体

☐ ニューキノロン系合成抗菌薬は，構造中に臭素を含んでいる．(81-144)

☐ キノロン系抗菌薬は，細胞壁合成阻害作用をもち，その効果は殺菌的である．(84-208)

☐ キノロン系抗菌薬に対する耐性菌では，その標的酵素であるDNAポリメラーゼが変化している．(83-38)

☐ ニューキノロン系合成抗菌薬は，DNA ジャイレース（DNA gyrase）の阻害作用を有する．(81-144)

☐ ニューキノロン系合成抗菌薬は，金属カチオンとキレートを形成するので，消化管からの吸収が阻害される場合が多い．(81-144)．

- ニューキノロン薬の重大な副作用として，痙れん，横紋筋融解症，中毒性表皮壊死症，急性腎不全，光線過敏症などが知られている．(87-230)
- エノキサシンは，非ステロイド性消炎鎮痛剤であるフェンブフェンとの併用により，重篤な中枢性けいれんを引き起こすために，併用禁忌となっている．(82-146)
- ニューキノロン系抗菌薬の体内からの消失は，肝臓における代謝が主であることから，腎障害時においても，その投与量を減ずる必要はない．(82-146)
- ニューキノロン薬の副作用の中毒性表皮壊死症，急性腎不全を回避するための最善の方策は，原因となる薬の用量を減量することである．(87-230)
- スパルフロキサシンなどのニューキノロン系合成抗菌薬は，光線過敏症を起こすことがある．(81-144，85-146)
- スパルフロキサシンの投薬に際しては，患者に対して直射日光を極力避けるように服薬指導しなければならない．(82-146)
- レボフロキサシンは，細菌のDNAジャイレースを阻害し，幅広い抗菌スペクトルを示す．(90-144)
- ノルフロキサシンの吸収は，空腹時に金属カチオン含有制酸剤と併用しても，ほとんど阻害されない．(82-146)

第5節　抗結核薬

到達目標
◆ 代表的な抗結核薬を列挙し，作用機序および臨床応用をできる．

キーワード
結核菌，　ミコール酸，　併用化学療法，　耐性化，　ハンセン病

　結核菌は，宿主に寄生し，組織や臓器中で増殖します．その増殖速度は，緩慢で，倍加時間（1個の細菌が分裂して2個になるまでの時間）は14〜16時間といわれています．ちなみに，一番早い大腸菌などの腸内細菌群で20〜30分です．細胞壁は，長鎖の分岐脂肪酸ミコール酸，糖（アラビノマンナン，アラビノガラクタン）を含むリポ多糖などの脂質に富みます．したがって，菌体内への薬物透過性が低いので，薬剤が感染部位に到達しにくいです．結核症は，慢性ないし遷延性疾患で，長期にわたる薬剤の投与が必要であり，そのため，副作用が少なく，菌の耐性化を起こしにくい薬剤が望まれています．排菌があれば原則として入院となります．
　結核の初回標準化学療法は，図6-22のとおりです．適応基準として，1)喀痰塗抹陽性の場合はA，Bの何れかの療法で，2)その他は，A，B，Cから選びます．

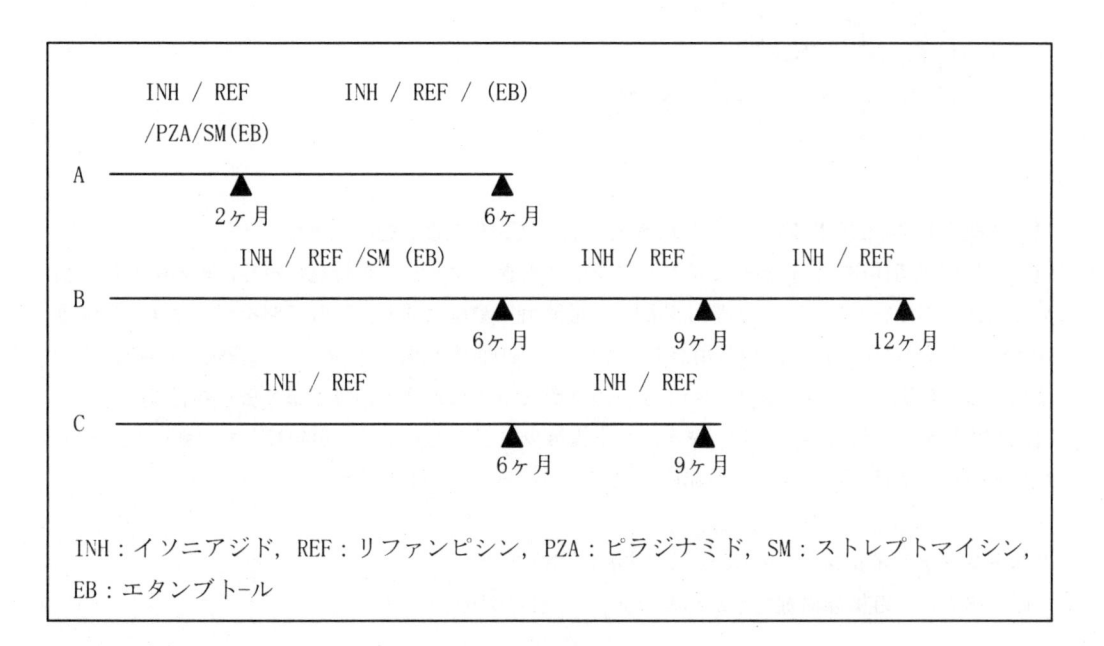

```
         INH / REF        INH / REF / (EB)
         /PZA/SM(EB)
    A ───────────▲───────────────────▲────────────────────────
                2ヶ月                6ヶ月
         INH / REF /SM (EB)     INH / REF       INH / REF
    B ─────────────────▲──────────────▲─────────────────▲─────
                      6ヶ月          9ヶ月             12ヶ月
              INH / REF            INH / REF
    C ──────────────▲──────────────────▲──────────────────────
                   6ヶ月              9ヶ月

INH：イソニアジド，REF：リファンピシン，PZA：ピラジナミド，SM：ストレプトマイシン，
EB：エタンブトール
```

図6-22．初回標準化学療法

　表6-1（p237参照）に，主な抗結核薬とその作用機序を示します．

I. 結核治療薬

①イソニアジド isoniazid（INH）（経口）

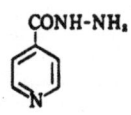

【作用機序】アミノ基転移酵素を阻害し，結核菌の細胞壁の合成を阻害します．

【作用】結核菌に対する抗菌力は，ストレプトマイシンやパラアミノサリチル酸よりはるかに強いです（最も抗菌力が強い）．細胞内の結核菌に対しても，殺菌的な作用を示します．耐性獲得は早く，アセチル化の速度には個人差があります．内服，注射で使用します．

【副作用】重篤な肝障害，末梢神経障害（ビタミン B_6 欠乏）が認められます．

【相互作用】チラミン含有食品，交感神経作用薬との併用で作用が増強します．その理由は，イソニアジドのモノアミンオキシゲナーゼ阻害作用によるノルエピネフィリンの増加によります．

②リファンピシン rifampicin（REF）

【作用機序】DNA 依存性 RNA ポリメラーゼを阻害して，RNA 合成を妨げます．

【作用】1) 抗菌作用は，殺菌的でイソニアジドに次ぎます．2) 空腹時経口投与による吸収は，良好で，吸収率は約 98％です．内服 4 時間で，最高血中濃度に達し，腸肝循環を行います（半減期が比較的長い）．3) CYP の誘導作用があります．4) 耐性の獲得が速いので，感染症の治療に用いる場合は，他剤との併用が望ましいです．5) クラミジアに対する活性が最も強い抗菌薬です．

【副作用】重篤な肝障害，アレルギー，血小板減少などがあります．単独投与では耐性化しやすいです．尿，糞便，汗，涙などが赤橙色に着色されることがあります．

③ストレプトマイシン streptomycin（注射）（SM）

聴力検査，前庭機能検査などが必要である（p211 参照）．

④エタンブトール ethambutol（EB）

【作用機序】結核菌の細胞壁または核酸合成を阻害します．
【作用】結核菌のみ特異的に抗菌作用を示します．単独では，耐性菌の出現が速やかなので，リファンピシンと併用します．
【副作用】視力障害などがあります．

⑤ ピラジナミド pyrazinamide（PZA）

【作用機序】ニコチン酸と拮抗して，ビタミン B_6 の関与するアミノ基転移反応に作用し，アミノ酸の代謝を阻害します．
【作用】耐性菌の出現を防ぐため，イソニアジドとの併用で抗菌力が増強されます．
【副作用】肝障害，高尿酸血症などがあります．
【使用上の注意】他の抗結核薬と併用するのを原則とします．

⑥ パラアミノサリチル酸 p-aminosalicylic acid（PAS）

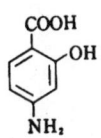

【作用機序】結核菌のみに静菌的に作用します．PABA に拮抗して結核菌の葉酸合成を阻止します．
【作用】ストレプトマイシンやイソニアジドとともに併用して，他薬の耐性を遅延します．
【副作用】無顆粒球症，溶血性貧血などがあります．
【禁忌】高カルシウム血症の患者には禁忌です．

⑦ エチオナミド ethionamide，⑧ プロチオナミド prothionamide（経口）

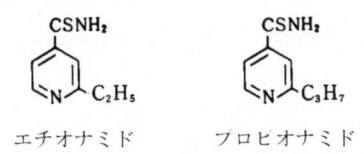

エチオナミド　　プロチオナミド

【作用】抗結核作用が強く，イソニアジド耐性菌にも有効です．他の抗結核薬と併用し，他薬の耐性を遅延します．
【副作用】胃腸障害などがあります．

II. 抗ハンセン病薬

ライ菌は培養できないので，製薬研究が困難です．薬剤としては，スルホン系が主流です．

①ジアフェニルスルホン diaphenylsulfone
　*Mycobacterium leprae*の増殖を阻止し，作用は静菌的です．内服で使用します．

②グルコスルホンナトリウム　glucosulfone sodium
　ジアフェニルスルホンと同様ですが，注射で使用します．

③クロファジミン clofazimine
　多菌型のハンセン病に用います．

要 点

表 6.1 主な抗結核薬とその作用機序

薬物	作用機序
リファンピシン	DNA 依存性 RNA ポリメラーゼ阻害
イソニアジド	細胞壁合成阻害
ストレプトマイシン	リボソーム 30S に結合してタンパク合成阻害
エタンブトール	RNA 合成阻害および細胞壁合成阻害
ピラジナミド	イソニアジドの作用増強

確認問題

- イソニアジドの薬効の作用機序は，N-アセチル転移酵素を阻害で副作用は肝障害である．(88-147)
- リファンピシンは，細菌の RNA 合成を阻害する．(81-56)
- リファンピシンは，全身作用を目的として経口投与される．(85-220)
- リファンピシンを服用している患者に，尿や糞便が赤橙色になることがあると説明した．(85-231)
- リファンピシンの薬効の作用機序は，DNA 依存性 RNA ポリメラーゼを阻害で，副作用は肝障害である．(88-147)
- 硫酸ストレプトマイシンの薬効の作用機序は，30S リボソームに結合してタンパク質合成を阻害し，副作用は腎障害である．(88-147)
- 塩酸エタンブトールは，聴力障害を起こすことがある．(85-146)
- 塩酸エタンブトールの薬効の作用機序は，細胞壁合成または核酸合成経路を抑制で，副作用は味覚障害である．(88-147)
- ピラジナミドの薬効の作用機序は，パラアミノ安息香酸に拮抗で，副作用は第 8 脳神経障害である．(88-147)

第6節 抗ウイルス薬

到達目標
◆ 代表的な抗ウイルス薬を列挙し,作用機序および臨床応用を説明できる.
◆ 抗ウイルス薬の併用療法において考慮すべき点を挙げ,説明できる.

> キーワード
> 細胞内進入抑制型(核酸合成以前を阻害する薬物), 核酸合成阻害型, 宿主感染防御能亢進型, 抗インフルエンザ薬, 抗ヘルペス薬, 抗サイトメガロ薬, 抗HIV薬

　ウイルスはタンパク質と核酸(DNAもしくはRNA)からなり,自己増殖能力がないので,ウイルスは,ヒトなどの動物や細菌などの細胞に寄生し,寄生した細胞の力を借りることにより増殖します.ウイルスで有名なものとしては,インフルエンザウイルス,エイズ感染の原因であるHIVウイルス,単純ヘルペスウイルス,水痘・帯状疱疹ウイルス,サイトメガロウイルス,RSウイルスなどがあります.抗ウイルス薬は,抗菌薬とは異なり有効なものが少なく,また種類も数えるほどしかありません.現在の医療では,細菌より治療が難しいといえます.ウイルスは,細菌と同様,薬に対して耐性を獲得したり,また増殖頻度が高いため突然変異が起こりやすく,薬の効かない新型ウイルスが誕生しやすいです.このことが,ウイルス感染症の治療をさらに困難としています.しかしながら,抗ウイルス薬もさらなる開発が進んでおり,ワクチンによる予防治療の効果も含めて考えると,ウイルスによる感染症の流行も少なくなってくると期待されます.

　作用機序別としては,1)細胞内進入抑制型(核酸合成以前を阻害する薬物):ウイルスは細胞に進入し,増殖するが,細胞内への進入を抑制し,ウイルスの増殖を抑制する薬(代表例:アマンタジン amantadine, リマンタジン rimantadine, ザナミビル zanamivir, オセルタミビル oseltamivir), 2)核酸合成阻害型:ウイルスにとっても自己複製の設計図はDNAもしくはRNA,つまり核酸であり,核酸の合成を止めることでウイルスの増殖を抑制する薬(代表例:アシクロビル acyclovir, ガンシクロビル gancyclovir, ビダラビン vidarabine, ホスカルネット foscarnet, ジドブジン zidovudine, ラミブジン lamivudine, ジダノシン didanosine), 3)宿主感染防御能亢進型:ウイルスを最終的に除去できるのは宿主の免疫力であり,その免疫力をアップすることでウイルスの増殖を抑制する薬(代表例:インターフェロン interferon, イノシンプラノベスク inosine pranobex). などに分類されます.表6-2にウイルス別の分類を示します.

I. 抗インフルエンザ薬
①アマンタジン amantadine

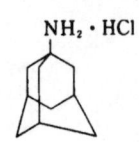

【作用】ウイルスの宿主細胞への侵入や脱殻を阻止します．
【適応】インフルエンザA型ウイルスに対し有効ですが，B型には無効です．パーキンソン症候群に適応され，黒質-線条体路のドパミン作動性ニューロンにおいて，ドーパミンの放出促進作用，再取込抑制作用，合成促進作用によりパーキンソン病を軽減させます．内服で使用します．
【副作用】過敏症，精神神経症状，消化器系症状，自律神経系症状などがあります．
【禁忌】妊婦

②ザナミビル水和物 zanamivir hydrate

【作用】インフルエンザウイルスのノイラミダーゼを選択的に阻害します．
【適応】インフルエンザA型，B型ウイルスに対し有効で，吸入で使用します．
【禁忌】妊婦

③リン酸オセルタミビル oseltamivir phosphate

【作用】インフルエンザウイルスのノイラミダーゼを選択的に阻害します．
【適応】インフルエンザA型，B型ウイルスに対し有効です．
【禁忌】妊婦

II. 抗ヘルペスウイルス
①アシクロビル acyclovir (ACV)

【作用】ヘルペス群ウイルス感染細胞内のチミジンキナーゼにより，アシクロビル三リン酸になり，ウイルスのDNA依存性DNAポリメラーゼを阻害することにより，抗ウイルス作用を示します．正常細胞では活性化されないので，毒性は低いです．DNAウイルスに対して有効です．
【適応】ヘルペス角膜炎（点眼），ヘルペス性脳炎，帯状疱疹（経口，外用，注射）に有効です．
【副作用】精神神経系症状（幻覚，錯乱），骨髄障害などが認められます．

②ビダラビン vidarabine (Ara-A)

【作用】ビダラビンは，ヘルペス群ウイルス感染細胞内に取り込まれ，チミジンキナーゼによりリン酸化され，アデニンアラビノシド三リン酸になり活性化されます．ウイルスのDNA依存性DNAポリメラーゼを阻害し，抗ウイルス作用を示します．
【適応】単純ヘルペスウイルスによる脳炎，免疫機能の低下した患者における帯状疱疹に点滴静注で，ヘルペス性角膜炎には点眼で使用します．
【副作用】精神神経系症状（幻覚，錯乱），骨髄障害などが認められます．
【禁忌】ペントスタチン製剤とは併用禁忌です．

③イドクスウリジン idoxuridine

【作用】チミジンの代謝拮抗薬でDNA合成を阻害します．RNAウイルスには無効です．
【適応】単純ヘルペスに点眼液，眼軟膏で用いられます．毒性のため全身的使用は不可です．

III. 抗サイトメガロウイルス薬
①ガンシクロビル gancyclovir (GCV)

【作用】サイトロメガロウイルス内でリン酸化を受け，活性型（ガンシクロビル三リン酸）となり，DNA ポリメラーゼを阻害し，DNA 合成を妨げます．サイトロメガロウイルス感染細胞に対し，より選択的に作用します．
【適応】サイトロメガロウイルス感染症（経口）に有効です．
【副作用】骨髄抑制，肝障害などがあります．

② ホスカルネットナトリウム水和物 foscarnet sodium hydrate

$$NaO-\underset{\underset{ONa}{|}}{\overset{\overset{O}{\|}}{P}}-CO_2Na \cdot 6H_2O$$

【作用】サイトロメガロウイルスに対して DNA ポリメラーゼを直接阻害し，抗ウイルス作用を示します．
【適応】サイトロメガロウイルス感染症（経口・静注）に有効です．
【副作用】腎障害などがあります．

IV. 抗 HIV 薬

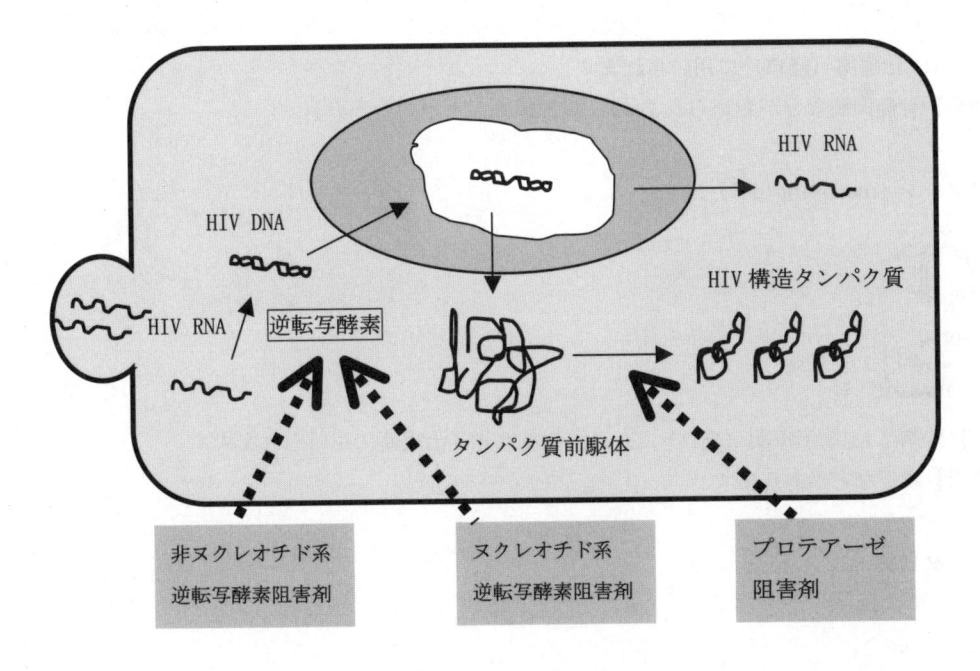

図 6-23. 抗 HIV 薬の作用点

HIV そのものに対する治療法として実効を示しているのは，抗 HIV 療法です．わが国において 1995 年以前の抗 HIV 薬は，ジドブジン（AZT）とジダノシン（ddI）の 2 種類に過ぎませんでした．その後，2004 年 1 月時点において，現在市販されている医家向けのうち，日常よく使われているも

のは18種類で，これらの抗HIV薬が画期的な治療効果を現しています．抗HIV薬は，HIVに固有の酵素をターゲットとして，ウイルスのライフサイクルの異なる地点に作用するもので，下記の3つの分類に分けられます（図6-23）．

1) ヌクレオチド系逆転写酵素阻害剤

感染細胞内で，ウイルスRNAを逆転写する酵素の働きを妨げる．抗HIV薬の作用点と一緒に逆転写に必要な酵素様の化合物を結合させて，ウイルスRNAのDNA複製を阻害します．

①ジドブジン zidovudine（AZT）

【作用】HIV感染細胞内で細胞性酵素によりリン酸化され，活性型の三リン酸化体となります．この三リン酸化体は，ウイルスの逆転写酵素（RNA依存性DNAポリメラーゼ）を競合的に阻害し，またウイルスDNA中に取り込まれて，DNA鎖伸長を停止することによりウイルスの増殖を阻害します．
【適応】HIV治療薬（経口）に用いられます．
【副作用】骨髄抑制などが認められます．

②ジダノシン didanosine（ddI）

【適応】錠剤はAIDS治療薬（経口），ECカプセルはHIV治療薬に用いられます．
【副作用】膵炎などがあります．

③ザルシタビン zalcitabine（ddC）

【適応】AIDS治療薬（経口）に用いられます．
【副作用】末梢神経障害などがあります．

④ラミブジン lamivudine (3TC)

【適応】HIV 治療薬（他の HIV 薬と併用）に用いられます．
【副作用】膵炎などがあります．

⑤サニルブジン sanilvudine (d4T)

【適応】AIDS 治療薬で，本剤の単独療法は第一選択としません．単独療法は，ジドブジンなど他の抗 HIV 薬の投薬歴患者のみに適用されます．
【副作用】乳酸アシドーシスなどがあります．

⑥硫酸アバカビル avacavir sulfate

【適応】HIV 治療薬に用いられます．
【副作用】過敏症などがあります．

2) 非ヌクレオチド系逆転写酵素阻害剤

逆転写酵素と直接結合して RNA の DNA 複製を阻害します．

①ネビラピン nevirapine

【作用】核酸と競合せず，HIV-1 の逆転写酵素の疎水ポケット部分に結合し，酵素触媒活性を阻害します．
【適応】HIV-1 感染症に有効です．
【副作用】過敏症などがあります．

②メシル酸デラビルジン delavirdin mesilate

【適応】HIV-1 感染症に有効です．
【副作用】単独投与により急速に耐性が生じるため，必ず他の抗 HIV 薬と併用します．

③エファビレンズ efavirenz

【作用】混合型の非拮抗阻害形式を示します．
【適応】HIV-1 感染症に有効です．
【副作用】過敏症などがあります．

3) プロテアーゼ阻害剤
　感染細胞の DNA に組み込まれて産生された HIV 前駆体蛋白質から，プロテアーゼ（蛋白分解酵素）と構造蛋白質を生成する過程を阻害します．
①硫酸インジナビルエタノール付加物 indinavir sulfate ethanolate

【作用】HIV-1 および HIV-2 プロテアーゼ活性を競合的に阻害し，ウイルスの増殖を抑制します．
【適応】AIDS に有効です．
【副作用】腎石症などがあります．

②メシル酸サキナビル saquinavir mesilate

【適応】AIDS，ヌクレオチド系 HIV 逆転写酵素阻害薬と併用されます．

③リトナビル ritonavir

【作用】CYP2D6，CYP3A4 の阻害作用があります．
【適応】AIDS，ヌクレオチド系 HIV 逆転写酵素阻害薬と併用されます．

④メシル酸ネルフィナビル nelfinavir mesilate

リトナビルを参照してください．

⑤アンプレナビル amprenavir

【適応】HIV-1 感染症に有効です．

⑥硫酸アタザナビル　atazanavir sulfate
【作用】1日1回の投与が可能です．
【適応】HIV-1感染症に有効です．

V. その他
①リバビリン ribavirin

エアロゾルの形で，吸入により効果を発揮する．その他，抗ウイルス薬であるマルボランが種痘やアラストリムに対し有効です．

②リファンピシン
　ポックスウイルスやアデノウイルスに対し，抗結核薬であるリファンピシンが，予防や治療に有効です（p234参照）．

③インターフェロン（α，β，α-2a，α-2b型）
　細菌，ウイルスなどの刺激により生体が産生する抗ウイルス物質です．
【作用】2',5'-オリゴアデニル酸合成促進によるRNA分解を促進し，免疫を増強します．
【適応】B型およびC型肝炎に有効です．
【副作用】間質性肺炎，うつ状態，発熱，食欲不振などがあります．

要　点

抗ウイルス薬の分類と作用機序

区分			薬物		作用機序
インフルエンザ	A型		アマンタジン		ウイルス脱殻・侵入阻害
	A型およびB型		ザナミビル水和物，リン酸オセルタミビル		ノイラミダーゼ阻害
ヘルペス	単純・帯状疱疹		アシクロビル，ビダラビン(Ara-A)，イドクスウリジン シタラビン(Ara-C)		DNAポリメラーゼ阻害
サイトメガロ			ガンシクロビル，ホスカルネットナトリウム水和物		
HIV	逆転写酵素阻害薬	ヌクレオシド系	アデノシン類似薬	ジダノシン	HIV感染細胞内で細胞性酵素によりリン酸化され，活性型の三リン酸化体となる．この三リン酸化体はウイルスの逆転写酵素（RNA依存性DNAポリメラーゼ）を競合的に阻害し，またウイルスDNA中に取り込まれて，DNA鎖伸長を停止することによりウイルスの増殖を阻害する．
			グアノシン類似薬	硫酸アバカビル	
			シチジン類似薬	ラミブジン ザルシタビン	
			チミジン類似薬	ジドブジン サニルブジン	
		非ヌクレオシド系	ネビラピン メシル酸デラビルジン エファビレンツ		核酸と競合せず，HIV-1の逆転写酵素を阻害する．
	HIVプロテアーゼ阻害剤		硫酸インジナビルエタノール付加物 メシル酸サキナビル リトナビル メシル酸ネルフィナビル アンプレナビル 硫酸アタザナビル		HIV由来のプロテアーゼの活性を選択的に阻害する．プロテアーゼの活性中心において，HIV前駆体ポリ蛋白質と競合し，プロテアーゼ活性を阻害する．その結果，ウイルス粒子の成熟過程において，HIV前駆体ポリ蛋白質の切断が妨げられ，感染性をもつHIVの産生を抑制する．
B型・C型肺炎			インターフェロンα・β		2',5'-オリゴアデニル酸合成促進によるRNA分解促進と免疫増強
			リバビリン		HCV由来RNA依存ポリメラーゼ阻害（リバビリン三リン酸のGTP拮抗作用）

確認問題

抗インフルエンザ薬

- ☐ 塩酸アマンタジンは，ウイルスの脱殻の段階を阻止し，核内への侵入を阻害する．(86-143, 90-145)
- ☐ 塩酸アマンタジンは，ウイルスの宿主細胞への侵入や脱殻を阻害することにより，A型インフルエンザウイルスの複製を阻止する．(89-144)
- ☐ リン酸オセルタミビルの活性体は，真菌細胞膜のエルゴステロール生合成を阻害する．(90-144)

抗ヘルペスウイルス薬

- ☐ 感染細胞内に入ったアシクロビルは，そのままDNAポリメラーゼの基質となり，DNA合成を阻害する．(85-145)
- ☐ アシクロビルは，ウイルスの酵素によりますリン酸化を受け，つづいて宿主の酵素でリン酸化されたものがDNAポリメラーゼを阻害する．(87-148)
- ☐ アシクロビルは，細胞内のチミジンキナーゼによりアシクロビル三リン酸となり，HIVの逆転写酵素を阻害する．(89-144)
- ☐ ビダラビン(Ara-A)は，ウイルスがヘルパーT細胞表面のCD4に結合するのを阻害する．(85-145)

抗サイトメガロウイルス薬

- ☐ ガンシクロビルは，サイトメガロウイルス感染細胞内で活性化され，DNAポリメラーゼを阻害する．(86-143)
- ☐ ガンシクロビルは，細胞内のチミジンキナーゼでリン酸化され，抗サイトメガロウイルス作用を示す．(89-144)

抗HIV薬

- ☐ ジドブジンは，感染細胞内でジドブジン三リン酸に代謝されてウイルス逆転写酵素を活性化する．(85-145)
- ☐ ジダノシンは，ウイルスのプロテアーゼ活性を阻害し，ウイルスの増殖を抑制する．(86-143, 90-145)
- ☐ ジドブジンは，細胞内でリン酸化されて活性型となり，単純ヘルペスウイルスのDNAポリメラーゼを阻害する．(89-144)
- ☐ 硫酸インジナビルエタノール付加物は，HIV由来のプロテアーゼを阻害して増殖を抑制する．(85-145, 87-148)
- ☐ リトナビルは，逆転写酵素の基質となっているヌクレオチドと競合し，ウイルスの逆転写酵素の活性を阻害する．(86-143, 90-145)
- ☐ リトナビルは，ヒト免疫不全ウイルス(HIV)の増殖に必要なプロテアーゼ活性を阻害する．(89-144)

その他

- ☐ インターフェロンαは，ウイルス感染細胞内のmRNAの合成を阻害する．(90-145)

第7節 抗真菌薬

到達目標
◆ 代表的な抗真菌薬を列挙し，作用機序および臨床応用を説明できる．

> キーワード
> エルゴステロール, CYP, シトシンデアミナーゼ, 深在性真菌症, 表在性真菌症, 副作用

　真菌は，細菌と異なり原核生物でなく，真核生物です．それらの大きさという点で比較すると，真菌は，細菌より大きい細胞です．真核生物は，さらに幾つもの種類に分類され，光合成を行う葉緑素を持つものや，呼吸を行うミトコンドリアを持つものなどがあります．

　抗真菌薬も，抗菌薬と同じように，ヒトの正常細胞に影響を与えることなく，真菌独特の構造に対して抑制作用を示すものに，価値があるということになります．真菌独特の構造的な特徴は，植物性の細胞膜（主成分はエルゴステロール）を持っているという点です．すなわち，エルゴステロールの合成（図6-24）を阻害する薬が，抗真菌薬としての有用性があります．また，シトシンデアミナーゼ cytosine deaminase という酵素が存在し，この酵素は動物細胞には存在していないという特徴があり，この特異性を応用した薬物も開発されています．

　真菌感染症には，消化管などの内臓に寄生する深在性真菌症と皮膚，毛髪，爪などに寄生，水虫として知られる表在性真菌症があります．表6-2（p255 参照）に，各真菌症の適応も含めて，抗真菌薬の概略を示します．

> スクワレン→2,3-オキシドスクワレン→ラノステロール→
> 2,4-メチレン-ジヒドロラノステロール→エルゴステロール

図6-24. 真菌細胞膜の合成経路

I. キャンデン系

ミカファンギンナトリウム　micafungin sodium(MCFG)

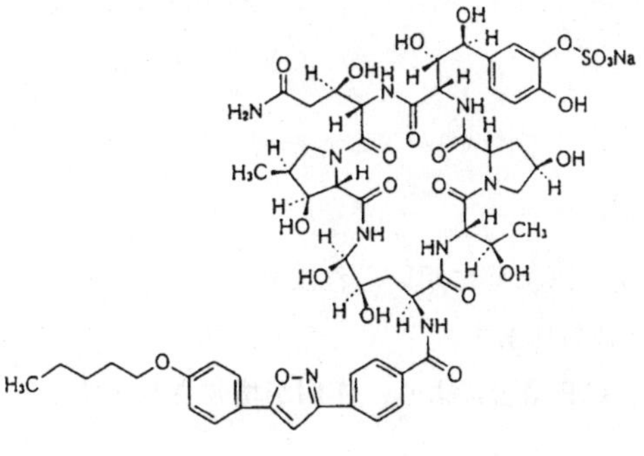

【作用】真菌細胞壁の主要構成成分である 1, 3-β-D-glucan の生合成を非競合的に阻害します.
【特徴】アスペルギルス属, カンジダ属に有効で安全性が高いです.

II. アゾール系

【作用機序】ラノステロールC14脱メチル酵素（デメチラーゼ, $P450_{14DM}$）により, エルゴステロール合成を阻害し, 真菌の特徴である植物性の細胞膜の主成分であるエルゴステロールの生合成を阻害します. このため, 真菌の細胞膜障害が起こり, 抗真菌作用を示します.

【相互作用】CYPのよる相互作用があります. 外用薬については, 局所的に用いられるだけなので, 全く問題はありません. 問題は, 内服あるいは注射薬として投与される場合に限ります. 1) 抗アレルギー剤のテルフェナジンやアステミゾールや消化運動改善薬のシサプリド（セロトニン作動薬）と併用した場合に, これらの血中濃度が上昇して重篤な不整脈を起こす例が報告されており, 海外では, 死亡例まであります. 2) 睡眠導入剤のトリアゾラムとの併用においても, トリアゾラムの代謝が抑制され, 結果として作用が強く現れます.

II-1. イミダゾール系

薬の構造式中にイミダゾール基と呼ばれる5員環構造中に窒素（「アゾ」という言葉は窒素を意味します）を2つ含んだ部分を持っているのが特徴です.

①ミコナゾール（水溶性）miconazole (MCZ)

【特徴】注射は深在性, 内服（ゲル経口）・膣錠・外用は表在性真菌症に用いられます.
【適応】皮膚真菌症, 膣真菌症（外用薬）, 深在性：尿路感染症, 真菌髄幕炎（経口）全身性真菌感染症（点滴静注）に有効です.

②クロトリマゾール clotorimazole

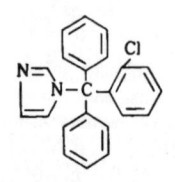

【適応】外用薬として, 表皮性カンジダ症の第一選択薬に用いられます.
【副作用】過敏反応（ショック）, 肝障害などがあります.
【相互作用】クマリン系抗凝血薬との併用で, CYP阻害により, 作用が増強されます.

II-2. トリアゾール系

同じく5員環中に窒素を3つ含んだ部分を持っています．構造的には，イミダゾール系と若干の違いがあります．

【抗菌スペクトル】白癬菌，カンジダ，アスペルギルス，クリプトコッカス，表皮菌に対して有効です．

①フルコナゾール fluconazle（FLCZ）

【特徴】血中濃度半減期が，約 30 時間と長く，腎に対する安定性が高いです．副作用の発現率が低いです．CYP2C9，CYP3A4 を阻害する作用があります．

【適応】肺カンジダ症，肺アスペルギルス症などの深在性真菌症に，経口や注射剤で使用されます．

②イトナコナゾール itraconazole（ITCZ）

【特徴】真菌の膜構成成分であるエルゴステロールの合成を阻害します．組織親和性が高く，移行性は良好です．CYP3A4 の阻害作用があります．

【適応】表在性・深在性皮膚真菌症に経口で使用されます．

III. ポリエン系

①アムホテリシン B　amphotericin B，②トリコマイシン　trichomycin，③ナイスタチン nystatin(NYS)

アムホテリシン B

ナイスタチン

【作用機序】真菌細胞膜のエルゴステロールと結合して膜機能を障害します．すなわち，構造中の「ポリエン」の部分が，真菌の細胞膜のエルゴステロール部分と疎水結合を起こすことによって，エルゴステロールとリン脂質との正常な相互作用を阻害し，膜障害を起こします．また，ポリエン部分が，真菌細胞膜に孔をあけてイオンを通過させ，不可逆的な障害を起こさせることも知られています．
【抗菌スペクトル】真菌類に対して幅広い抗菌スペクトルを持っていますが，経口投与では，ほとんど吸収されないという特徴があります．このため，内服では，消化管カンジダ症にしか使えません．白癬菌，カンジダ，アスペルギルス，アメーバ，トリコモナスに対して有効です．
【適応】アムホテリシンBは，深在性真菌症に使用されます．各種真菌感染症の第一選択薬として，点滴静注で用いられます．トリコマイシンは，表在性真菌症に使用されます．膣錠としてトリコモナス膣炎，軟膏として外陰カンジダ症に用いられます．ナイスタチンは，表在性真菌症に対して，軟膏として用いられます．
【副作用】腎毒性，耐性
【禁忌】アムホテリシンBは，テルフェナジンやアステミゾールなどの併用によって，作用が増強する恐れがあるので注意が必要です．

IV. アリルアミン系
塩酸テルビナフィン terbinafine hydrochloride

【作用】真菌細胞内のスクワレンエポキシダーゼを選択的に阻害することにより，エルゴステロールの生合成を阻害します．
【副作用】肝障害，血液障害などがあります．
【適応】表在性および深在性真菌に経口で有効です．

V. チオカルバメート系
リラナフタート liranaftate

【特徴】皮膚貯留性が良好です.
【適応】白癬, 表在性真菌にクリームで有効です.

VI. その他
①フルシトシン flucytosine(5-FC)

【作用】シトシンデアミナーゼという酵素は, 哺乳動物の細胞内には存在しないため, この酵素を持っている真菌細胞内だけで5-フルオロウラシル (5-FU) が生成されることになり, これが選択的な障害性を発揮する根拠になるわけです. 5-FU については, DNA の合成を阻害する作用と, RNA に取り込まれてタンパク質の合成を阻害する作用が知られており, これらによって細胞の分裂を抑制する効果があります.
【適応】クリプトコックス髄膜炎の第一選択薬で, 全身性真菌症 (尿路感染症, 呼吸感染症) に有効で, 深在性真菌症には経口で用いられます. また, カンジダ, アスペルギルス, 黒色真菌にも有効です.
【副作用】抗悪性腫瘍剤ほどではないにしても, 骨髄機能抑制が知られており, 白血球減少, 血小板減少をきたすことがあります. また, 妊婦にはもちろん使えない. 他に, 発疹, 悪心, 嘔吐, 下痢, 重症の腸炎, 腎障害, 精神神経症状などが報告されています.

②グリセオフルビン griseofulvin(GRF)

【作用】真菌の有糸分裂を阻害します. すなわち, 紡錘糸を破壊する作用によって, 真菌の増殖を抑える作用があることが知られています. 経口投与後, ケラチン含有細胞 (爪・皮膚・毛髪)

に蓄積し，真菌の侵入，生育を抑制します．
【適応】表皮糸状菌症の第一選択薬として用いられます．皮膚糸状菌による白癬，黄癬，渦状癬に対して，経口投与されます．「水虫」の内服薬としても，よく使われています．
【禁忌】ポルフィリン症，肝障害，妊婦
【薬物間相互作用】グリセオフルビンでは，アルコールの作用を強めることも知られています．また，ワルファリン（抗凝血薬）や経口黄体・卵胞ホルモン剤（女性ホルモン剤）では，グリセオフルビンと併用することで，これらの作用が弱まります．

要　点

表 6-2. 抗真菌薬の概略

分類	薬物		適応		作用機序
			表在性真菌症	深在性真菌症	
細胞壁合成阻害	ミカファンギン Na			○	真菌細胞壁の主要構成成分である 1, 3-β-D-glucan の生合成を非競合的に阻害
細胞膜透過性障害	ポリエン系抗菌薬	アムホテリシン B		○	真菌細胞膜のステロール成分と結合して細胞膜に障害を与える
		トリコマイシン	○		
		ナイスタチン	○		
細胞膜エルゴステロール合成阻害	アゾール系	ミコナゾール フルコナゾール イトラコナゾール	○	○	真菌細胞膜シトクロム P450 依存性ラノステロール C-14 脱メチル化酵素を阻害することによって，エルゴステロールの生合成を阻害
		クロトリマゾール	○		
	アリルアミン系	テルビナフィン	○		スクアレンエポキシダーゼ阻害によってエルゴステロール合成阻害
	チオカルバメート系	リラナフタート	○		
核酸合成阻害	フルシトシン			○	真菌細胞膜のシトシン透過酵素によって真菌内に選択的に取り込まれた後，フルオロウラシルに変わり RNA 合成を阻害する
有糸分裂阻害	グリセオフルビン			○	重合した微小管との相互作用によって有糸分裂の紡錘糸の崩壊を引き起こすため，真菌細胞の有糸分裂を阻害して静菌的に抗菌作用を示す．

確認問題

アゾール系

- ☐ ミコナゾールの薬効の作用機序は，ラノステロールの C-14 脱メチル化酵素の阻害で副作用は真菌症である．（88-148）
- ☐ ミコナゾールは，ラノステロールの C-14 脱メチル酵素を阻害し，エルゴステロール欠乏をきたす．（86-145）

- □ フルコナゾールは，シトクロム P450（CYP）3A を誘導することで薬物相互作用を起こす．(86-145)
- □ フルコナゾールは、細菌の細胞壁合成を阻害して抗菌作用を示す。(90-144)

<u>ポリエン系</u>
- □ アムホテリシン B やフルコナゾールは，抗真菌薬として使用されている．
- □ アムホテリシン B の薬効の作用機序は，エルゴステロール合成阻害で，副作用はマラリアである．(88-148)
- □ アムホテリシン B は，真菌のコレステロール合成を抑制することにより膜機能を抑制する．(86-145)
- □ ナイスタチンはポリエン系の抗真菌薬で，カンジダなどに対して静菌・殺菌作用がある．(84-145)
- □ トリコマイシンは，真菌膜ステロールと結合して，膜機能を障害する．(86-145)
- □ トリコマイシンは，トリコモナス原虫には有効であるが，カンジダには無効である．(86-145)

<u>アリルアミン系</u>
- □ 塩酸テルビナフィンは，真菌細胞のスクワレンエポキシターゼを阻害する．(86-145)

<u>その他</u>
- □ グリセオフルビンは，真菌の細胞膜成分であるエルゴステロールの生合成を特異的に阻害する．(89-145)
- □ フルシトシンの薬効の作用機序は，核酸合成阻害で，副作用はアメーバ赤痢である．(88-148)

第8節 抗寄生虫（抗原虫）薬

到達目標
◆ 代表的な抗原虫・寄生虫薬を列挙し，作用機序および臨床応用をできる．

キーワード
抗マラリヤ薬， カリニ治療薬， 抗トリコモナス薬， 抗回虫薬

　発展途上国の主要な寄生虫症を中心に，世界の寄生虫症は増加中であり，対策が求められています．今，世界的にみると，3つの大きな問題に人類は直面しています．第1は，発展途上国の寄生虫症です．これには，教育や医療協力による対策が重要です．第2は，地球規模の組織寄生虫症対策です．すなわち，マラリア，リーシュマニア症，トリパノソーマ症，住血吸虫症，糸状虫症，ハンセン病，デング熱です．ハンセン病とデング熱以外は，組織寄生虫症です．これらに対して，ワクチンと抗寄生虫薬の開発，媒介者のコントロールなどいろいろな方面からの対策がなされつつありますが，現状では，ワクチンの開発は，極めて困難な状況にあります．第3は，欧米の獣肉を主食とする国々の家畜・経済動物の腸管線虫の薬剤耐性問題です．腸管線虫症に従来用いられてきた抗線虫薬に，薬剤耐性が生じ，これらの国々の獣医・畜産関係者にパニックを引き起こしています．第2と第3の問題への対応のため，今でも，欧米の先進国では，抗寄生虫薬の開発研究が盛んに行われています．表6-3（p260参照）に抗原虫薬を示します．

I. 抗マラリヤ薬

キニーネ　　　　　　　　塩酸メフロキン

①**キニーネ** quinine
【作用機序】不明
【作用】無性生殖体に致死的に作用し，抗マラリア作用を示します．抗マラリア作用の他に，解熱作用もあります．キナ皮から得られるアルカロイドでキニジンの左施性異性体です．
【適応】患者の腎・肝機能障害が著しいときは，キニーネを減量し，輸液も患者の水分状態により，適宜増減します．
【相互作用】リトナビルとの併用で，本薬の作用が増強します．またワルファリンの併用で，併用薬の作用が増強されます．

②塩酸メフロキン mefloquine

【副作用】2歳以下の乳児と原則として，妊婦には禁忌です．ときに，眩暈（めまい），胃腸障害，平衡覚および情緒障害を起すため，服用後，4週間は車の運転，航空機操縦，高所作業などを避けなければなりません．また，服用後4週間は避妊したほうがよいです．

【相互作用】CYP3A4阻害薬との併用で，本薬の作用が増強します．CYP3A4誘導薬で本薬の作用が減弱します．

③スルファドキシン・ピリメタミン（SP合剤）

p227を参照してください．

II. カリニ治療薬

①イセチオン酸ペンタミジン　pentamidine isetionate

【作用】ニューモシスチス・カリニ原虫のグルコース代謝およびタンパク質の合成を抑制し，DNA合成，RNA合成およびヌクレオチド合成などを抑制します．また，ジヒドロ葉酸脱水素酵素の活性を抑制する作用があります．

【副作用】ショック，アナフィラキシー様症状などがあります．

【適応】ニューモシスチス・カリニやトキソプラズマによる肺炎に有効です．

②ST合剤

p228を参照してください．

III. 抗トリコモナス薬

①メトロニダゾール metronidazole

【作用機序】ニトロ基が微生物のDNAと結合し，DNAの2重鎖が切断され，核酸合成を阻害します．

【作用】細菌感染症である偏性嫌気性菌感染症（バクテロイデスフラジリスなど）にも有効です．

【相互作用】CYP2C9阻害作用があります．飲酒やリトナビル，ワルファリンの併用で，ジスルフィラム様反応を示します．

②トリコマイシン trichomycin
【適応】ポリエン系抗菌剤です．原虫では，特にトリコモナスに有効です．また，カンジダにも有効です．

IV. 抗回虫薬
サントニン santonin

【作用機序】回虫のリン酸代謝・糖代謝および生体内酸化機構を阻害することにより，殺虫作用を示します．
【適応】回虫の駆除に用いられます．

要 点

表6-3. 抗寄生虫薬

分類	薬物
抗マラリヤ	キニーネ，メフロキン，スルファドキシン・ピリメタミン（SP合剤）
抗トリコモナス	メトロニダゾール，チニダゾール，トリコマイシン
抗回虫	サントニン
抗条虫	アルベンダゾール
抗線虫	イベルメクチン，チアベンダゾール

確認問題

抗マラリア薬
- □ 塩酸キニーネは，抗マラリア作用の他に解熱作用もある．(86-145)
- □ キニーネは，マラリアの無性生殖体に致死的に作用して抗マラリア作用を示す．(89-145)
- □ スルファドキシン・ピリメタミンの薬効の作用機序は，葉酸代謝阻害で副作用はトリコモナス症である．(88-148)

抗トリコモナス薬
- □ メトロニダゾールの薬効の作用機序は，DNAの二重鎖切断で副作用は真菌症である．(88-148)
- □ メトロニダゾールは，DNAの二重鎖切断などの機能障害を起こし，抗トリコモナス作用を示す．(89-145)

抗線虫薬
- □ サントニンは，駆虫薬として使用される．(86-145)
- □ サントニンは，回虫の細胞膜透過性を変化させ，殺虫作用を示す．(89-145)

第9節 抗悪性腫瘍薬

到達目標
- ◆ 代表的な抗悪性腫瘍薬を列挙できる．
- ◆ 代表的なアルキル化薬を列挙し，作用機序を説明できる．
- ◆ 代表的な代謝拮抗薬を列挙し，作用機序を説明できる．
- ◆ 代表的な抗腫瘍抗生物質を列挙し，作用機序を説明できる．
- ◆ 抗腫瘍薬として用いられる代表的な植物アルカロイドを列挙し，作用機序を説明できる．
- ◆ 抗腫瘍薬として用いられる代表的なホルモン関連薬を列挙し，作用機序を説明できる．
- ◆ 代表的な抗悪性腫瘍薬の基本構造を示すことができる．
- ◆ 主要な抗悪性腫瘍薬の主な副作用を列挙し，その症状を説明できる．
- ◆ 副作用軽減のための対処法を説明できる．

> キーワード
> 細胞周期依存薬，　周期非依存薬，　DNA複製阻害薬，　アルキル化薬，　代謝拮抗薬，
> 抗生物質，　アルカロイド，　プラチナ製剤，　分子標的薬剤，　ホルモン，　免疫強化薬，　補助薬

I. 癌細胞の細胞周期と化学療法

癌細胞を含め体細胞が有糸分裂により倍加する過程は，細胞周期と呼ばれ，時期はDNA合成期（G_1期）から，細胞分裂に必須なDNA複製を行うDNA合成期（S期）に移行し，さらにDNA合成後期（G_2期）に次いで，形態変化を伴う分裂期（M 期）に至ります．一部に細胞周期を逸脱して休止期（G_0期）に入り，このときの細胞は非増殖期にあります．

一部の正常細胞を除いて，大部分の正常細胞は休止期にあり，一方，腫瘍細胞は大部分が分裂周期に存在することから，抗悪性腫瘍薬は，正常細胞の分裂は抑えず，腫瘍細胞の細胞分裂を抑える（DNA合成などを傷害される）薬ということになります．しかし，腫瘍細胞は，もともとは正常細胞からできたものなので，構造的な特徴がありません．したがって，増殖能の高い骨髄や腸管の消化管上皮細胞などには副作用が問題になります．抗悪性腫瘍薬の多くは，一般に選択性が低く，副作用が発現しやすいです．

抗悪性腫瘍薬は，これらの周期の特定の時期に選択的に作用を表すもの（図6-25）と，周期に関係なく作用を表すもの周期非依存薬（アルキル化薬，ニトロソウレア類，シスプラチン）があります．そこで，宿主細胞への毒性軽減のためには悪性腫瘍細胞の細胞周期において薬物感受性が高い特定の時期に投与する工夫が必要です．

II. アルキル化剤

【特徴】アルキル基を2個以上有し，腫瘍細胞内のDNAの二重ラセン構造のグアニル塩基間アルキ

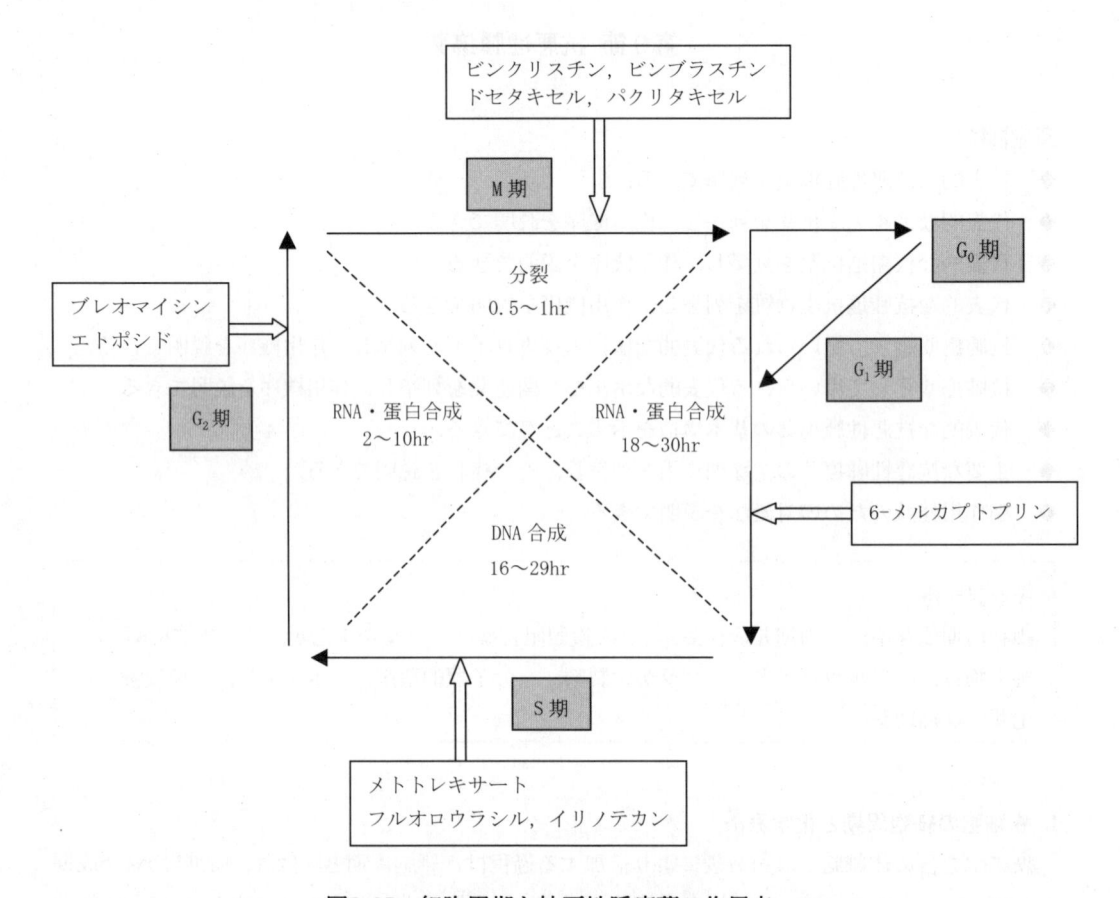

図6-25. 細胞周期と抗悪性腫瘍薬の作用点

ル化することで分子内橋状結合を形成し，DNAの破壊，複製を阻害します．多くのアルキル化剤は腫瘍細胞の細胞周期に無関係に"濃度依存性"に作用します．
【副作用】骨髄抑制，消化器障害，急性白血病などが見られます．

II-1. ナイトロジェンマスタード系

①シクロホスファミド cyclophosphamide (CPA)，②イホスファミド ifosfamide (IFM)

シクロホスファミド

イホスファミド

【作用機序】生体内（肝）のCYP2B6によって，活性体となりホスホラミドマスタドとなり，核酸のグアニンのNH$_2$基をアルキル化することで，腫瘍細胞の核酸とタンパク質の代謝を阻害します．
【適応】急性・悪性白血病，悪性リンパ腫，乳癌，肺癌に有効です．
【副作用】1)膀胱障害の原因となるアクロレインを生成し，出血性膀胱炎を引き起こします．十

分量の補液と尿量確保（2L/日以上）が必要です．イホスファミドの大量投与療法では，アクロレインを不活化するSH化合物メスナ（イホスファミド誘発膀胱障害治療薬）を併用します．2)骨髄障害があり，白血球が減少するので，G-CSF（好中球増加促進）を併用します．3)水分貯留がおき，利尿剤を併用します．4)脱毛，吐き気・嘔吐，間質性肺炎，心不全などがあります．
【相互作用】警告！ペントスタチン（抗悪性腫瘍薬）併用により，心毒性が発現します．死亡例の報告もあります．

③メルファラン melphalan(L-PAM)

【作用】ナイトロジェンマスタードにフェニルアラニンを化学的に結合させ，腫瘍細胞に対する親和性を高めた化合物です．
【適応】多発性骨髄腫に有効です．
【副作用】重篤な肝障害などがあります．

II-2. エチレンイミン系
チオテパ thiotepa (TESPA)

【作用】分子中のエチレンイミン基のアルキル化作用を有する．
【副作用】腎不全などが見られます．

II-3. アルキルスルホン酸系
ブスルファン busulfan(BUS)

$CH_3-\underset{\underset{O}{\|}}{\overset{\overset{O}{\|}}{S}}-OCH_2CH_2CH_2CH_2O-\underset{\underset{O}{\|}}{\overset{\overset{O}{\|}}{S}}-CH_3$

【作用】核タンパク質の異常誘発や末梢血および骨髄での全般的造血機能の抑制が見られます．
【適応】慢性骨髄白血病（初回投与による反応率75～80%）に有効です．

II-4. ニトロソ尿素類

①塩酸ニムスチン nimustin hydrochloride (ACNU), ②ラニムスチン ranimustine (MCNU)

塩酸ニムスチン　　　　　　　ラニムスチン

【作用】アルキル化による腫瘍細胞のDNAの低分子化により，DNAの合成を阻害します．全身移行性が良好で，血液脳関門も通過するので脳腫瘍にも使用されます．
【適応】脳腫瘍，消化器癌（胃癌，肝臓癌，結腸・直腸癌），肺癌，悪性リンパ腫，慢性白血病に有効です．
【副作用】遅延型の骨髄抑制などがあります．

III. 代謝拮抗薬

代謝拮抗薬とは，癌細胞の分裂増殖に必須な物質の生合成，すなわち，葉酸やプリン塩基，ピリミジン塩基の代謝を阻害することによって増殖を抑制する薬物です．現在，固形癌の治療の主力薬物です．多くの代謝拮抗薬は，細胞周期のS期にのみ作用を発揮します．また，"時間依存性"抗悪性腫瘍薬です．

III-1. 葉酸代謝拮抗薬

メトトレキサート methotrexate (MTX)

【作用】活性型（還元型）葉酸（テトラヒドロ葉酸）を産生させるジヒドロ葉酸還元酵素（DHFR）の働きを阻止し，その結果，チミジンおよびプリン塩基の合成阻害が起き，DNA合成が阻害されます．それにより，腫瘍細胞の増殖を阻止します．
【適応】急性白血病，慢性リンパ性白血病に有効です．
【副作用】骨髄抑制（白血球減少，血小板減少），肝障害，腎障害が認められた場合は，ホリナート（葉酸拮抗薬）を3時間後より，3時間間隔で9回静注します．以後，6時間間隔で8時間静注または筋注します．

III-2. ピリミジン代謝拮抗薬
1) フッ素ピリミジン系化合物
① フルオロウラシル 5-fluorouracil (5-FU)

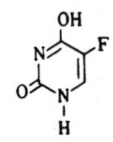

【作用】1)生体内でリン酸化されて，活性代謝物5-フルオロデオキシウリジン(5-fluoro-2-deoxyuridine monophosphate, 5-FdUMP)に変換された後，チミジル酸合成酵素を抑制し，チミジル酸の合成を阻害する(deoxyuridine monophosphate, dUMPからdeoxythmidine monophosphate, dTMPへの生成を抑制)ことによって，DNA合成が阻害されます．2)RNA構成塩基のウラシルに類似の構造をもつため，RNA内に取り込まれ，RNA合成を阻害し，その結果，細胞の増殖が抑制されます．
【適応】消化器癌（胃癌，結腸・直腸癌），乳癌，子宮頸癌に有効です．
【副作用】骨髄障害(白血球・血小板減少症)などがあります．
【相互作用】警告！ 抗ウイルス薬ソリブジンとの併用で血液障害が起きます．死亡例の報告もあります．

② テガフール tegafur(FT, TGF)

【作用】持続性を目的としたプロドラッグで，腸管より吸収され，生体内で肝P450によって生体内で5-FU に変換された後，腫瘍細胞のDNA合成の障害やRNA機能の障害が起きます．
【適応】消化器癌，乳癌に有効です．
【副作用】警告！ 劇症肝炎などの重篤な肝障害などがあります．

③ カルモフール carmofur(HCFU)

【作用】テガフールと同様なプロドラッグで，投与後，腸管より吸収され，自然に分解して5-FUを放出します．
【副作用】警告！ 白質脳症などの重篤な精神神経症状などがあります．

④ドキシフルリジン doxifluridine (5-DFUR)

【作用】ヒト癌組織に多いピリミジンヌクレオチドホスホリラーゼにより，5-FU に変換され作用を現します．

2)シトシンアラビノシド系化合物
①シタラビン cytarabine (Ara-C)

【作用】生体内でリン酸化され，代謝物シタラビン三リン酸ヌクレオチド（Ara-CTP）となり作用を発現します．細胞周期のDNA合成期（S 期）に作用し，DNA ポリメラーゼを阻害し，DNAの合成を阻害します．生体内で速やかに代謝されます．
【適応】抗白血病薬として重要な薬物で，急性骨髄性白血病，急性リンパ性白血病，消化器癌に有効です．
【副作用】骨髄抑制に伴う血液障害などがあります．

②シタラビンオクホスファート cytarabine ocfosfate (SPAC)

【作用】持続性を目的としたシタラビンのプロドラッグで，体内で代謝活性体，シタラビンとなり，作用を発現します．すなわち，DNAポリメラーゼを阻害し，腫瘍細胞のDNA合成を阻害します．
【適応】成人急性リンパ制白血病，骨髄異形性症候群に有効です．

III-3. プリン代謝拮抗薬

メルカプトプリン 6-mercaptopurine（6-MP）

【作用】生体内で，活性型の6-チオイノシン酸となり，作用を発現します．主として，イノシン酸からアデニルコハク酸への形成を抑制し，プリン塩基（アデニル酸やグアニン酸）の生成が抑えられる結果，DNA合成が阻害されます．
【適応】急性白血病，慢性骨髄性白血病に有効です．
【副作用】骨髄抑制（白血球減少，血小板減少），肝障害などがあります．
【相互作用】アロプリノール（尿酸産生阻害薬，痛風）の代謝抑制で副作用が増大します．

IV. 抗腫瘍性抗生物質

　抗腫瘍性抗生物質は，DNAに親和性が高く，架橋形成や塩基対間へ取り込まれることによってDNAポリメラーゼやRNAポリメラーゼを阻害し，細胞増殖を抑制します．

IV-1. アントラサイクリン系抗腫瘍薬

①塩酸ドキソルビシン doxorubicin hydrochloride(DXR)（アドリアマイシン adriamycin ADM）
②塩酸ダウノルビシン daunorubicin hydrochloride(DMDNR)（ダウノマイシン daunomycin）

【作用】腫瘍細胞のDNAと複合体を形成して，鋳型DNAのDNAポリメラーゼやRNAポリメラーゼに対する反応を阻害し，DNA合成やDNA依存性RNA生合成を阻害します．トポイソメラーゼII阻害作用や代謝されてフリーラジカルとなって活性酵素を生成し，DNAの一重鎖の切断を起こします．
【適応】消化器癌（ドキソルビシン），急性白血病（ダウノルビシン）に有効です．
【副作用】心筋障害などがあります．

ドキソルビシン　　　　　　ダウノルビシン

IV-2. その他

①マイトマイシンC mitomycin C (MMC)

【作用】アルキル化により，DNA二重鎖間に橋状結合を作り，DNA合成を阻害します．また，細胞膜近くでフリーラジカル，スーパーオキシドを生成し細胞毒性を発現させます．
【適応】慢性リンパ性白血病，慢性骨髄性白血病，固形癌（胃癌，肝癌，肺癌，頭頸部癌，膀胱癌）に有効です．
【副作用】骨髄抑制（微小血管症性溶血性貧血），急性腎不全などがあります．

②塩酸ブレオマイシン bleomycin hydrochloride (BLM)
③硫酸ペプロマイシン peplomycin sulfate (PEP)

$R=NHCH_2CH_2CH_2\overset{+}{S}\diagdown\substack{CH_3\\CH_3}\cdot Cl^-$　ブレオマイシン

$R=NHCH_2CH_2CH_2NHCH\diagdown\substack{CH_3\\C_6H_5}$　ペプロマイシン

【作用】二価鉄イオンとキレートを形成し，二価鉄ブレオマイシン錯体となります．この錯体は，DNAと結合した状態で，酸素を活性化し，活性化された酸素によってDNA2本鎖が切断されます．
【適応】扁平上皮癌（皮膚癌，頭頸部癌，食道癌，肺癌），子宮頸癌，悪性リンパ腫，神経膠腫，甲状腺癌に有効です．
【副作用】警告！ 間質性肺炎・肺腺維症，ショックなどがあります．

④アクチノマイシンD actinomycin D (ACT-D)

MeGly = N-メチルグリシン
MeVal = N-メチルバリン

【作用】DNAのグアニンと結合し，G—C塩基対に挿入され，DNA依存性RNAポリメラーゼを阻害し，RNA合成を阻害します．また，活性酸素（スーパーオキシド）を生成します．
【適応】小児ウィルムス腫瘍，絨毛上皮腫に有効です．

【副作用】骨髄抑制などがあります.

V. 植物アルカロイド

　植物アルカロイドには，有糸分裂阻害薬とトポイソメラーゼ阻害薬があります．有糸分裂阻害薬としては，微小管と結合し紡錘体形成を阻害する薬物ビンカアルカロイドや，逆に微小管形成を促進し，安定に非機能的な微小管を形成することで有糸分裂を阻害するパクリタキセル，ドセタキセルがあります．ともに細胞周期M期に作用する"時間依存性"薬物です．

V-1. ビンカアルカロイド

　キョウチクトウ科のツルニチニチ草より抽出されたアルカロイドです.
①硫酸ビンクリスチンvincristine sulfate (VCR)
②硫酸ビンブラスチンvinblastine sulfate (VLB)

ビンクリスチン　　　　　　　ビンブラスチン

【作用】微小管構成タンパク質のチュブリンと結合し，微小管の集合を阻害することにより，細胞分裂時の紡錘体の形成が阻止され，腫瘍細胞の有糸分裂を抑制します（微小管の機能障害）．ビンクリスチンはRNAの合成阻害，ビンブラスチンはDNAの合成阻害作用を持ちます．
【適応】悪性リンパ腫，急性リンパ性白血病，小児腫瘍（ビンクリスチン），悪性リンパ腫，絨毛性癌（ビンブラスチン）に有効です．
【副作用】神経障害（神経麻痺・筋麻痺・痙攣），骨髄障害などがあります．

V-2. ポドフィリン系

エトポシド etoposide (VP-16)

【作用】細胞周期のS期およびG2/M期の細胞に対して特異的に作用して，トポイソメラーゼⅡによるDNA切断作用を阻害します．
【適応】悪性リンパ腫，小細胞肺癌，急性白血病，睾丸腫瘍に有効です．
【副作用】骨髄障害（白血球減少）などがあります．

V-3. カンプトテシン誘導体
塩酸イリノテカン irinotecan hydrochloride

【作用】生体内のエステラーゼにより活性代謝物に加水分解されるプロドラッグです．細胞周期のS期に特異的で，DNAトポイソメラーゼⅠの阻害によりDNA合成を阻止します．
【適応】肺癌，卵巣癌，子宮頸癌，胃癌に有効です．
【副作用】警告！骨髄障害，高度の下痢（脱水・電解質異常・循環不全を起こし，致命的となることがある）などがあります．

V-4. タキソイド系化合物
①ドセタキセル水和物 docetaxel hydrate，②パクリタキセル paclitaxel(PTX)

ドセタキセル水和物　　　　　　　　パクリタキセル

【作用】チュブリンに作用し，微小管形成を促進して微小管の安定化・過剰形成を引き起こし，細胞の有糸分裂を抑制します．微小管形成を促進し，安定に非機能的な微小管を形成することで有糸分裂を阻害する
【適応】卵巣癌，非小細胞肺癌（パクリタキセル），乳癌（ドセタキセル水和物）に有効です．
【副作用】警告！重篤な骨髄抑制（特に好中球減少），間質性肺炎などがあります．

VI. プラチナ製剤
①シスプラチン cisplatin(CDDP)，②ネダプラチン nedaplatin

シスプラチン　　　　　ネダプラチン

【作用】構造中に白金をもちます．水和生成物がDNAと結合し，DNAの2本鎖間に架橋を形成することにより，DNA合成を阻害します．細胞周期非依存性の薬物です．
【適応】膀胱癌，睾丸腫瘍，前立腺癌，卵巣癌，子宮頸癌，肺癌に有効です．
【副作用】腎障害（急性腎不全）では，水分補給，悪心，嘔吐が頻発するので，5-HT_3受容体遮断薬であるオンダンセトロン，グラニセトロンなどを併用して抑制します．

VII. 分子標的治療薬

　分子標的治療薬とは，それぞれの悪性腫瘍に特異的な分子生物学的特徴に対応する分子を標的にした治療法です．

①メシル酸イマチニブ imatinib mesilate
【作用】BCR/ABLは高いチロシンキナーゼ活性を有するタンパク質を産生し，これが慢性骨髄性白血病を発病させると考えられています．本薬は，オーファンドラッグでBCR/ABLチロシンキナーゼを阻害します．
【適応】慢性骨髄白血病に有効です．
【副作用】汎血球減少症，体液貯留による心不全などがあります．

②ゲフィチニブ gefitinib
【作用】上皮成長因子受容体（EGFR）チロシンキナーゼを阻害する初めての薬物です．
【適応】手術不能または再発非小細胞肺癌に有効です．
【副作用】急性肺障害・間質性肺炎の併発に注意が必要です．

③トラスツズマブ trastuzumab
【作用】ヒト上皮増殖因子受容体2型（HER2）のモノクローナル抗体で，HER2チロシンキナーゼ活性を阻害するオーファンドラッグです．
【適応】HER2過剰発現が確認された転移性乳癌に有効です．
【副作用】心不全などがあります．

④リツキシマブ rituximab
【作用】オーファンドラッグで，Bリンパ球表面の分化抗原CD20に対するモノクローナル抗体です．
【適応】CD20陽性のB細胞性非ホジキンリンパ腫，マントル細胞リンパ腫に有効です．

【副作用】アナフィラキシー，心肺障害などがあります．

VIII. ホルモン類
　ホルモン類は，それ自体は直接抗腫瘍作用はありませんが，ホルモン依存性の性器癌（乳癌，前立腺癌）に男性あるいは女性ホルモンの使用が有効です．

VIII-1. 抗エストロゲン薬
①クエン酸タモキシフェン tamoxifen citrate(TAM)，②クエン酸トレミフェン toremifene citrate（閉経後）

クエン酸タモキシフェン　　　　　　　クエン酸トレシフェン

【作用】エストロゲン受容体でエストロゲンと競合的に拮抗し，エストロゲンの作用を抑制します．
【適応】乳癌（閉経後乳癌）に有効です．
【副作用】白血球減少，貧血，血小板減少，視力・視覚異常などがあります．

VIII-2. 抗乳腺腫瘍薬
メピチオスタン mepitiostane

【作用】生体内で代謝されてエピチオスタノールを生じ，これがエストロゲンの受容体結合を競合的に阻害します．（骨髄直接作用）
【適応】乳癌，透析施行中の腎性貧血に有効です．

VIII-3. アロマターゼ阻害薬（エストロゲン合成阻害薬）
塩酸ファドロゾール水和物　fadrozole hydrochloride hydrate

【作用】エストロゲン合成に関与するアロマタゼーゼを阻害し，エストロゲン依存性乳癌の増殖を阻害します（可逆的アロマターゼ阻害薬）．
【適応】閉経後乳癌に有効です．

VIII-4. アンドロゲン受容体拮抗薬
①フルタミド flutamide，②ビカルタミド bicalutamide

フルタミド　　　　　　　　　　ビカルタミド

【作用】前立腺のアンドロゲン受容体に直接作用し，アンドロゲンの受容体への結合を阻害します（非ステロイド性経口抗アンドロゲン薬）．
【適応】前立腺癌に有効です．
【副作用】肝障害などがあります．

VIII-5. 黄体ホルモン
①酢酸メドロキシプロゲステロン metroxyprogesterone acetate（MPA）

【作用】腫瘍細胞のプロゲステロン受容体に作用し，増殖抑制作用を示します．また，LH, FSH産生の抑制作用もあります．
【適応】乳癌，前立腺癌LH-RH 誘導体に有効です．

②リン酸エストラムスチンナトリウム　estramustine sodium phosphate

【作用】卵胞ホルモン（エストラジオール）とアルキル化剤（ナイトロジェンマスタード）の結合薬です．抗アンドロゲン作用およびアルキル化作用により，前立腺癌細胞の増殖を抑制する作用を示します．
【適応】前立腺癌に有効です．

VIII-6. LH-RHアゴニスト

①酢酸ゴセレリン goserelin acetate
【作用】LH-RHアゴニストで持続型です．LH-RH 受容体のdown regulation をもたらし，LH, FSH 分泌が低下します．
【適応】閉経前乳癌，前立腺癌に有効です．
【副作用】前立腺癌・乳癌随伴症状の増悪を引き起こします．

②酢酸リュプロレリン leuprorelin acetate
【作用】LH-RH誘導体の徐放製剤です．初回投与により，性腺刺激ホルモン放出が増加し，持続投与することにより，LH-RHレセプターを減少してテストステロン産生能を低下させ，優れた下垂体-性腺機能抑制作用を有します．
【適応】前立腺癌，子宮内膜症に有効です．
【副作用】間質性肺炎，うつ状態などが見られます．

VIII-7. その他の抗腫瘍薬

①L-アスパラギナーゼ L-asparaginase（大腸菌由来）
【作用】アスパラギン(Asp)依存性白血病細胞があり，この細胞を栄養欠乏状態にすることで増殖を抑制します．
【適応】成人T細胞白血病(ATL)に有効です．
【副作用】アナフィラキシショックなどがあります．

②トレチノイン tretionin
【作用】ビタミンA活性代謝物で，未分化のAML細胞株の増殖抑制，成熟細胞への分化を誘導およびAPL患者白血病細胞の成熟細胞への分化を誘導します．
【適応】急性前骨髄球性白血病に有効です．
【副作用】警告！催奇形性が現れます．

③ペントスタチン pentostatin (DCF)
【作用】アデノシンデアミナーゼを阻害し，デオキシアデノシン3リン酸を出現させ，DNA合成を阻害します．これにより，抗腫瘍作用を示します．
【適応】成人T細胞白血病リンパ腫，ヘアリー細胞白血病に有効です．
【副作用】腎障害（腎不全）が現れます．シクロフォスファミド，イホスファミドとの併用は

禁忌です．（心毒性）

④クラドリビン cladribine
【作用】DNA合成抑制作用を有するオーファンドラッグです．
【適応】ヘアリーセル白血病に有効です．
【副作用】骨髄抑制などがあります．

IX. 免疫強化薬

　癌患者の免疫能を高めて，その防御機構を介して，間接的に癌の増殖を抑えるのが免疫強化薬です．生体の免疫系が体内の腫瘍細胞を異物と認識し，これを排除するという概念に基づいた薬物群の生体反応修飾物質 biological response modifiers，BRMや非特異的に免疫能を高める免疫賦活薬があります．

IX-1. 生体反応修飾物質

①インタフェロンα　interferon-α（INF-α）
【作用】細胞内で，抗ウイルス蛋白質を産生する抗ウイルス作用，細胞増殖を直接抑制する抗腫瘍作用，ナチュラルキラー細胞，単球，マクロファージを活性化する免疫増強作用を有します．
【適応】α型は腎癌，ヘアリー細胞白血病，多発性骨髄腫，その他，β型は皮膚悪性黒色腫，γ型は腎癌に有効です．
【副作用】発熱，全身倦怠感，抑うつ，間質性肺炎などがあります．

②インターロイキン2 interleukin-2（IL-2），③テセロイキン，④セルモロイキン（IL-2 の遺伝子組換え体）
【作用】主として，T細胞，NK細胞の増殖作用により腫瘍を傷害する抗腫瘍作用を有します．また，B細胞やマクロファージにも作用します．
【適応】血管肉腫に有効です．
【副作用】発熱，倦怠感，過敏症，消化器障害などがあります．

IX-2. 免疫賦活薬（BRM）

①ピシバニール picibanil（OK 432）：溶連菌の凍結乾燥製剤
【作用】免疫賦活作用を有します．すなわち，抗腫瘍性マクロファージの活性化，T細胞活性の増強，インタフェロンの産生が見られます．他の治療薬と併用すると，生存期間の延長が見られます．
【適応】胃癌，頭頸部癌，肺癌，甲状腺癌に有効です．

②クレスチン krestin（PKS）：カワラタケの菌糸体製剤
【作用】免疫賦活作用を有します．キラーT細胞の賦活化，マクロファージの活性化，インターフェロンの産生が見られる．他の治療薬と併用します．手術不能，または再発性胃癌の場合，テ

ガフールと併用します.
【適応】胃癌，肺癌に有効です.

X. 抗悪性腫瘍療法補助薬
X-1. MTXの毒性軽減
ホリナートカルシウム calcium folinate

　ホリナートカルシウムは，還元酵素を使わずに，活性型葉酸となり，メトトレキセートにより停止されていた核酸合成を再開させ，メトトレキセートの毒性を軽減します．5-FUとの併用で同剤の抗腫瘍効果が増大します．

X-2. イホスファミドの毒性軽減
メスナ mesna

　イホスファミドの尿中代謝物（アクロレイン）が膀胱粘膜と接触して膀胱障害を起こしますが，メスナはアクロレインの2重結合に付加し，無障害性の物質に代謝します．

X-3. 好中球増加促進 (G-CSF)
①**フィルグラスチム** filgrastim，②**レノグラスチム** lenograstim，③**ナルトグラスチム** nartograstim

　造血管細胞の末梢血中への動員，骨髄移植時の好中球増加作用を有します．

X-4. 顆粒球増加促進 (M-CSF)
ミリモスチム mirimostin

　骨髄移植時の顆粒球増加作用を有します．

X-5. 放射線療法時の白血球減少規制
①**結核菌熱水抽出物**，②**ロムチルド** romurtide

X-6. 制吐剤
①**塩酸グラニセトロン** granisetron hydrochloride，②**塩酸オンダンセトロン** ondansetron hydrochloride，③**塩酸アザセトロン** azasetron hydrochloride

　5-HT$_3$受容体遮断薬，シスプラチンなどによる嘔吐を抑制します．

要　点

抗悪性腫瘍薬の分類と作用機序

分類		化合物	作用機序	その他
アルキル化剤	ナイトロジェンマスタード系	シクロホスファミド, イホスファミド		
		チオテパ		
		メルファラン		
		ブスルファン		
ニトロソ尿素類		塩酸ニムスチン, ラニムスチン	アルキル化による腫瘍細胞の DNA の低分子化.	
代謝拮抗薬	葉酸代謝拮抗薬	メトトレキサート	ジヒドロ葉酸還元酵素 (DHFR) の働きを阻止.	細胞周期の S 期にのみ作用.
	ピリミジン代謝拮抗薬	フルオロウラシル,	dTMP への生成を抑制阻害.	
		テガフール, カルモフール	持続性を目的としたプロドラッグ	
		シタラビン	DNA ポリメラーゼ阻害.	
	プリン代謝拮抗薬	メルカプトプリン	プリン塩基 (アデニル酸やグアニン酸) の生成を抑制.	
抗生物質		ドキソルビシン ダウノルビシン	トポイソメラーゼ II 阻害作用	DNA に親和性が高く, 架橋形成や塩基対間へ取り込まれることによって DNA ポリメラーゼや RNA ポリメラーゼを阻害.
		マイトマイシン C	DNA 二重鎖間に橋状結合を作り, DNA 合成を阻害.	
		ブレオマイシン	二価鉄ブレオマイシン錯体は, DNA と結合した状態で酸素を活性化し, 活性化された酸素によって, DNA 2 本鎖切断.	
		アクチノマイシン D	DNA のグアニンと結合し, G-C 塩基対に挿入し, DNA 依存性 RNA ポリメラゼを阻害.	
植物アルカロイド	ビンカアルカロイド	ビンクリスチン ビンブラスチン	微小管の機能障害.	
	ポドフィリン系	エトポシド	トポイソメラーゼ II による DNA 切断作用を阻害.	細胞周期の S 期に特異的.
	カンプトテシン	イリノテカン	DNA トポイソメラーゼ I の阻害.	細胞周期の S 期に特異的.
	タイソイド系	ドセタキセル	チュブリンに作用し, 細胞の有糸分裂を抑制.	細胞周期 M 期に作用.

プラチナ製剤		シスプラチン	DNA 二本鎖間に架橋を形成することによりDNA 合成阻害.	
分子標的薬剤		イマチニブ	BCR/ABLチロシンキナーゼを阻害	オーファンドラッグ
		ゲフィチニブ	初の上皮成長因子受容体 (EGFR) チロシンキナーゼ阻害薬.	
		トラスツズマブ	ヒト上皮増殖因子受容体2型 (HER2) のモノクローナル抗体で，HER2 チロシンキナーゼ活性を阻害.	
		リツキシマブ	Bリンパ球表面の分化抗原CD20 に対するモノクローナル抗体.	
ホルモン	抗エストロゲン薬	タモキシフェン，トレミフェン	エストロゲン受容体でエストロゲンと競合的に拮抗し，エストロゲンの作用を抑制.	
	抗乳腺腫瘍薬	メピチオスタン	生体内で代謝されてエピチオスタノールを生じ，これがエストロゲンの受容体結合を競合的に阻害.	
	アロマターゼ阻害薬	ファドロゾール	可逆的アロマターゼ阻害薬	
	アンドロゲン受容体拮抗薬	フルタミド，ビカルタミド	前立腺のアンドロゲン受容体に直接作用し，アンドロゲンの受容体への結合を阻害.	
	黄体ホルモン	メドロキシプロゲステロン	腫瘍細胞のプロゲステロン受容体に作用し増殖抑制作用.	
	エストラジオール	エストラムスチン	卵胞ホルモン (エストラジオール) とアルキル化剤 (ナイトロジェンマスタード) の結合薬	
	LH-RHアドニスト	ゴセレイン，リュプロレイン	] LH-RH アゴニストで持続型. LH-RH 受容体の down regulation をもたらし，LH, FSH 分泌が低下する.	
その他		L-アスパラギナーゼ	アスパラギン依存性白血病細胞の細胞を栄養欠乏	
		トレチノイン	ビタミンA活性代謝物	
		ペントスタチン	アデノシンデアミナーゼ阻害し，DNA 合成阻害.	
		クラドリビン	DNA 合成抑制作用.	オーファンドラッグ

確認問題

アルキル化薬
- ☐ シクロホスファミドは，チュブリンの重合を阻害する．(88-149)
- ☐ シクロホスファミドは，核酸塩基のアルキル化によって腫瘍細胞の増殖を抑制する．(84-146)
- ☐ シクロホスファミドは，作用発現に代謝的活性化を必要としない．(86-147)
- ☐ シクロホスファミドの作用機序は，DNA アルキル化で，副作用は出血性膀胱炎である．(89-146)

代謝拮抗薬
- ☐ メトトレキサートは，ジヒドロ葉酸還元酵素と結合し，酸化型の葉酸を枯渇する．(86-147)
- ☐ メトトレキサートは，ジヒドロ葉酸還元酵素を阻害してテトラヒドロ葉酸生成を低下させ，DNA 合成を抑制させる．(85-147)
- ☐ テフガールは，体内でフルオロウラシルのプロドラッグであり，体内酵素で分解されて腫瘍細胞のチミジル酸合成酵素を阻害することにより，核酸合成を抑制する．(84-146)
- ☐ テフガールは，体内でフルオロウラシルに変換後，リン酸化されてチミジル酸合成酵素と結合して DNA 合成を抑制する．(85-147)
- ☐ カルモフールは，その代謝物がチミジル酸合成酵素を阻害する．(86-147)
- ☐ シタラビンは，体内でシタラビン三リン酸ヌクレオチド(Ara-CTP)になり，DNA 合成を阻害する．(88-149)
- ☐ 急性骨髄性白血病に適用されるシタラビンオクホスファートは，シタラビンの代謝活性体で，DNA 合成阻害作用を示す．(83-148)
- ☐ メルカプトプリンは，体内でイノシン酸のチオ誘導体(TIMP)に変換され，DNA および RNA の生合成を阻止する．(88-149)

抗生物質
- ☐ 塩酸ドキソルビシンは，DNA をアルキル化し，DNA ポリメラーゼの作用を抑制する．(85-147)
- ☐ 塩酸ドキソルビシンは，腫瘍細胞 DNA の鋳型としての機能を障害するが，不整脈などの副作用もある．(83-148)
- ☐ ドキソルビシンは，酸化還元反応の過程で活性酸素を生成する．(86-147)
- ☐ 塩酸ドキソルビシンの適応症は，皮膚がん，副作用は肺線維症である．(84-150)
- ☐ アントラサイクリン系の塩酸ダウノルビシンは，悪性リンパ腫細胞の DNA や RNA と架橋を形成して，細胞周期の M 期の進行を抑制する．(84-146)
- ☐ マイトマイシン C は，DNA 二重鎖間に架橋を形成する．(86-146)
- ☐ マイトマイシン C の作用機序は，DNA 架橋形成で，副作用は骨髄抑制である．(89-146)
- ☐ 塩酸ブレオマイシンは，チュブリンの重合を妨げ，細胞分裂を阻害する．(89-205)
- ☐ 塩酸ブレオマイシンの作用機序は，RNA ポリメラーゼ阻害で，副作用は横紋筋融解症である．(89-146)

- ☐ 塩酸ブレオマイシンは，扁平上皮がんに適用され，腫瘍細胞の DNA 鎖の切断を引き起こす．(84-146)
- ☐ 塩酸ブレオマイシンの適応症は，子宮がん，副作用は心筋障害である．(84-150)

<u>植物アルカロイド</u>
- ☐ ビンクリスチンは，チュブリンと結合し，細胞分裂を阻止する．(86-146)
- ☐ 悪性腫瘍の化学療法において，硫酸ビンクリスチンの投与には，下痢が多発する．(87-210)
- ☐ 次の抗悪性腫瘍薬のうち，キョウチクトウ科植物ニチニチソウ(Catharanthus roseus G. Don)由来のものはどれか．(84-38)
- ☐ アクチノマイシン D，塩酸ドキソルビシン，硫酸ビンブラスチン，硫酸ブレオマイシン，マイトマイシン C
- ☐ エトポシドは，DNA をアルキル化し，DNA に損傷を引き起こす．(88-149)
- ☐ エトポシドは，S 期後半から G_1 期の細胞に感受性を示し，トポイソメラーゼ I を阻害することで DNA 鎖切断を引き起こす．(85-147)
- ☐ 悪性リンパ腫に適用されるビンカアルカロイドであるエトポシドは，S 期から G_2 期の細胞に作用する．(83-148)
- ☐ エトポシドは，DNA 合成を阻害し，S 期から G_2 期に強い作用を示す．(86-146)
- ☐ イリノテカンは，トポイソメラーゼ II を阻害する．(86-146)
- ☐ 塩酸イリノテカンは，トポイソメラーゼ I を阻害して，卵巣がん細胞の DNA 合成を抑制する S 期に特異的な治療薬である．(84-146)
- ☐ 塩酸イリノテカンの作用機序は，トポイソメラーゼ II 阻害で副作用は好中球減少である．(89-146)
- ☐ 塩酸イリノテカンの適応症は，肺がん，副作用は下痢である．(84-150)
- ☐ 悪性腫瘍の化学療法において，塩酸イリノテカン投与患者では，重症の下痢による電解質異常に注意が必要である．(87-210)

<u>プラチナ製剤</u>
- ☐ シスプラチンは，紡錘糸の形成を阻止し，細胞周期を G_1 期で停止させる．(86-146)
- ☐ 白金を構造にもつシスプラチンは，DNA と結合し，DNA 合成を抑制して G_2 期を阻害する．(85-147)
- ☐ シスプラチンの適応症は，膀胱がん，副作用は腎障害である．(84-150)

<u>ホルモン療法薬</u>
- ☐ クエン酸タモキシフェンの作用機序は，抗アンドロゲン作用で副作用は高 K^+ 血症である．(89-146)
- ☐ アロマターゼ阻害薬であるファドロゾールは，閉経後のエストロゲン依存性乳がんの増殖を抑制する．(83-148)

<u>抗悪性腫瘍療法補助薬</u>
- ☐ 悪性腫瘍の化学療法において，悪心・嘔吐に対しては，セロトニン 5-HT_3 受容体遮断薬が有効である．(87-210)

- 悪性腫瘍の化学療法において，好中球減少が生じた場合には，エリスロポエチンが用いられる．（87-210）
- 悪性腫瘍の化学療法において，L-アスパラギナーゼは，急性膵炎や血液凝固異常を誘発することがある．（87-210）

日本語索引

ア

亜急性硬化性全脳炎 146
アクチノマイシンD 268
アザセトロン 276
アシクロビル 239
アジスロマイシン 215
アズトレオナム 207
アストロマイシン 213
L-アスパラギナーゼ 274
アスペルギルス症 151
アスペルギルス・フミガーツス 72
N-アセチルグルコサミン 25, 41
アセチルコエンザイムA 39
N-アセチルムラミン酸 25, 41
アセチルCoA 39
アタザナビル 246
アデニン 45
アデノウイルス 140
アドリアマイシン 267
アナフィラキシーショック
　$β$-ラクタム系抗菌薬 182
アニサキス 78, 79, 102
アニーリング 60
アフラトキシン 75
　構造 75
アブラハム 8
アフリカ睡眠病 77
アフリカトリパノソーマ症 155
アポトーシス 94
アマンタジン 238
アミカシン 212
アミノグリコシド系抗菌薬 169, 211
アムホテリシンB 251
アメーバ赤痢 155
アメリカトリパノソーマ症 155
アメリカリーシュマニア症 156
アモキシシリン 130, 200, 207
アルキル化剤 261
アルキルスルホン酸系 263
アルベカシン 214
アレナウイルス 147
アロステリック酵素 40
アロマターゼ阻害薬 272
アンタビュース様作用 184

アントラサイクリン系抗腫瘍薬 267
アンドロゲン受容体拮抗薬 273
アンピシリン 200, 208
アンフィボリック経路 40
アンプレナビル 245
$α$毒素 83
$α$溶血 83
R因子 55, 56
Rプラスミド 55
RNAウイルス 66, 147
RNAポリメラーゼ 50
RSウイルス 146

イ

イオン性界面活性剤 114
異化作用 36
易感染性宿主 85, 184
イセチオン酸ペンタミジン 258
イセパマイシン 212
異染小体染色法 22
イソニアジド 161, 168, 234
イソプロパノール 113
一塩基多型 61
一次免疫応答 98
一段増殖曲線 65
一類感染症 106
遺伝子 47
　機能 48
遺伝子組換え技術 8
遺伝子クローニング 60
遺伝子工学 57
遺伝子増幅法 60
イドクスウリジン 240
イトラコナゾール 251
イホスファミド 262, 276
イマチニブ 271
イミペネム 206
イリノテカン 270
イルガサン 114
イワノフスキー 7
陰イオン性界面活性剤 114
インキュベーター 30
インジナビル 244
インターフェロン 246
インターフェロン$α$ 275
インターロイキン 96

インターロイキン2 275
インデューサー 54
イントロン 47
院内感染 85, 116
インフルエンザ 120
インフルエンザウイルス 14, 64, 145
インフルエンザ菌 129
インフルエンザワクチン 121
E型肝炎 107
E型肝炎ウイルス 64, 142
EM経路 36
EMP経路 36

ウ

ウイルス 11, 12
　形態 63
　構造 63, 64
　増殖 65
　定量法 68
　培養法 68
　分類 17, 18
ウイルス学 7
ウイルス感染症 140
ウイルス性下痢症 147
ウイルス性食中毒 103
ウエストナイル熱 107
ウェルシュ菌 101
牛海綿状脳症 86, 148
ウシロ蹄疫ウイルス 7
ウラシル 48

エ

エイズ 86, 145
エイブリー 8
エキソトキシン 83
液体培地 30
エキノコックス 78, 79
エキノコックス症 107
エクスホリアチン 84
エコーウイルス 143
エストラムスチンナトリウム 273
エストロゲン合成阻害薬 272
エタノール 113
エタンブトール 234

エチオナミド　235
エチレンイミン系　263
エトポシド　269
エノキサシン　230
エピトープ　96
エファビレンツ　244
エプスタイン・バー・ウイルス　141
エボラ出血熱　86, 106, 146
エマージング感染症　86
エムデン・マイヤーホフ経路　36
エムデン・マイヤーホフ・パルナス経路　36
エリスロマイシン　161, 215
エルゴステロール　73
エルシン　127
エールリッヒ　8, 159
塩化アルキルジアミノエチルグリシン　114
塩化ベンザルコニウム　114
塩化ベンゼトニウム　114
塩基配列決定法　60
塩酸アザセトロン　276
塩酸イリノテカン　270
塩酸オンダンセトロン　276
塩酸グラニセトロン　276
塩酸ダウノルビシン　267
塩酸テルビナフィン　252
塩酸ドキソルビシン　267
塩酸ニムスチン　264
塩酸ファドロゾール水和物　272
塩酸ブレオマイシン　268
塩酸メフロキン　257, 258
炎症　82
塩素水　6
エンテロトキシン　83
エンドソーム　66
エンドトキシン　83
エントナー・ドウドロフ経路　37, 38
塩濃度　32
エンベロープ　18, 63
A型肝炎　87, 107, 120
A型肝炎ウイルス　103, 142, 143
A群レンサ球菌　132
Fプラスミド　55
Fab部分　97
Fc部分　97
FTA-ABS反応　135
H鎖　97
HEPAフィルター　111
L鎖　97

LH-RHアゴニスト　274
MLS耐性　194
NK細胞　94
SP合剤　227, 258
ST合剤　171, 228, 258
X因子　128

オ

黄色ブドウ球菌　25, 43, 83, 103, 131
黄体ホルモン　273
黄疸出血性レプトスピラ　135
黄熱　107
黄熱ウイルス　7, 144
オウム病　107
岡崎フラグメント　49
オキサセフェム系抗菌薬　205
オキサゾリジノン系抗菌薬　170, 219
オキシテトラサイクリン　161, 218
オキシドール　115
オーグメンチン　207
オセルタミビル　239
汚染　81
おたふくかぜ　120, 146
おたふくかぜワクチン　121
オートクレーブ　111, 116
オプソニン効果　93, 98, 99
オフロキサシン　176, 230
オペレーター　47, 53
オンダンセトロン　276
O157感染症　102
O抗原　26
O抗体　132

カ

回帰熱　107
回帰熱ボレリア　135
開始コドン　47, 52
解糖経路　37
外毒素　83
界面活性剤　114
外来感染症　87
化学物質食中毒　101
化学分解法　60
化学療法剤　159
　作用点　164
　副作用　181
　歴史　160

架橋反応　42
核酸合成阻害　169
獲得免疫　93, 95
核様体　27
鵞口瘡　91
過酸化水素　115
ガス壊疽　101
ガス壊疽菌　131
ガス壊疽トキソイド　121
カナマイシン　170, 212
化膿レンサ球菌　83, 132
過敏症
　化学療法剤　181
株　13
カプシド　63
カブトガニ　84
可変領域　97
芽胞　29
芽胞染色法　22
カリニ治療薬　258
カリニ肺炎　75, 145, 153
顆粒球減少症　182
カルバペネム系抗菌薬　206
カルモナム　207
カルモフール　265
肝炎　142
桿菌　16
韓国型出血熱　147
ガンシクロビル　240
カンジダ・アルビカンス　72
カンジダ症　152
間質性肺炎　75
感受性　174
肝障害
　化学療法剤　183
間接伝播　87
感染　81
　種類　84
感染型食中毒　101
完全菌類　73
完全抗原　96
感染症　5
　種類　106
感染症法　86, 106
感染性タンパク質粒子　148
乾熱滅菌　111
カンピロバクター　101
カンピロバクター・ジェジュニ　129
カンプトテシン誘導体　270
γ溶血　84

キ

記憶細胞 98
偽菌糸 72
義歯性口内炎 91
北里柴三郎 7, 127
キタサマイシン 216
キチン 73
キニーネ 257
キノロン剤 161, 169, 228
逆性石けん 114, 125
逆転写酵素 66
キャンデン系 249
球菌 16
急性灰白髄炎 106, 119, 121
急性出血性結膜炎 108
牛痘接種法 5, 119, 141
狂牛病 116, 148
狂犬病 107
狂犬病ウイルス 64, 146
狂犬病ワクチン 121
莢膜 28
莢膜染色法 22
キラーT細胞 95
菌交代症 90, 131, 178
菌糸
　増殖 74
菌糸型細胞 72
Q熱 107

ク

グアニン 45
クエン酸回路 39
クエン酸タモキシフェン 272
クエン酸トレミフェン 272
クラドリビン 275
グラニセトロン 276
クラブラン酸 207
クラミジア 34, 136
クラミジア肺炎 108
グラム陰性桿菌 125
グラム陰性菌 16, 22
グラム染色 22
グラム陽性球菌 131
グラム陽性菌 16, 22
クラリスロマイシン 130, 215
グリオキシル酸回路 39
グリセオフルビン 253
クリック 8
クリプトコッカス症 151

クリプトスポリジウム 78, 102, 156
　生活環 78
クリプトスポリジウム症 156
クリミア・コンゴ出血熱 106
クリミア・コンゴ出血熱ウイルス 147
クリンダマイシン 219
クールー 148
グルカン 73
グルコース 36
グルコスルホンナトリウム 236
グルコン酸クロルヘキシジン 115, 125
グルタラール 112, 115
グルタルアルデヒド 115
クレスチン 275
クレゾール 114
クレゾール石けん 113
クレブス回路 39
クロイツフェルト・ヤコブ病 107, 148
クロキサシリン 200
クロストリジウム属 131
クロトリマゾール 250
クロファジミン 236
クロラムフェニコール 127, 161
クロラムフェニコール系抗菌薬 171, 220
クロルヘキシジン 115, 125
クローン選択説 95

ケ

形質細胞 95
形質転換 56
形質転換体 58
形質導入 57
劇症型A群レンサ球菌感染症 86
結核菌 83, 133
結核菌熱水抽出物 276
結核治療薬 234
結核予防法 106, 108, 120
血小板減少症 182
ゲノム 8
ゲフィチニブ 271
ゲルストマン・ストロイスラー・シャインカー病 148
検疫 86
検疫法 106, 108
原核生物 13
嫌気性細菌 33

献血 87
顕性感染 81, 82
ゲンタマイシン 169, 212
原虫 11, 77
　分類 18, 19
原発性異型肺炎 135

コ

抗悪性腫瘍薬 2, 261
　作用点 262
抗インフルエンザ薬 238
抗ウイルス薬 238
　作用機序 247
　分類 247
抗エストロゲン薬 272
好塩菌 15
好塩性 32
高温菌 32
抗回虫薬 259
好気性菌 32
抗寄生虫薬 257
抗菌活性 174
抗菌作用 174
抗菌スペクトル 178, 179
抗菌薬 2, 159
　作用点 165
　選択 189
　投与法 189
口腔レンサ球菌 91, 133
抗結核薬 233
抗原 96
抗原決定基 96
抗原虫薬 257
光合成 1
光合成生物 12
抗サイトメガロウイルス薬 240
交叉耐性 193
抗酸菌 16, 133
抗酸菌染色法 22
抗腫瘍性抗生物質 267
抗真菌薬 249
硬性下疳 129
合成抗菌薬 227
抗生物質 2, 8, 161
光線過敏症 218
構造遺伝子 47
抗体
　構造 96, 97
　多様性 98
好中球 94
好中球減少症 182

後天性免疫不全症候群 145
高度好塩菌 32
抗トリコモナス薬 258
抗乳腺腫瘍薬 272
好熱菌 15, 32
抗ハンセン病薬 236
高病原性鳥インフルエンザ 107
高頻度組換え株 55
抗ヘルペスウイルス 239
酵母 1
  増殖 74
酵母型細胞 72
厚膜胞子 72
抗マラリア薬 257
好冷菌 32
抗 HIV 薬 241
  作用点 241
コガタアカイエカ 108, 144
小型球形ウイルス 103
呼吸 39
呼吸器系感染症 108
呼吸器系障害
  化学療法剤 183
国際感染症 86
コクサッキーウイルス 143
コクシジオイデス症 107
黒死病 127
固形培地 30
古細菌 13, 14, 15
ゴセレリン 274
コッホの 4 原則 7
コドン 52
コリスチン 169, 224
コリネバクテリウム 133
コリプレッサー 54
五類感染症 107
コレラ 87, 106
コレラ菌 128
コレラワクチン 121
コロナウイルス 144
コロニー刺激因子 96
混合有機酸発酵 39
根足虫類 77, 155
コンピテント セル 57
コンポーネント・ワクチン 121

サ

細菌 11
  構造 24
  増殖 29
  増殖曲線 31

  分類 16
細菌性食中毒 101
細菌性赤痢 87, 106, 126
サイクリック AMP 55
サイクロスポーラ 156
サイクロセリン 166
再興感染症 86
在郷軍人病 126
最小殺菌濃度 (MBC) 174, 176
最小発育阻止濃度 (MIC) 174, 175
再生不良性貧血
  クロラムフェニコール系抗菌薬 183
サイトカイン 93, 96
サイトトキシン 83
サイトメガロウイルス 141, 241
細付着線毛 82
細胞外寄生細菌 83
細胞質 27
細胞傷害性 T 細胞 (CTL) 95, 96
細胞性生物 12
細胞性免疫 84, 96
細胞毒 83
細胞壁 25
  生合成 41
  合成阻害 165
細胞壁合成阻害抗菌薬 198
細胞変性効果 68
細胞膜 26
細胞膜機能阻害 168
サキナビル 245
酢酸ゴセレリン 274
酢酸メドロキシプロゲステロン 273
酢酸リュープロレリン 274
サシガメ 155
サシチョウバエ 155
殺菌作用 159, 174
ザナミビル水和物 239
サニルブジン 243
サブロー・グルコース培地 74
ザルシタビン 242
サル痘 107
サルバルサン 159
サルファ剤 159, 227
サルファ剤合剤 227
サルモネラ 87
サルモネラ属菌 127
三種混合ワクチン 120, 122
産じょく熱 6
サントニン 259
三類感染症 106

シ

次亜塩素酸ナトリウム 112
ジアフェニルスルホン 236
ジアルジア症 155
ジェンナー 5, 141
志賀様毒素 126
死菌ワクチン 121
シグマ因子 50
シクラシリン 201
シクロホスファミド 262
歯垢 91
脂質二重層 26
シスプラチン 270
ジスルフィド結合 97
ジスルフィラム様作用 184
自然毒食中毒 101
自然免疫 93
自然免疫系 94
持続性感染 84
ジダノシン 242
シタラビン 266
シタラビンオクホスファート 266
市中感染 85
指定感染症 108
ジデオキシ法 60
シトシン 45
シトシンアラビノシド系化合物 266
シトシンデアミナーゼ 253
ジドブジン 242
子嚢菌類 72
ジヒドロプテロイン酸合成酵素 171
ジフテリア 106, 119, 120
ジフテリアトキソイド 121, 122
ジベカシン 212
脂肪酸
  合成 40
シャーガス病 155
シャトルベクター 59
終止コドン 47
重症急性呼吸器症候群 (SARS) 64, 86, 106, 144
従属栄養生物 12
宿主寄生体関係 81, 82
出芽 74
出血傾向
  化学療法剤 184
出血熱 144

種痘　141
種痘法　5
受動免疫　122
腫瘍壊死因子　96
主要組織適合遺伝子複合体　94
受容体　96
消化器系感染症　108
消化器系障害
　　化学療法剤　183
常在細菌叢　90
常在微生物叢　90
醸造業　2
消毒　6, 111
消毒法　111
消毒薬　116
　　種類　113
消毒用エタノール　113
初回標準化学療法　233
初期タンパク質　66
食菌　28
食細胞　94
食中毒　101
食品添加物　101
植物アルカロイド　269
ジョサマイシン　216
ショック
　　β-ラクタム系抗菌薬　182
塵埃感染　87
真核生物　13, 13, 14
新感染症　108
真菌　1, 11, 249
　　形態　72
　　構造　73
　　増殖　74
　　分類　17
真菌毒　75
神経障害
　　化学療法剤　184
神経毒　83
新興感染症　86
進行性多巣性白質脳症　142
人工免疫　120
深在性カンジダ症　85
深在性真菌症　151
人獣共通感染症　106, 126
腎障害
　　化学療法剤　183
腎症候性出血熱　107, 147
真正細菌　13, 14, 15
C型肝炎　87
C型肝炎ウイルス　142, 144
JCウイルス　141

ス

水銀　101
水系感染　87
水素イオン濃度　32
衰退期　31
垂直感染　85
水痘　87, 120
水痘-帯状疱疹ウイルス　140
水痘ワクチン　121
水平感染　86
水疱性咽頭炎　143
髄膜炎菌　129
髄膜脳炎　77
睡眠病　155
スクレイピー　148
ストップコドン　53
ストレイン　13
ストレプトマイシン　161, 169, 211, 234
ストレプトリジンO　132
スーパー抗原　132
スパルフロキサシン　230
スピラマイシン　216
スピロヘータ　11, 34, 135
スフェロプラスト　25
スポロトリックス症　152
スルタミシリン　208
スルバクタム　207
スルファドキシン・ピリメタミン　227, 258
スルファメトキサゾール　228
スルファメトキサゾール・トリメトプリム　171
スルベニシリン　201
スルペラゾン　208

セ

生活環
　　クリプトスポリジウム　78
性器クラミジア感染症　86, 108
性器ヘルペス　86
性器ヘルペスウイルス感染症　108
静菌作用　159, 174
制限酵素　58
性行為感染症　86
静止期　31
成人T細胞白血病（ATL）　87, 145
生体反応修飾物質　275
生体防御機構　84
制吐剤　276
生物災害　61
成分ワクチン　121
赤色プロントジル　161
石炭酸　6
赤痢　87
赤痢アメーバ　77, 155
赤痢菌　126
赤血球凝集素　146
接合　56
接合菌類　72
セファクロル　202
セファゾリン　202
セファマイシンC　201
セファレキシン　202
セファロスポリン　201
セファロチン　161
セファロリジン　202
セフェピム　205
セフェム系抗菌薬　201, 205
セフォセリス　205
セフォゾプラン　205
セフォタキシム　204
セフォチアム　203
セフォペラゾン　204, 207
セフカペンピボキシル　204
セフジトレンピボキシル　204
セフジニル　204
セフピロム　205
セフブペラゾン　203
セフプロジル　204
セフポドキシム・プロキセチル　204
セフメタゾール　203
セフロキシム　203
セルモロイキン　275
セレウス菌　101
尖圭コンジローマ　108
全身性真菌症　151
選択毒性　159
先端発育　74
先天梅毒　86
セントラルドグマ　48
セントルイス脳炎ウイルス　144
潜伏期　82
腺ペスト　127
ゼンメルワイス　6
線毛　28
繊毛虫類　77, 156

ソ

造血幹細胞　94
相乗効果　174
相乗効果測定　174, 176
相補鎖　49
鼠径リンパ肉芽腫　86
ソラニン　101

タ

体液性免疫　84, 95
耐塩性　32
代謝　36
代謝拮抗薬　264
代謝経路　37
代謝障害
　　化学療法剤　184
帯状疱疹　140
対数増殖期　31
耐性機序　193
大腸菌　8, 25, 43, 82, 126
大腸バランチジウム　77, 156
耐熱性エンテロトキシン　83
ダウノマイシン　267
ダウノルビシン　267
多価ワクチン　122
タキソイド系化合物　270
タキソノミー　12
タキソン　13
多剤耐性　194
多剤耐性菌
　　歴史　160
多剤併用療法
　　短所　191
　　長所　190
タゾバクタム　208
ダニ　108
多能性造血幹細胞　94
タバコモザイクウイルス　7, 12
タバコモザイク病　7
タモキシフェン　272
タランピシリン　201
単細胞生物　1
担子菌類　72
単純ヘルペス　140
単純ヘルペスウイルス　64
単染色　22
炭疽　107
炭疽菌　7, 130
単糖類

合成　40
タンパク質
　　合成　50
　　合成阻害　169
タンパク質合成阻害抗菌薬　211

チ

チェイン　8
チオテパ　263
致死性家族性不眠症　148
チチネズミ　147
腟トリコモナス　77, 155
チフス菌　83, 127
チミジン酸合成酵素　171
チミン　45
中温菌　32
中毒性肝障害　183
腸　127
腸炎ビブリオ　87, 101, 102, 128
超可変領域　98
腸管凝集性大腸菌　102
腸管出血性大腸菌　102
腸管出血性大腸菌感染症　106
腸管組織侵入性大腸菌　102
腸管毒　83
腸管毒素原性大腸菌　102
腸管病原大腸菌　102
腸チフス　87, 106
腸チフス菌　127
チール・ネールゼン　134

ツ

通性嫌気性菌　33
通性細胞内寄生細菌　83
ツェツェバエ　155
ツツガムシ病　87, 107, 136
ツベルクリン反応　134

テ

手足口病　108, 143
低温菌　32
低温殺菌法　6
定期予防接種　120
テイコプラニン　224, 225
定常領域　97
デイン粒子　142
デオキシリボ核酸　45
テガフール　265
適応期　31

テセロイキン　275
デーデルライン桿菌　91
テトラサイクリン　169, 218
テトラサイクリン系抗菌薬　170, 217
テトロドトキシン　101
デメチルクロルテトラサイクリン　218
デラビルジン　244
テルビナフィン　252
転移 RNA　48
デング熱　107
デング熱ウイルス　144
転座　52
電子顕微鏡　7
電子伝達系　39
転写　50
転写調節因子　53
伝染病　5
デンタルプラーク　91
天然痘　6, 141
テンペレートファージ　68
伝令 RNA　48
D 型肝炎ウイルス　142
DNA
　　構造　45
　　二重らせん構造　46
DNA ウイルス　66
DNA シークエンス　60
DNA 修復機構　49
DNA ポリメラーゼ　48
DNA リガーゼ　49, 59
T 細胞　95
T 細胞抗原受容体　95
TCA 回路　37, 39
TPHA 反応　135

ト

同化作用　36
糖新生　40
痘瘡　6, 106
痘瘡ウイルス　66, 141
痘瘡ワクチン　121
糖転移反応　42
動物ウイルス系ベクター　59
トガウイルス　143
ドキシサイクリン　218
ドキシフルリジン　266
トキソイド　6, 121
トキソプラズマ原虫　156
トキソプラズマ症　156

ドキソルビシン 267
特異的免疫 95
特殊形質導入 57
毒素型食中毒 102
毒素原性大腸菌 82, 87
独立栄養生物 12
毒力 82
ドセタキセル水和物 270
突然変異 53
トブラマイシン 212
ドマーク 159
ドメイン 14
トラスツズマブ 271
トラフ値 189
トラホーム 87
トランスファーRNA 48
トランスフォーマント 58
トランスローケーション 52
鳥インフルエンザ 107
トリカルボン酸回路 37, 39
トリクロサン 114
トリコスポロン症 152
トリコマイシン 251, 259
トリコモナス症 155
トリパノソーマ症 155
トリメトプリム 171, 228
ドルーゼ 135
トレチノイン 274
トレポネーマ 135
トレミフェン 272

ナ

ナイアシンテスト 134
ナイスタチン 251
内臓リーシュマニア症 155
内毒素 26, 83
ナイトロジェンマスタード系 262
ナイーブB細胞 95
ナチュラルキラー細胞 94
納豆 1
生ワクチン 121
ナリジクス酸 161, 228, 229
ナルトグラスチム 276
軟性下疳 86
軟性下疳菌 129

ニ

二形性真菌 72
西ナイルウイルス 144

二次免疫応答 98
二重らせん構造 45
ニトロソ尿素類 264
ニパウイルス感染症 107
2分裂増殖 31
日本紅斑熱 107, 136
日本住血吸虫 79
日本脳炎 87, 107, 120
日本脳炎ウイルス 144
日本脳炎ワクチン 121
ニムスチン 264
乳酸桿菌 91
乳児嘔吐下痢症 147
乳糖 54
ニューキノロン剤 161, 229
ニューモシスチス・カリニイ 75
ニューモシスチス・カリニ肺炎 145
ニューロトキシン 83
二類感染症 106
任意予防接種 120

ヌ

ヌクレオカプシド 63
ヌクレオチド系逆転写酵素阻害剤 242

ネ

ネガティブ染色法 22
ネダプラチン 270
ネチルマイシン 212
ネッタイシマカ 144
熱帯熱マラリア 156
熱帯リーシュマニア 156
ネビラピン 243
ネルフィナビル 245
粘液層 28
稔性 55

ノ

ノイラミニダーゼ 146
ノーウォークウイルス 64, 143
能動免疫 122
農薬 101
野口英世 144
ノミ 108
ノルフロキサシン 176, 230

ハ

バイエリンク 7
肺炎マイコプラズマ 135
肺炎レンサ球菌 133
バイオハザード 61
バイオフィルム 91, 125
敗血症 127
培地 29
梅毒 86
梅毒トレポネーマ 135
肺ペスト 127
バカンピシリン 201
バーキットリンパ腫 141
バクテリオファージ 8, 17
パクリタキセル 270
はしか 87
破傷風 119, 120
破傷風菌 7, 131
破傷風トキソイド 121, 122
パスツリゼーション 6
パスツール 6
秦佐八郎 8
ハッカーの変法 23
発酵 6, 33, 38
発酵食品 1
発症 81
発疹チフス 87, 107, 136
パニペネム 206
パパイン 97
パピローマウイルス 141
ハプテン 96
ハマダラカ 78, 108
パラアミノサリチル酸 161, 235
パラアミノベンゼンスルファミド 161
パラチフス 87, 106
パラチフス菌 127
パラミクソウイルス 146
バランチジウム 156
バランチジウム症 77
半合成抗菌薬 161
バンコマイシン 85, 166, 224
バンコマイシン耐性腸球菌（VRE）85, 166, 196, 219
ハンセン病 134, 236
ハンタウイルス 147
ハンタウイルス肺症候群 107
半保存的複製 49

ヒ

ピオシアニン　125
皮下真菌症　151, 152
ビカルタミド　273
ピーク値　189
非細胞性生物　12
ピシバニール　275
微生物
　発見　5
　分類　12
　命名法　14
微生物学　5
ビタミンK　184
ビダラビン　240
非定型抗酸菌　134
非特異的免疫　94
ヒトゲノム　8
ヒトパピローマウイルス　141
ヒトヘルペスウイルス　140
ヒトポリオーマウイルス　141
ヒト免疫不全ウイルス　64, 67
非ヌクレオチド系逆転写酵素阻害
　剤　243
ヒビテン　115
皮膚真菌症　151, 152
皮膚リーシュマニア症　156
ピペミド酸　229
ピペラシリン　201, 208
飛沫核感染　87
肥満細胞　97
ヒメネス染色　126
百日咳　119, 120
百日咳菌　125
百日咳ワクチン　121, 122
病原細菌学　7
病原性　82
病原性因子　82
病原大腸菌　101, 102
病原微生物　2
病後免疫　120
表在性真菌症　151, 152
表皮ブドウ球菌　91, 132
日和見感染　84, 85, 90
日和見感染症　6
ピラジナミド　235
ピリドンカルボン酸誘導体　228
ピリミジン塩基　46
ピリミジン代謝拮抗薬　265
ピリメサシン　156
ピルビン酸　36, 37, 38

ビルレントファージ　67
ビンカアルカロイド　269
ビンクリスチン　269
ビンブラスチン　269
Bウイルス病　107
B型肝炎　87, 120
B型肝炎ウイルス　14, 84, 86, 142
B型肝炎ワクチン　121
B群レンサ球菌　133
B細胞　95
BKウイルス　141
PIE症候群　183

フ

ファージ　17
　増殖　68
ファージ系ベクター　59
ファドロゾール　272
ファロペネム　206
フィードバック阻害　40
フィルグラスチム　276
フィロウイルス　146
風疹　120, 143
風疹ワクチン　121
フェネチシリン　200
フェノール　6, 114
不活化ワクチン　121
不完全菌類　72, 73
不完全抗原　96
複製　48
複製開始点　48
フグ毒　101
不顕性感染　81, 82
ブスルファン　263
ブタコレラ菌　127
ブタンジオール発酵　39
物質循環　1
物質代謝　36
フッ素ピリミジン系化合物　265
ブドウ球菌　102
ブドウ糖　36
ブニヤウイルス　147
腐敗　6
普遍形質導入　57
プラーク　68
プラーク形成単位　69
フラジオマイシン　213
ブラジルリーシュマニア　156
プラスミド　28, 55
プラスミド系ベクター　59
プラチナ製剤　270

ふ卵器　30
プリオン　116, 148
プリオン説　148
プリオン病　86, 140
プリン塩基　46
プリン代謝拮抗薬　267
フルオロウラシル　265
フルクロキサシリン　200
フルコナゾール　251
フルシトシン　253
ブルセラ菌　125
ブルセラ症　107
フルタミド　273
プール熱　140
ブレオマイシン　268
フレミング　8, 159
フレロキサシン　230
プロカリオート　13
プログラム細胞死　94
プロチオナミド　235
プロテアーゼ阻害剤　244
プロトプラスト　25
プロファージ　68
フロモキセフ　204
プロモーター領域　47
フローリー　8
分子標的治療薬　271
V因子　128

ヘ

ベカナマイシン　213
ベクター　58
ペスト　106
ペスト菌　127
ベタミプロン　206
ヘテロ乳酸発酵　39
ペニシリナーゼ感受性　199
ペニシリン　2, 159
ペニシリン系抗菌薬　199
ペニシリン結合タンパク質　42,
　196
ペニシリン耐性肺炎レンサ球菌
　133, 196
ペネム系抗菌薬　206
ヘパドナウイルス　142
ペプチドグリカン　25, 41
　構造　25
ペプチド系抗菌薬　224
ペプロマイシン　268
ヘマグルチニン　146
ヘミン　128

ヘモリジン 83
ヘリコバクター・ピロリ 129
ヘルパンギーナ 108, 143
ヘルペスウイルス 140
ベロ毒素 126
変異 53
変異株 53
ベンジルペニシリン 199
偏性細胞内寄生性 65
偏性細胞内寄生性細菌 33, 83, 136
ペンタグリシン 43
ペンタミジン 258
ペントスタチン 263, 274
ペントースリン酸経路 37, 38
鞭毛 28
鞭毛虫類 77, 155
β溶血 83
β-ラクタマーゼ阻害薬 207, 208
β-ラクタム系抗菌薬 166
　基本構造 198

ホ

胞子虫類 77, 156
放線菌 34
防腐 111
母子感染 85
ポジティブ染色法 22
ホスカルネットナトリウム水和物 241
ホスホマイシン 166, 176, 220
補体 98
　活性化 99
ポックスウイルス 66, 141
発赤毒 132
ボツリヌス菌 102, 103, 131
ボツリヌス症 107
ポドフィリン系 269
ポビドンヨード 113
ホモ乳酸発酵 39
ポリオ 106, 119, 121
ポリオーマウイルス 141
ポリオワクチン 121
ホリナートカルシウム 276
ポリビニルピロリドン (PVP) 113
ポリミキシンB 169, 224
ポリメラーゼ連鎖反応 61
ポリメラーゼ連鎖反応法 60
ボルチン顆粒 133
ホルマリン 115
ホルミルメチオニン 51

ホルムアルデヒド 115
ホルモン類 272
ホロ酵素 50
翻訳 51

マ

マイコトキシン 75
マイコプラズマ 33, 135
マイコプラズマ肺炎 108
マイトマイシンC 268
マキサム・ギルバート法 60
膜侵襲複合体 98
マクロファージ 94
マクロライド系抗菌薬 170, 214
麻疹 87, 108, 120
麻疹ウイルス 146
麻疹ワクチン 121
マスト細胞 97
マラリア 107, 156
マラリア原虫 78, 156
マールブルグ病 86, 106, 146
マンナン 73

ミ

ミカファンギンナトリウム 249
ミクロノマイシン 212
ミコナゾール 250
ミコール酸 26
三日熱マラリア 156
三日はしか 143
ミデカマイシン 216
ミノサイクリン 218
ミヤイリガイ 79
ミリモスチム 276

ム

無菌性髄膜炎 143
ムーコル症 152
ムレイン 41
ムンプスウイルス 146

メ

メシル酸イマチニブ 271
メシル酸サキナビル 245
メシル酸デラビルジン 244
メシル酸ネルフィナビル 245
メスナ 276
メタン菌 15

メチシリン 200
メチシリン耐性黄色ブドウ球菌 85, 91, 166, 196
滅菌 111
滅菌法 111
メッセンジャーRNA 48
メトトレキサート 264
メドロキシプロゲステロン 273
メトロニダゾール 258
メピチオスタン 272
メフロキン 257, 258
メルカプトプリン 267
メルファラン 263
メロペネム 206
免疫 93
免疫強化薬 275
免疫グロブリン 97
免疫賦活薬 275

モ

モノカイン 96
モノシストロニックmRNA 47
モノバクタム系抗菌薬 207

ヤ

薬剤耐性 193
　機序 194
薬剤耐性プラスミド 56
薬剤耐性緑膿菌感染症 108
薬動力学的相互作用 186
薬物間相互作用 186
薬物動態学的相互作用 186
野生株 53
野兎病 107
野兎病菌 126

ユ

有害微生物 2
有用微生物 1
ユーカリオート 13
輸入感染症 86, 87
輸入真菌症 153

ヨ

陽イオン性界面活性剤 114
溶菌 67
溶血性尿毒症症候群 126
溶血性貧血

β-ラクタム系抗菌薬　182
溶血毒　83
溶原化　68
葉酸合成阻害　171
葉酸代謝拮抗薬　264
四日熱マラリア　156
予防接種　119, 121
　種類　119
予防接種法　119, 120
四類感染症　107

ラ

らい菌　134, 236
ライノウイルス　143
ライム病　87, 107
ライム病ボレリア　135
ラギング鎖　49
酪酸発酵　39
ラクトース　54
らせん菌　16
ラタモキセフ　184, 204
ラッサ熱　86, 106, 147
ラニムスチン　264
ラブドウイルス　146
ラミブジン　243
卵形マラリア　156
ランソプラゾール　130
ランブル鞭毛虫　77, 155

リ

リエマージング感染症　86
リケッチア　33, 136
リーシュマニア症　155
リスター　6
リストリクション・エンドヌクレアーゼ　58
リツキシマブ　271
リッサウイルス感染症　107
リーディング鎖　49
リトナビル　245
リネゾリド　219
リバビリン　246
リファンピシン　169, 234, 246
リプレッサー　54
リボ核酸　48
リボスタマイシン　213
リボソーム　15, 27, 51
リボソーム RNA　48, 51
リポタイコ酸　26
リポ多糖　26, 84
リポポリサッカライド　26
流行性角結膜炎　108
流行性肝炎　87
流行性耳下腺炎　108, 120
流行性耳下腺炎ウイルス　146
流行性耳下腺炎ワクチン　121
硫酸アタザナビル　246
硫酸アバカビル　243
硫酸インジナビルエタノール付加物　244
硫酸ビンクリスチン　269
硫酸ビンブラスチン　269
硫酸ペプロマイシン　268
流動モザイクモデル　26
リュープロレリン　274
両性界面活性剤　114
両性代謝経路　40
緑膿菌　85, 125, 193
旅行者下痢症　87
リラナフタート　253
淋菌　129
リンコマイシン　219
リンコマイシン系抗菌薬　170, 219
リン酸エストラムスチンナトリウム　273
リン酸オセルタミビル　239
リン酸化　37
淋病　86
リンフォカイン　96

ル・レ

ルスカ　7

レーウェンフック　5
レオウイルス　147
レジオネラ　83, 85
レジオネラ菌　126
レジオネラ症　107
レジオネラ肺炎　126
レシチナーゼ　83
レセプター　96
レッシャー　161
レトロウイルス　144
レノグラスチム　276
レプトスピラ症　107
レボフロキサシン　230
レンサ球菌性発熱毒素　132
レンサ球菌属　132

ロ

ロキシスロマイシン　215
ロキタマイシン　217
ロタウイルス　64, 147
ロッキー山紅斑熱　136
ロムルチド　276

ワ

ワクシニアウイルス　141
ワクチン　5, 6, 119
　種類　121
　接種法　121
ワックスマン　8, 161
ワッセルマン反応　135
ワトソン　8

外国語索引

A

ABK 214
AB-PC 200
ACNU 264
AC-PC 201
acquired immunodeficiency syndrome 145
ACT-D 268
Actinomyces israelii 135
actinomycin D 268
ACV 239
acyclovir 239
ADM 267
adriamycin 267
adult T-cell leukemia 145
aerobe 32
AIDS 145
Ajellomyces capsulatus 153
AKM 212
amantadine 238
amikacin 212
aminoglycoside 169
AMK 213
amoxicillin 200, 207
AM-PC 200, 207
amphotericin B 251
ampicillin 200
amprenavir 245
anabolism 36
anaerobe 33
Anopheles gambiae 78
antibiotic 8, 161
antibody 96
antigen 96
antigen binding fragment 97
antimicrobial activity 174
antimicrobial spectrum 178
apical growth 74
apparent infection 82
Ara-A 240
Ara-C 266
arbekacin 214
L-asparaginase 274
Aspergillus flavus 75
A. fumigatus 151
ASTM 213

astromicin 213
atazanavir sulfate 246
ATL 87, 145
avacavir sulfate 243
azasetron hydrochloride 276
azithromycin 215
AZM 215
AZT 207, 242
aztreonam 207

B

bacampicillin 201
Bacillus anthracis 130
bactericidal action 159, 174
bacteriostatic action 159, 174
Balantidium coli 156
BA-PC 201
BCG 120, 121, 134
bekanamycin 213
benzylpenicillin 199
betamipron 206
BHI 132
bicalutamide 273
biofilm 91
black death 127
Blastomyces dermatidis 153
bleomycin hydrochloride 268
BLM 268
Bordetella pertussis 125
Borrelia burgdorferi 135
B. recurrentis 135
bovine spongiform encephalopathy (BSE) 86, 148
BP 206
BRM 275
Brucella melitensis 125
BSE 86, 116, 148
budding 74
Burkholderia cepacia 85, 125
BUS 263
busulfan 263

C

calcium folinate 276
CAM 215
cAMP 55

Campylobacter jejuni 129, 214
Candida albicans 14, 90, 152
CAP 55
capsule 28
carmofur 265
carumonam 207
catabolism 36
catabolite gene activator protein 55
CBPZ 203
CBT 207
CCL 202
CDDP 270
CDTR-PI 204
cefaclor 202
cefalexin 202
cefaloridine 202
cefazolin 202
cefbuperazone 203
cefcapene pivoxil 204
cefdinir 204
cefditoren pivoxil 204
cefepime 205
cefmetazole 203
cefoperazone 204, 207, 208
cefoselis 205
cefotaxime 204
cefotiam 203
cefozopran 205
cefpirome 205
cefpodoxime proxetil 204
cefprozil 204
cefuroxime 203
cellular immunity 96
cell wall 25
Cephalospolium acremonium 201
cephalothin 161
CER 202
CEX 202
CEZ 202
CFA 82
CFDN 204
CFPM 205
CFPN-PI 204
CFPZ 204
CFSL 205
chemotherapeutics 159
chemotherapy 159

Chlamydia pneumonia   136
C. psittaci   136
C. trachomatis   136
chlamydospore   72
chloramphenicol   161, 171
ciclacillin   201
cisplatin   270
CJD   148
CL   224
cladribine   275
clarithromycin   215
clavulanic acid   207
CLDM   219
clindamycin   219
clofazimine   236
Clostridium botulinum   103
C. difficile   90, 183
C. tetani   131
clotrimazole   250
cloxacillin   200
CMV   141
CMZ   203
CNS   132
Coccidioides immitis   153
colistin   169, 224
colonization factor antigen (CFA)   82
colony stimulating factor   96
community-acquire infection   85
competent cell   57
complement   98
compromised host   184
conjugation   56
contamination   81
Corynebacterium diphtheriae   133
CPA   262
CPDX-PR   204
CPE   68
CPR   205
CPZ   204, 207
Creutzfeldt-Jakob disease (CJD)   148
CRMN   207
cross linking   42
cross resistance   193
Cryptococcus neoformans   74, 151
Cryptosporidium parvum   156
crystallizable fragment   97
CSF   96
CTL   95, 96
CTM   203
CTX   204

cutaneous mycosis   151
CVA   207
CXM   203
cyclophosphamide   262
cycloserin   166
Cyclospora cayetanensis   156
cytarabine   266
cytarabine ocfosfate   266
cytokine   96
cytomegalovirus   141
cytopathic effect (CPE)   68
cytoplasm   27
cytoplasmic membrane   26
cytotoxic T lymphocyte (CTL)   95
cytotoxin   83
CZOP   205

D

Dane's particle   142
daunomycin   267
daunorubicin hydrochloride   267
DCF   274
ddC   242
ddI   242
deep mycosis   151
dehydropterorate synthetase   171
delavirdine mesilate   244
demethylchlortetracycline   218
deoxyribonucleic acid   45
5-DFUR   266
diaphenylsulfone   236
dibekacin   212
Dick toxin   132
didanosine   242
dimorphic fungus   72
diphtheria   120
disinfection   111
DKB   212
DMCTC   218
DMDNR   267
DMP-PC   200
DNA   45
docetaxel hydrate   270
doxifluridine   266
doxorubicin hydrochloride   267
DOXY   218
doxycycline   218
DPT   120
droplet nuclei   87
drug resistance   193
d4T   243

DXR   267

E

EAggEC   102, 126
EB   234
EBV   141
echovirus   143
efavirenz   244
EHEC   102
EIEC   102
EM   215
emerging infectious diseases   86
endotoxin   83
enoxacin   230
Entamoeba histolytica   14, 155
enteroaggregative *E. coli*   102
enterohemorrhagic *E. coli*   102
enteroinvasive *E. coli*   102
enteropathogenic *E. coli*   102
enterotoxigenic *E. coli*   102
enterotoxin   83
Entner-Doudoroff pathway   38
EPEC   102
Epstein-Barr virus   141
erythromycin   161, 215
Escherichia coli   14, 58, 102, 126
Escherichia coli K12   13
estramustine sodium phosphate   273
ETEC   102
ethambutol   234
ethionamide   235
etoposide   269
eukaryote   13
exfoliatin   84
exotoxin   83
extracellular parasite   83

F

σ factor   50
facultative anaerobe   33
fadrozole hydrochloride hydrate   272
faropenem   206
fatal familial insomnia (FFI)   148
5-FC   253
feedback inhibition   40
fermentation   38
fertility   55
FFI   148

FIC Index 174, 176
filgrastim 276
flagellum 28
FLCZ 251
fleroxacin 230
flomoxef 204
flucloxacillin 200
fluconazole 251
flucytosine 253
5-fluorouracil 265
flutamide 273
FMOX 204
foscarnet sodium hydrate 241
fosfomycin 166
fradiomycin 213
Francisella tularensis 126
FRM 213
FRPM 206
FT 265
5-FU 265

G

gancyclovir 240
GCV 240
gefitinib 271
gene 47
generalized transduction 57
gentamicin 169, 212
Gerstmann-Strässler-Scheinker disease (GSS) 148
Giardia lamblia 155
glucosulfone sodium 236
GM 212
goserelin acetate 274
granisetron hydrochloride 276
GRF 253
griseofulvin 253
GSS 148

H

Haemophilus ducreyi 129
H. influenzae 58, 129
hand, foot and mouth disease 143
hapten 96
HBV 86
HCFU 265
heavy chain 97
Helicobacter pylori 129
hemagglutinin (HA) 146
hemin 128

hemolysin 83
hemolytic uremic syndrome (HUS) 126
hepadna virus 142
hepatitis B virus 14
herpangina 143
Hfr 55
high efficiency particulate air 111
high frequency of recombination 55
Histoplasma capsulatum 153
HIV 67, 87, 145, 241
horizontal infection 86
hospital-acquire infection 85
host-parasite relationship 82
HTLV-1 145
human herpesvirus 140
human immunodeficiency virus 67, 145
human T-lymphotropic virus I 145
humoral immunity 95
HUS 126
hypervariable region 98

I

idoxuridine 240
IFM 262
ifosfamide 262
IgA 97
IgD 97
IgE 97
IgG 97
IgM 97
IL-2 275
imatinib mesilate 271
imipenem 206
immunity 93
immunocompromised host 85
immunoglobulin 97
inapparent infection 82
incubation period 82
indigenous microflora 90
indinavir sulfate ethanolate 244
INF-α 275
infection 81
inflammation 82
influenza virus 14
INH 161, 234
interferon-α 275
interleukin 96

interleukin-2 275
intracellular parasite 83
IPM 206
irinotecan hydrochloride 270
isepamicin 212
isoniazid (INH) 161, 168, 234
ISP 212
ITCZ 251
itraconazole 251

J

JM 216
josamycin 216

K

kanamycin 170, 212
kitasamycin 216
KM 212
Koch's postulates 7
krestin 275

L

lamivudine 243
latamoxef 184, 204
latent period 82
LCM 219
Legionella pneumophila 85, 126
lenograstim 276
Leptospira interrogans serovar *icterohaemorrhagiae* 135
leuprorelin acetate 274
levofloxacin 230
light chain 97
Limulus polyphomus 84
lincomycin 170, 219
linezolid 219
lipopolysaccharide (LPS) 26, 84
liranaftate 253
Listeria monocytogenes 131
LM 216
LMOX 204
LPS 26, 84
lymphokine 96
lysis 67
lysogenization 68

M

MAC 98

macrolide　170
major histocompatibility complex
　（MHC）　94
Mastomys natalensis　147
MBC　174, 176
MCFG　249
MCI-PC　200
MCNU　264
MCR　212
MCZ　250
MDM　216
medroxyprogesterone acetate　273
mefloquine　258
melphalan　263
membrane attack complex　98
mepitiostane　272
MEPM　206
6-mercaptopurine　267
meropenem　206
mesna　276
metabolism　36
methicillin　200
methicillin-resistant *Staphylococcus
　aureus*（MRSA）　85, 91, 166, 196
methotrexate　264
metronidazole　258
MFI-PC　200
MHC　94
MIC　174, 175, 178
micafungin sodium　249
miconazole　250
microbial substitution　90, 178
microbiology　5
micronomicin　212
midecamycin　216
minimum bactericidal concentration
　（MBC）　174
minimum inhibitory concentration
　（MIC）　174
MINO　218
minocycline　218
mirimostim　276
mitomycin C　268
MMC　268
monokine　96
6-MP　267
MPA　273
mRNA　48
MRSA　85, 91, 166, 196
MTX　264
multiple drug resistance　194
mutant　53

mutation　53
Mycobacterium leprae　134, 236
M. tuberculosis　133
Mycoplasma pneumoniae　135
mycotoxin　75

N

NAD　128
NADP　129
nalidixic acid　161, 228, 229
nartograstim　276
nedaplatin　270
Neisseria gonorrhoeae　129
N. meningitidis　129
nelfinavir mesilate　245
netilmicin　212
neuraminidase（NA）　146
neurotoxin　83
nevirapine　243
NFGNR　85
nimustine hydrochloride　264
norfloxacin　176, 230
nosocomial infection　85
NTL　212
nucleoid　27
NYS　251
nystatin　251

O

obligate intracellular parasite　33,
　83
ofloxacin　176, 230
O157:H7　126
OK 432　275
ondansetron hydrochloride　276
opportunistic infection　85
opsonization　99
oral *Streptococci*　133
oral *Streptococcus*　91
Orientia tsutsugamushi　136
oseltamivir phosphate　239
OTC　218
overt infection　81
oxazolidinone　170
oxytetracycline　161, 218

P

paclitaxel　270

L-PAM　263
panipenem　206
Pap　82
PAPM　206
para-aminosalicylic acid（PAS）
　161, 235
PAS　161, 235
pathogenicity　82
PBP　42, 196
PC-G　199
PCR　60, 61
penicillin　159
penicillin binding protein（PBP）
　42, 196
penicillin-resistant *Streptococcus
　pneumoniae*（PRSP）　133, 196
Penicillium marneffei　153
P. notatum　8
pentamidine isetionate　258
pentose phosphate pathway　38
pentostatin　274
PEP　268
PE-PC　200
peplomycin sulfate　268
peptidoglycan　25
persistent infection　84
pertussis　120
pfu　69
pH　32
pharmacodynamics drug interaction
　186
pharmacokinetic drug interaction
　186
phenethicillin　200
picibanil　275
pilus　28
PI-PC　201
PIPC　208
pipemidic acid　229
piperacillin　201, 208
PKS　275
plaque　68
plaque forming unit　69
plasmid　55
PL-B　224
Pneumocystis carinii　75, 153
polymerase chain reaction　60
polymixin B　169, 224
prion　148
prokaryote　13
prontosil rubrum　161
protein　50

proteinaceus infectious particle 148
prothionamide 235
protozoa 77
PRSP 133, 196
pseudohypha 72
Pseudomonas aeruginosa 85, 125, 193
PTX 270
PVP 113
pyelonephritis-associated pili (Pap) 82
pyrazinamide 235
PZA 235

Q

quinine 257

R

ranimustine 264
re-emerging infectious diseases 86
REF 234
replication 48
resistance 56
respiration 39
respiratory syncytial virus 146
restriction enzyme 58
ribavirin 246
ribonucleic acid 48
ribosome 27
ribostamycin 213
Rickettsia prowazekii 136
rifampicin 169, 234
ritonavir 245
rituximab 271
RKM 217
rokitamycin 217
romurtide 276
roxithromycin 215
rRNA 48, 51
RSM 213
RXM 215

S

Salmonella choleraesuis 127
S. Enteritidis 102
S. Typhi 127
S. Typhimurium 102

sanilvudine 243
santonin 259
saquinavir mesilate 245
SARS 64, 86, 106, 144
SB-PC 201
SBT/CPZ 208
SBTPC 208
selective toxicity 159
semiconservative replication 49
Serratia marcescens 58
sexually transmitted disease (STD) 86
Shiga-like toxin 126
single nucleotide polymorphism (SNP) 61
slime layer 28
SM 211, 234
small round structured virus 103
SNP 61
SPAC 266
sparfloxacin 230
specialized transduction 57
spiramycin 216
SPM 216
spore 29
Sporothrix schenckii 152
SRSV 103
SSPE 146
Staphylococcus aureus 103, 131
STD 86
STEC 126
Stenotrophomonas maltophilia 207
sterilization 111
strain 13
streptococcal pyogenic exotoxins 132
Streptococcus pyogenes 132
Streptomyces griseus 8
streptomycin 169, 211, 234
subacute sclerosing panencephalitis (SSPE) 146
subcutaneous mycosis 151
sulbactam 208
sulbactam sodium 207
sulbenicillin 201
sulfadoxine・pyrimethamine 227
sulfamethoxazole 171
sultamicillin 208
superficial mycosis 151
superinfection 90, 131
susceptibility 174
SV40 142

synergism 174
systemic mycosis 151

T

talampicillin 201
TAM 272
tamoxifen citrate 272
TA-PC 201
taxonomy 12
TAZ 208
tazobactam 208
TC 218
3TC 243
T-cell antigen receptor (TCR) 95
TCR 95
TDM 189
tegafur 265
TEIC 224
teicoplanin 224
temperate phage 68
terbinafine hydrochloride 252
TESPA 263
tetanus 120
tetracycline 169, 170, 218
TGF 265
therapeutic drug monitoring 189
thimidirate synthetase 171
thiotepa 263
TNF 96
TOB 212
tobramycin 212
toremifene citrate 272
Toxoplasma gondii 156
transcription 50
transduction 57
transformation 56
translation 51
trastuzumab 271
Treponema pallidum 135
tretionin 274
Trichomonas vaginalis 155
trichomycin 251, 259
trimethoprim 171
tRNA 48
TSST-1 132
tumor necrosis factor 96

V

vaccine 6
vancomycin 85, 166, 224

vancomycin-resistant *Enterococcus*
    (VRE)   85, 166, 196
vancomycin-resistant *Staphylococcus*
    aureus   196
varicella-zoster virus   140
VCM   224
VCR   269
vector   58
vertical infection   85
Vibrio cholerae   128
V. parahaemolyticus   102, 128
vidarabine   240
vinblastine sulfate   269

vincristine sulfate   269
virulence   82
virulent phage   67
VLB   269
VP-16   269
VRE   85, 166, 196, 219, 220
VRSA   196
VTEC   126
VZV   140

W

wild type   53

Y

Yersinia pestis   127

Z

zalcitabine   242
zanamivir hydrate   239
zidovudine   242

わかりやすい薬科微生物薬品学

定　価（本体4,200円＋税）

著者承認
検印省略

著　者	荒　牧　弘　範	平成17年4月1日　初版発行©
	下　川　　修	平成18年3月20日　2刷発行

発行者　廣　川　節　男
　　　　東京都文京区本郷3丁目27番14号

発 行 所　株式会社　廣 川 書 店

〒113-0033　東京都文京区本郷3丁目27番14号

〔編集〕電　話　03(3815)3656　　FAX　03(5684)7030
〔販売〕　　　　03(3815)3652　　　　　03(3815)3650

Hirokawa Publishing Co.
27-14, Hongō-3, Bunkyo-ku, Tokyo

ブラウン 基本有機化学 [第3版]

京都薬科大学名誉教授 池田 正澄 監訳
兵庫県立大学教授 奥山 格

B5判 750頁 3月出来 フルカラー

本書は生命化学への応用を重視しているので，特に薬学や医学などを学ぶ学生用のテキストとして最適である．主な特徴は，1）コンパクトであるが基本項目は十分カバーされている，2）理解度のチェックならびに応用力をつけるために演習問題が豊富である，3）巻末にその約半数以上の問題に対する解答がついている，4）フルカラーである，5）薬学モデルカリキュラムにほぼ準拠しているなどがあげられる．

INTRODUCTION TO ORGANIC CHEMISTRY

NEW 生化学 [第2版]

東京大学教授 堅田 利明
神戸薬科大学教授 菅原 一幸 編集
昭和大学名誉教授 富田 基郎
徳島文理大学教授

B5判 550頁 2月下旬出来 2色刷

薬学系専門課程の学生に必要な「生化学」をわかりやすく解説した教科書．薬学教育モデル・コアカリキュラムのC9「生命をミクロに理解する」に盛り込まれた，細胞を構成する分子，生命情報を担う遺伝子，生命活動を担うタンパク質，生体エネルギー，生理活性分子とシグナル分子，遺伝子を操作する，の内容がもれなく紹介されている．

NEWパワーブック 生物薬剤学

福山大学教授 金尾 義治 編集
北海道薬科大学教授 森本 一洋

B5判 400頁 5,880円

トランスポーターやシトクロムP450の多様性など，発展著しい生物薬剤学領域について，最新の知識を可能な限り網羅し，簡潔にわかりやすく解説した．生体膜透過，吸収，分布，代謝，排泄，薬動学，薬物相互作用，薬物治療管理，DDSの順にレイアウトされ，基礎から応用まで広く学べる．章末の豊富な国試問題演習を通して，重要項目を理解することができる．学部生・大学院生はもとより，薬剤師，研究者諸氏にもお勧めできる好書である．

NEW 医薬品の安全性学

昭和大学教授 吉田 武美 編集
明治薬科大学教授 竹内 幸一

B5判 350頁 2月下旬出来

医薬品の安全性を確保するための総合的な学習書・教科書．薬の専門家としての薬剤師は，幅広い領域の薬の適用に対して責任を持つことが求められている．そのような観点から，薬害の歴史的背景を振り返り，各種安全性評価法，副作用有害作用発現機構，臓器傷害，副作用の回避，情報の収集と提供，患者への適正使用の方向性，臨床現場での医薬品の安全性の取り組みなど薬剤師として求められる多くの事項を満載．薬学部6年制がスタートする中で，薬剤師の教育用として，学部学生の教科書として極めて示唆に富む内容．

2006年版 常用 医薬品情報集

◆薬剤師のための◆ 金沢大学薬学部教授 辻 彰 総編集

B6判 1,450頁 6,090円

汎用医薬品1,400品目を収載．日常必須の情報＝化学構造式／物性値／作用機序／体内動態パラメータ／服薬指導＝を記載した比類なき医薬品情報集．

ひとりで学べる 薬剤師国家試験・問題と詳解

[全4巻] B5判 全2,200頁 セット価 10,290円

1巻 基礎薬学
2巻 医療薬学〔Ⅰ〕
3巻 医療薬学〔Ⅱ〕
4巻 衛生薬学・薬事関係法規及び薬事関係制度

廣川書店
Hirokawa Publishing Company

113-0033 東京都文京区本郷3丁目27番14号
電話03(3815)3652 FAX03(3815)3650